Crosslink 薬学テキスト

調剤学

Dispensing Pharmacy

編集 **鈴木貴明**
山梨大学医学部附属病院 薬剤部 特任教授／薬剤部長

MEDICAL VIEW

本書では，厳密な指示・副作用・投薬スケジュール等について記載されていますが，これらは変更される可能性があります。本書で言及されている薬品については，製品に添付されている製造者による情報を十分にご参照ください。

Crosslink Pharmaceutical Textbook : Dispensing Pharmacy
(ISBN 978-4-7583-2222-5 C3347)

Editor: SUZUKI Takaaki

2024. 9.10　1st　ed

©MEDICAL VIEW, 2024
Printed and Bound in Japan

Medical View Co., Ltd.
2-30 Ichigayahonmuracho, Shinjyukuku, Tokyo, 162-0845, Japan
E-mail　ed@medicalview.co.jp

編集の序

　薬学の進歩に伴い革新的な医薬品が続々と登場し，医療における薬剤師の役割もますます重要となっています。そのなかで「調剤学」は薬剤師の基本となる知識と技術を学ぶための重要な分野です．本書『Crosslink 薬学テキスト 調剤学』は，これから薬剤師を目指す薬学生の皆さんが，調剤の基礎から応用までを体系的に学ぶためのガイドとして企画されました．

　現代の薬剤師は，単に薬を調剤するだけでなく，患者の健康管理や医療チームの一員としての役割も求められています．そのため，薬学教育においては従来の基本的な知識だけでなく，実践的なスキルやコミュニケーション能力の向上も重視されるようになっています．本書ではそうしたニーズに応えるべく，最新の調剤技術や関連する情報を網羅するとともに，実際の現場での具体的な業務事例や理解を促進するための写真やイラスト，学習のポイントなどを豊富に取り入れました．

　本書の内容は，医療における薬剤師の役割からはじまり，調剤学の基礎，関係法規や医薬品情報，薬剤の種類や使い方および服薬指導などの患者対応のポイントまで幅広くカバーしています．特に，実務に直結する知識や技術の習得を目指し，一部の調剤手順については動画も収載しています．これにより，読者は理論と実践の両面から調剤学を深く理解し，現場で即戦力として活躍できる力を養えるでしょう．

　本書の刊行にあたり，多くの現役薬剤師や専門家の方々から貴重なご意見とご協力をいただきました．この場を借りて深く感謝申し上げます．日々の業務で培った経験や知識を惜しみなく提供してくださったおかげで，本書はより実践的かつ充実した内容となりました．本書を手に取る皆さんが，ここで学んだことを活かし，患者に寄り添い，社会に貢献できる薬剤師として成長されることを心より願っております．

　薬学の世界はこれからも引き続き発展していくと考えられ，学ぶべきことは尽きません．皆さんが本書を通じて得た知識や技術が，未来の医療現場で役立ち，多くの患者さんの健康と幸福に貢献することを心から期待しています．

2024年7月

鈴木貴明

執筆者一覧

編集

鈴木貴明	山梨大学医学部附属病院 薬剤部 特任教授／薬剤部長

執筆者（掲載順）

鈴木貴明	山梨大学医学部附属病院 薬剤部 特任教授／薬剤部長
小林みわ子	山梨大学医学部附属病院 薬剤部 副薬剤部長
真野泰成	東京理科大学 薬学部 薬学科 教授
橘田文彦	山梨大学医学部附属病院 薬剤部 副薬剤部長
涌嶋伴之助	鳥取大学医学部附属病院 薬剤部 薬剤部長補佐
重面雄紀	京都大学医学部附属病院 薬剤部
渡部多真紀	帝京大学 薬学部 病院薬学研究室 准教授 帝京大学医学部附属病院 薬剤部 副薬剤部長
小澤英行	ヴィクトリー株式会社 おざわ薬局 代表取締役／管理薬剤師
里見和彦	ウエルシア薬局株式会社 千葉小仲台店
中込野乃花	山梨大学医学部附属病院 薬剤部
一瀬 彩	山梨大学医学部附属病院 薬剤部
寺田芳弘	山梨大学医学部附属病院 薬剤部 薬剤主任
髙塚博一	千葉大学医学部附属病院 薬剤部
内田 淳	山梨大学医学部附属病院 薬剤部 薬剤主任／室長
福嶋知樹	山梨大学医学部附属病院 薬剤部 薬剤主任
下村 斉	国際医療福祉大学市川病院 係長
中込 哲	山梨大学医学部附属病院 薬剤部 薬剤主任
樋口則英	長崎みなとメディカルセンター 薬剤部 薬剤部長
宮本 仁	山梨大学医学部附属病院 薬剤部
荘司智和	山梨大学医学部附属病院 薬剤部 薬剤主任
八島秀明	群馬大学大学院 医学系研究科 臨床薬理学講座 病院講師
永井晶大	山梨大学医学部附属病院 薬剤部
菊池良介	山梨大学医学部附属病院 薬剤部

目　次

第1章　調剤に関する基本事項 … 1

1　医療における薬剤師の役割　　鈴木貴明　2
1. 医学・薬学と医薬品の進歩 … 2
2. 医療のなかの薬剤師 … 2
3. 医療の担い手としての薬剤師の倫理 … 3
4. 薬剤師と関係法規 … 4
   - まとめ … 5

2　医薬品の開発　　小林みわ子　6
1. 医薬品の開発 … 6
2. 医薬品製造販売後の安全対策 … 8
3. 医薬品副作用被害救済制度 … 12
   - まとめ … 12

3　医薬品情報　　真野泰成　14
1. 医薬品情報 … 14
2. 医薬品添付文書 … 15
3. 医薬品インタビューフォーム(IF) … 18
4. 医薬品リスク管理計画(RMP) … 20
5. その他の情報源 … 23
   - まとめ … 24

第2章　調剤業務の進め方 … 25

1　調剤業務に関する基本事項　　橘田文彦　26
1. 薬剤師職能と調剤 … 26
2. 調剤業務と医薬分業 … 27
3. 調剤と薬事関係法規 … 27
4. 薬局における調剤，病院における調剤　動画 … 32
   - まとめ … 33

2　処方箋　　涌嶋伴之助　34
1. 処方と処方箋 … 34
2. 処方箋の形式 … 36
3. 麻薬処方箋 … 39
4. リフィル処方箋と分割指示にかかわる処方箋 … 40
5. 電子処方箋 … 42

6 後発医薬品への変更対応 ... 43
- まとめ ... 45

3 処方鑑査 　　　　　　　　　　　　　　　　　　鈴木貴明 46
1 処方鑑査 ... 46
2 処方箋記載事項の確認 ... 46
3 患者情報および処方された医薬品に関する確認 ... 49
4 処方鑑査をより有効に行う取り組み ... 50
- まとめ ... 51

4 疑義照会 　　　　　　　　　　　　　　　　　　重面雄紀 53
1 疑義照会の法的根拠 ... 53
2 疑義照会の照会方法 ... 53
3 疑義照会内容の記録 ... 55
4 PBPMによる疑義照会の簡略化・効率化 ... 56
5 臨床検査値を利用した患者個々の薬物療法鑑査 ... 58
- まとめ ... 60

5 調剤と調剤鑑査 　　　　　　　　　　　　　　　　渡部多真紀 61
1 薬袋・ラベル発行 ... 61
2 処方薬剤の取り揃えと注意点 ... 62
3 一包化調剤 ... 63
4 粉砕調剤 ... 65
5 調剤鑑査 ... 67
6 調剤環境 ... 71
- まとめ ... 73

6 薬剤の交付・服薬指導 　　　　　　　　　　　　　小澤英行 74
1 薬剤交付と注意事項 ... 74
2 情報提供と指導 ... 77
3 医療機関との連携 ... 80
4 薬剤交付後のフォローアップ ... 82
- まとめ ... 83

7 調剤録・薬剤服用歴(薬歴)管理 　　　　　　　　　里見和彦 84
1 調剤済み処方箋と調剤録 ... 84
2 薬歴の管理 ... 87
3 薬歴の書き方 ... 88
4 調剤報酬 ... 89
- まとめ ... 93

第3章 内用剤の調剤と服薬指導 ... 95

1 錠剤・カプセル剤 ... 中込野乃花 96
- 1 錠剤・カプセル剤の特徴 ... 96
- 2 錠剤・カプセル剤の種類 ... 97
- 3 特殊な製剤 ... 102
- 4 計数調剤における注意事項 ... 104
  - ●まとめ ... 108

2 散剤・顆粒剤 ... 一瀬 彩 110
- 1 散剤・顆粒剤の特徴 ... 110
- 2 散剤・顆粒剤の包装と種類 ... 111
- 3 散剤・顆粒剤の調剤手順 〔動画〕 ... 112
- 4 散剤・顆粒剤の服薬指導 ... 116
  - ●まとめ ... 117

3 内用液剤 ... 寺田芳弘 119
- 1 内用液剤の特徴と種類 ... 119
- 2 内用液剤の配合変化 ... 121
- 3 内用液剤の取り扱い上の注意点 ... 122
  - ●まとめ ... 129

4 生薬関連製剤 ... 髙塚博一 130
- 1 生薬関連製剤の種類・分類 ... 130
- 2 漢方薬と東洋医学 ... 131
- 3 漢方薬の調剤 〔動画〕 ... 134
- 4 漢方薬の服薬指導 ... 138
  - ●まとめ ... 140

第4章 外用剤の調剤と服薬指導 ... 143

1 軟膏剤・クリーム剤・ゲル剤・外用液剤 ... 内田 淳 144
- 1 軟膏剤・クリーム剤 ... 144
- 2 ゲル剤 ... 146
- 3 外用液剤 ... 148
- 4 軟膏剤などの調剤・混合 〔動画〕 ... 149
- 5 軟膏剤などの服薬指導 ... 154
  - ●まとめ ... 157

2 貼付剤・経皮吸収型製剤　　　　　　　　　　　　　　　　福嶋知樹　158
　1 貼付剤　　　　　　　　　　　　　　　　　　　　　　　　　　158
　2 経皮吸収型製剤　　　　　　　　　　　　　　　　　　　　　　160
　3 貼付剤・経皮吸収剤型製剤の経皮吸収性と薬物移行性　　　　　161
　4 貼付剤・経皮吸収型製剤使用時の注意点　　　　　　　　　　　163
　5 貼付剤・経皮吸収型製剤の服薬指導　　　　　　　　　　　　　164
　　●まとめ　　　　　　　　　　　　　　　　　　　　　　　　　　167

3 点眼薬・点鼻薬・点耳薬　　　　　　　　　　　　　　　下村　斉　169
　1 点眼薬調剤　　　　　　　　　　　　　　　　　　　　　　　　169
　2 点眼薬のpH・浸透圧・添加物　　　　　　　　　　　　　　　173
　3 点眼薬の服薬指導　動画　　　　　　　　　　　　　　　　　174
　4 点鼻薬調剤　　　　　　　　　　　　　　　　　　　　　　　　176
　5 点鼻薬の服薬指導　　　　　　　　　　　　　　　　　　　　　177
　6 点耳薬調剤　　　　　　　　　　　　　　　　　　　　　　　　178
　7 点耳薬の服薬指導　　　　　　　　　　　　　　　　　　　　　179
　　●まとめ　　　　　　　　　　　　　　　　　　　　　　　　　　180

4 吸入剤　　　　　　　　　　　　　　　　　　　　　　　中込　哲　181
　1 吸入剤の種類と特徴　　　　　　　　　　　　　　　　　　　　181
　2 吸入剤の分類とデバイスの種類　　　　　　　　　　　　　　　182
　3 デバイスの選択　　　　　　　　　　　　　　　　　　　　　　186
　4 吸入剤の服薬指導　　　　　　　　　　　　　　　　　　　　　186
　　●まとめ　　　　　　　　　　　　　　　　　　　　　　　　　　188

5 坐剤　　　　　　　　　　　　　　　　　　　　　　　　中込　哲　189
　1 坐剤の種類と特徴　　　　　　　　　　　　　　　　　　　　　189
　2 坐剤に用いられる基剤の特徴　　　　　　　　　　　　　　　　190
　3 坐剤の服薬指導　　　　　　　　　　　　　　　　　　　　　　191
　　●まとめ　　　　　　　　　　　　　　　　　　　　　　　　　　193

第5章　注射剤・輸液の調剤と服薬指導　　　　　　　　　　　195

1 注射剤　　　　　　　　　　　　　　　　　　　　　　　鈴木貴明　196
　1 注射剤調剤の考え方　　　　　　　　　　　　　　　　　　　　196
　2 注射剤調剤の流れ　　　　　　　　　　　　　　　　　　　　　197
　3 注射剤の種類　　　　　　　　　　　　　　　　　　　　　　　199
　4 注射剤の混合と配合変化　　　　　　　　　　　　　　　　　　201
　5 自己注射の服薬指導　　　　　　　　　　　　　　　　　　　　204

●まとめ 205
2 輸液 　　　樋口則英 206
　1 輸液療法の目的・概要 206
　2 輸液の種類 207
　3 透析液 211
　4 電解質の補正 213
　5 処方内容の確認 214
　6 調製時の注意点 218
　7 輸液の服薬指導 219
　　　●まとめ 219

第6章 管理に配慮が必要な医薬品 221

1 血液製剤 　　　宮本　仁 222
　1 血液製剤の種類と分類 222
　2 生物由来製品の管理 224
　3 遺伝子組換え製剤 227
　　　●まとめ 228
2 麻薬・向精神薬・覚醒剤など 　　　莊司智和 229
　1 麻薬の取り扱いと管理 229
　2 向精神薬の取り扱いと管理 234
　3 覚醒剤・覚醒剤原料の取り扱いと管理 236
　4 その他の要管理医薬品 237
　　　●まとめ 238
3 放射性医薬品 　　　八島秀明 240
　1 放射性医薬品 240
　2 診断用放射性医薬品 241
　3 治療用放射性医薬品 245
　4 放射性医薬品の製造と供給 246
　5 放射性医薬品の調製 248
　　　●まとめ 250

第7章 医薬品の調製 253

1 無菌調製 　　　永井晶大 254
　1 無菌調製 254

2 調製環境 256
　　3 無菌調製時の服装と使用する器具 258
　　4 無菌調製室への入室・搬入 動画 260
　　5 混合調製手順と注意点 動画 261
　　　　●まとめ 270
2 抗がん薬調製　　　　　　　　　　菊池良介　272
　　1 抗がん薬の種類と取り扱い上の注意 272
　　2 化学療法とレジメン 275
　　3 調製環境と安全キャビネット 279
　　4 抗がん薬調製時の個人防護具・閉鎖式接続器具 ... 283
　　5 携帯型ディスポーザブル注入ポンプ 287
　　6 抗がん薬の調製手順 動画 288
　　7 抗がん薬曝露とその対策 289
　　　　●まとめ 291

　索引 293

「薬学教育モデル・コア・カリキュラム 令和4年度改訂版」対応表

＜調剤学＞

「薬学教育モデル・コア・カリキュラム 令和4年度改訂版」			本書での対応
学修目標	関連する学修目標	学修事項	
D 医療薬学			
D-6 個別最適化の基本となる調剤			
D-6-1 処方箋に基づいた調剤 1) 適正な処方箋の記載事項・内容を説明する。 2) 患者背景に基づいて，処方された医薬品（処方薬）の投与量，投与方法，投与剤形の妥当性を評価し，疑義照会の必要性を説明する。 3) 調剤の流れに従って，患者背景ならびに処方された散剤，水剤，注射剤など医薬品の製剤学的特性に応じた基本的な調剤，調剤監査を行い，服薬指導すべき内容を説明する。	1)，2)	(1) 処方箋に記載すべき事項・内容と調剤に関する基本的事項	2章-1, 2章-2, 2章-3, 2章-5, 2章-6, 2章-7
::::	::::	(2) 適正な投与量，投与方法，投与剤形の評価と疑義照会	2章-3, 2章-4, 2章-5
::::	1)，3)	(3) 内用剤の調剤（計数調剤，計量調剤）と服薬指導	2章-6, 3章-1, 3章-2, 3章-3, 3章-4
::::	::::	(4) 注射剤と輸液の調剤と服薬指導	5章-1, 5章-2
::::	::::	(5) 外用剤の調剤と服薬指導	2章-6, 4章-1, 4章-2, 4章-3, 4章-4, 4章-5
::::	::::	(6) 無菌調製，抗悪性腫瘍（がん）薬調製，調剤薬監査	2章-5, 7章-1, 7章-2

＜他領域とのつながり＞

「薬学教育モデル・コア・カリキュラム 令和4年度改訂版」		本書での対応
A 薬剤師として求められる基本的な資質・能力		1章-1
B 社会と薬学	B-1 薬剤師の責務	1章-1
	B-4 医薬品等の規制	1章-2, 6章-1, 6章-2, 6章-3
D 医療薬学	D-2 薬物治療につながる薬理・病態 D-2-19 漢方療法	3章-4
	D-3 医療における意思決定に必要な医薬品情報	1章-2, 1章-3

※本書は「薬学教育モデル・コア・カリキュラム 令和4年度改訂版」において「D-6 個別最適化の基本となる調剤」と関連の強い項目である「F-1 薬物治療の実践」における内容も含まれています。なお，本書は「薬学教育モデル・コア・カリキュラム 平成25年度改訂版」に基づいた講義にもご活用いただけます。

動画の視聴方法

　本書に掲載の内容の一部は，メジカルビュー社ウェブサイト動画配信サービスと連動しています。動画を配信している箇所には 動画 マークが付属しています。動画は，パソコン，スマートフォン，タブレット端末などで観ることができます。下記の手順を参考にご利用ください。

※動画配信は本書刊行から一定期間経過後に終了いたしますので，あらかじめご了承ください。

動作環境
下記は2024年8月時点での動作環境で，予告なく変更となる場合がございます。

● **Windows**
　OS　　　：Windows 11 / 10 /（JavaScriptが動作すること）
　ブラウザ：Microsoft Edge，Internet Explorer 11，Chrome・Firefox最新バージョン

● **Macintosh**
　OS　　　：13〜11（JavaScriptが動作すること）
　ブラウザ：Safari・Chrome・Firefox最新バージョン

● **スマートフォン，タブレット端末**
　2024年8月時点で最新のiOS端末では動作確認済みです。Android端末の場合，端末の種類やブラウザアプリによっては正常に視聴できない場合があります。
　動画を見る際にはインターネットへの接続が必要となります。パソコンをご利用の場合は，2.0 Mbps以上のインターネット接続環境をお勧めいたします。また，スマートフォン，タブレット端末をご利用の場合は，パケット通信定額サービス，LTE・Wi-Fiなどの高速通信サービスのご利用をお勧めいたします（通信料はお客様のご負担となります）。
　QRコードは（株）デンソーウェーブの登録商標です。

■ **メジカルビュー社ウェブサイトで動画一覧ページから動画を観る方法**

インターネットブラウザを起動し，メジカルビュー社ウェブサイト（下記URL）にアクセスします。

https://www.medicalview.co.jp/movies/

表示されたページの本書タイトルそばにある「動画視聴ページ」ボタンを押します。

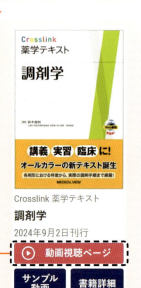

Crosslink 薬学テキスト
調剤学
2024年9月2日刊行

ここを押す → 動画視聴ページ

スマートフォン，タブレット端末で閲覧する場合は，下記のQRコードからメジカルビュー社ウェブサイトにアクセスします。

メジカルビュー社ウェブサイト

パスワード入力画面が表示されますので，利用規約に同意していただき，下記のパスワードを半角数字で入力します。

60552147

本書の動画視聴ページが表示されますので，視聴したい動画のサムネイルを押すと動画が再生されます。

第1章

調剤に関する基本事項

1章 調剤に関する基本事項

1 医療における薬剤師の役割

1 医学・薬学と医薬品の進歩

- 生命科学の発展と技術革新により医薬品開発が進歩している。薬剤師も常に最新の薬学に関する知識を身につけて医療に貢献していくことが求められる

　医学・薬学の発展に伴い，革新的な医薬品が次々に登場している。これは化学合成技術の進歩から標的と化合物間の相互作用を理論的に計算した分子設計がますます発展し，遺伝子組換えなどのバイオ技術も日々新たに開発されているためである。今後はさらに人工知能（AI）による新規医薬品開発技術が高まっていくであろう。

　このような背景のもと，従来の新薬は低分子化合物が中心であったが，現在新たに登場する医薬品は**バイオ医薬品**が中心となっている。近年の例を挙げれば，本庶　佑氏が発見したPD-1分子をターゲットとする抗体製剤であるニボルマブ（遺伝子組換え）やペムブロリズマブ（遺伝子組換え）が上市された。現在ではこれらに加え，抗PD-L1抗体や抗CTLA-4抗体が多数の領域におけるがん化学療法に用いられ，**がん免疫療法**が臨床で拡大している。さらには，新型コロナウイルスワクチンにも応用されている**核酸医薬**，**細胞治療**にまで医療が進歩している。細胞を用いた再生医療では一部の疾患に対し，山中伸弥氏が世界で初めて作製に成功した**人工多能性幹（iPS）細胞**を使った臨床研究や治験が始まっている。このことからも，現在治せない難病が完治するという時代が，近い将来に実現する期待が高まっている。

　このように，生命科学を駆使した医療や医薬品が飛躍的に進歩しているなか，薬剤師は最新の薬学をもって治療法や医薬品を十分に理解することが必要であり，科学に基づく薬剤師業務を展開していくことが求められる。

2 医療のなかの薬剤師

- 薬局薬剤師，病院薬剤師のそれぞれの役割を理解する
- 薬剤師としての専門性を活かしチーム医療のなかで役割を果たす

薬剤師への期待

　日本では著しい少子化と高齢化が急速に進んでいる。これに伴い医療の需要が高まる一方，医学部の定員抑制や医師の業務内容の変化などいくつもの要因が影響して医師不足が顕在化している。経済協力開発機構（OECD）の加盟国のなかで日本は人口当たりの医師数は平均より少ないが，人口当たりの薬剤師数は群を抜いて多い[1]。このような背景を含め日本では医療者として薬剤師にかかる期待は大きい。

＊AI：artificial intelligence　＊iPS：induced pluripotent stem
＊OECD：Organisation for Economic Cooperation and Development

医薬分業

医療にかかわる薬剤師は，主に**薬局薬剤師**と**病院薬剤師**に大別される。いずれも医療の担い手として，薬剤の専門家の立場から積極的にチーム医療に貢献することが期待されてきた。

1990年ごろからは**医薬分業**が急速に進展した。もともと医薬分業の目的は，薬局の機能を強化し個々の患者の薬剤服用歴（薬歴）を一元的に管理することであった。しかしそれだけでなく，薬剤師は医薬品の調剤や有効性および安全性の確保に努め，また医薬品の適正使用につながる業務を行うことも求められる。そのため1996年に「薬剤師法」第二十五条の二に情報提供義務が追加され，2019年の「医薬品，医療機器等の品質，有効性及び安全性の確保等に関する法律」（薬機法）改正では，投薬時以降の服用期間中の継続的なフォローアップが義務化された[2, 3]。

また，病院薬剤師に対しては2010年に厚生労働省医政局長より発出された通知「医療スタッフの協働・連携によるチーム医療の推進について」のなかで，よりいっそうの医療への貢献についても触れられている[4]。医療技術の進展とともに薬物療法が高度化しており，医療の質向上および医療安全確保の観点から，チーム医療において薬剤の専門家である薬剤師が主体的に薬物療法に参加することが非常に有益であるとされ，薬剤師の役割拡大に対する要望が示された。

このように医療において薬剤師の果たすべき役割は重要であり，他職種と連携しながら調剤などの薬剤業務のみならず患者に対する薬学的管理（患者の副作用の状況の把握，服薬指導など）を行うことが必要である。

3 医療の担い手としての薬剤師の倫理

- 薬剤師は医療の担い手であり，高い倫理観が求められる
- 薬剤師の行動規範を理解する

薬剤師は医療の担い手であることが「医療法」にも明記されており，まずは医療人としての使命や役割を理解したうえで高い倫理観をもって業務に当たることが必要である[5]。薬剤師に要求される倫理については**生命倫理**，**医療倫理**，**研究倫理**などがあるが，これらを養成するため「薬学教育モデル・コア・カリキュラム」においても教育目標が定められている。

薬剤師にはほかの医療人と同様にその品格と法規範の遵守が必要であり，日本薬剤師会が作成した「薬剤師行動規範・解説」には「薬剤師は，国民の信託により，憲法及び法令に基づき，医療の担い手として，人権の中で最も基本的な生命及び生存に関する権利を守る責務を担っている。この責務の根底には生命への畏敬に基づく倫理が存在し，さらに，医薬品の創製から，供給，適正な使用及びその使用状況の経過観察に至るまでの業務に関わる，確固たる薬（やく）の倫理が求められる」と示されている[6]。そして社会に対する責任を全うするため**表1**の15項目を行動規範として制定している。詳細は日本薬剤師会の「薬剤師行動規範・解説」を参照してほしい。

薬剤師にとって職能の根底を成し，すべてに優先する倫理を正しく理解し，業務姿勢や行動の規範とすることは極めて重要である。

表1 薬剤師の行動規範

1. 任務
2. 最善努力義務
3. 法令などの遵守
4. 品位および信用の維持と向上
5. 守秘義務
6. 患者の自己決定権の尊重
7. 差別の排除
8. 生涯研修
9. 学術発展への寄与
10. 職能の基準の継続的な実践と向上
11. 多職種間の連携と協働
12. 医薬品の品質，有効性および安全性などの確保
13. 医療および介護提供体制への貢献
14. 国民の主体的な健康管理への支援
15. 医療資源の公正な配分

(文献5を基に作成)

4 薬剤師と関係法規

● 薬剤師にとって関係の深い法規について把握する

薬剤師法

薬剤師にとって最も関係の深い法律は「薬剤師法」である。この法律では薬剤師全般の職務・資格などに関して規定している。また，薬剤師の最も基本業務である調剤については，調剤の求めに応じる義務や処方箋による調剤，疑義照会から処方箋の保存，調剤録など多くが本法律に定められている[2]。また，2013年の薬剤師法改正では，第二十五条の二が「情報の提供」から「情報の提供及び指導」と変更され，必要な情報の提供だけでなく薬学的知見に基づく指導が義務付けられた。この改正はよりいっそうの医薬品適正使用を目的としており，薬剤師の責務が法的にさらに明確にされた。

医薬品，医療機器等の品質，有効性及び安全性の確保等に関する法律

薬剤師法とならび薬剤師にとって重要な法律に「医薬品，医療機器等の品質，有効性及び安全性の確保等に関する法律」(旧薬事法)がある。これは一般に「医薬品医療機器等法」または「薬機法」とよばれている。この法律は名前の通り，医薬品，医薬部外品，化粧品，医療機器，再生医療等製品(以下，医薬品等)の品質と有効性および安全性を確保するために，製造，表示，販売，流通，広告などについて細かく定めたものである[3]。医薬品等を製造，販売，広告する際には，必ず関係する法律である。

医療法

上記に加え，病院，診療所，助産所の開設，管理，整備の方法などを定めた「医療法」も医療者の根幹となる法律である。「医療法」では医療の担い手として薬剤師が明記され，薬局についても医療提供施設として規定されている[5]。医療法の目的は，患者利益の保護と良質かつ適切な医療を効率的に提供する体制を確保して，国民の健康保持に寄与することである。その目的を実現するため，表2の4つの基本事項について具体的なルールを定めている。

これらのほか，薬剤師として医療にかかわる際には，医療分野だけでなく保健や福祉・介護，保険制度などさまざまな法規が関連している。国民の健康を守るためにこれらの体制をよく理

解し，倫理観と自覚をもって医療行為に携わることが望ましい。

薬剤師に関係する法律
薬剤師が業務をするうえでは本項で紹介した関係法規のほか，麻薬・向精神薬などに関する法律，毒物・劇物に関する法律，副作用被害救済に関する法律などがある。それぞれがどのような内容を規定しているのかを理解しておこう。

表2　医療法の基本事項

1. 医療に関する患者自身の適切な選択を支援するために必要な事項
2. 医療の安全確保に関する事項
3. 医療施設の開設・管理・監督に関する事項
4. 医療施設の整備と医療提供施設相互間の機能分担・連携に関する事項

（文献5を基に作成）

まとめ

- 薬剤師の基本的な役割を説明せよ（☞p.2）。 実習
- 日本薬剤師会が作成した「薬剤師行動規範・解説」に記載されている項目を挙げよ（☞p.4）。 実習
- 「薬剤師法」「医薬品医療機器等法」「医療法」についてそれぞれどのようなことが定められているか説明せよ（☞p.4）。 実習 試験

【引用文献】

1) OECD：Health at a Glance 2023, OECD INDICATORS, 2023（https://www.oecd.org/health/health-at-a-glance/）（2024年1月時点）．
2) 厚生労働省：薬剤師法．（https://elaws.e-gov.go.jp/document？ lawid＝335AC0000000146）（2024年1月時点）．
3) 厚生労働省：医薬品，医療機器等の品質，有効性及び安全性の確保等に関する法律．（https://elaws.e-gov.go.jp/document？ lawid＝335AC0000000145）（2024年1月時点）．
4) 厚生労働省：厚生労働省医政局長通知（医政発0430第1号），医療スタッフの協働・連携によるチーム医療の推進について，2010.（https://www.mhlw.go.jp/shingi/2010/05/dl/s0512-6h.pdf）（2024年1月時点）．
5) 厚生労働省：医療法（https://elaws.e-gov.go.jp/document？ lawid＝323AC0000000205）（2024年1月時点）．
6) 日本薬剤師会：薬剤師行動規範・解説，2018．（https://www.nichiyaku.or.jp/assets/uploads/about/kouryo20180226.pdf）（2024年1月時点）．

1章 調剤に関する基本事項

2 医薬品の開発

1 医薬品の開発

- 医薬品開発ではヒトを対象とした試験を行う必要がある
- 臨床試験に参加する被験者は，自由意思による同意を文書で得る必要がある
- 治験の3ステップが段階的に行われる意義を理解する

開発プロセス

新しい医薬品の開発は，研究者による発見や必要性から行われる研究による成果などからスタートする。そして，基礎研究においてさまざまなスクリーニング試験が実施され，数多くの候補物質のなかから医薬品になる可能性のある物質（薬の候補）が選ばれる。医薬品を開発する企業は薬の候補について動物などを用いた**非臨床試験**を実施し，安全性および有効性を総合的に判断してヒトに薬の候補（治験薬）が投与される**臨床試験（治験）**の実施を決定する。臨床試験（治験）でヒトにおける有効性が認められて安全性に問題がないことが確認されると，これらの結果をまとめて厚生労働省に製造販売承認申請を行う。厚生労働省および**医薬品医療機器総合機構（PMDA）**は承認審査を行い，医薬品として承認されると薬の候補は医薬品となり，患者に対して使用できるようになる（**図1**）。

図1 新医薬品の開発プロセス

基礎研究
候補物質のなかから薬の候補を選ぶ。

非臨床試験（動物試験）
動物において薬の候補の有効性や安全性を確認する。
- 薬効・薬理試験
- 薬物動態試験
- 安全性（毒性）試験

臨床試験（治験）
ヒトにおいて薬の候補（治験薬）の有効性（効果）や安全性（副作用）を確認する。

承認・申請審査
国（厚生労働省）およびPMDAが承認審査を行う。

医薬品製造販売

製造販売後調査・試験
医薬品として製造販売開始後も詳細な治療効果や安全性を確認する。

■ 臨床試験（治験）
臨床試験のあり方

薬の候補をヒトに投与した場合の有効性や安全性は，基礎研究や非臨床試験結果などからある程度予測できるが，最終段階ではヒトにおいてその有効性と安全性を確認する必要がある。ヒトを対象とする臨床試験においては，**被験者への倫理的配慮（人権保護，安全性の確保，福祉の保護）**が重要であり，世界医師会（WMA）のヘルシンキ宣言，「人を対象とする生命科学・医学系研究に関する倫理指針」などの規範・規則を遵守しなければならない[1]。

臨床試験のうち，国（厚生労働大臣）の承認を得るために行われる臨床試験を**治験**という。治

＊PMDA：Pharmaceuticals and Medical Devices Agency ＊WMA：World Medical Association

験では前述の規範・規則に加えて，さらに「医薬品，医療機器等の品質，有効性及び安全性の確保等に関する法律」（薬機法）[2]とこれに基づいて国が定めた**医薬品の臨床試験の実施の基準に関する省令（GCP）**を遵守し，治験の倫理性，科学性および信頼性を確保しなければならない[3]。また，被験者候補は医師などから説明文書を用いた十分な説明を受け，説明内容を十分理解したうえで，自由な意思に基づき文書で同意する（**インフォームドコンセント**）ことが重要である。

補足
ヘルシンキ宣言
ヒトを対象とする臨床試験を実施するために重要な原則である（**表1**）[4]。

表1　ヘルシンキ宣言の原則
- 科学的・倫理的に適正な配慮を記載した試験実施計画書を作成すること。
- 治験審査委員会で試験計画の科学的・倫理的な適正さが承認されること。
- 被験者に，事前に説明文書を用いて試験計画について十分に説明し，治験への参加について自由意思による同意を文書に得ること。

（文献4を基に作成）

治験のステップ

治験は大まかに3つのステップで行われる（**図2**）。ヒトに初めて治験薬を投与する**第1相試験（臨床薬理試験）**，治験薬の有効性を確認するため比較的少数の患者に治験薬を投与する**第2相試験（探索的試験）**，より多くの患者に治験薬を投与し有効性および安全性を確認する**第3相試験（検証的試験）**である。各段階で有効性や安全性が確認されたものだけが次の段階に進むことができる。なお，抗がん薬など健康なヒトに投与することが不適切な場合は，第1相試験においても患者を対象とすることがある。

第2相試験や第3相試験では，その時点で承認されている標準的な医薬品や，**プラセボ**とよばれる薬効はないが見た目は治験薬と同じ偽薬を用いるなど，客観的に治験薬の評価を行う。

図2　治験のステップ

第1相試験（臨床薬理試験）
健康なヒトを対象とする。治験薬の安全性や体のなかでどのように動くかについて調べる。

第2相試験（探索的試験）
少数の患者を対象とする。有効で安全な治験薬の量や飲み方，安全性などを調べる。

第3相試験（検証的試験）
多くの患者を対象とする。有効性と安全性をすでに発売されている薬などと比較する。

薬剤師の医薬品開発へのかかわり

薬剤師は薬に関する専門家であることから，承認審査業務や企業での医薬品の研究・開発業務だけでなく，臨床の現場においても治験全般にかかわっている。

治験を実施する医療機関の薬剤師として，治験薬に関する科学的情報（**治験薬概要書**）の評価，治験薬の管理などを行う。また，**治験コーディネーター（CRC）**として，治験に参加している被験者に発生した有害事象（意図しない好ましくない反応）への対応などを行う。さらに，CRCとしては，被験者保護に関する業務や治験責任（分担）医師を補助するなど，治験が円滑に進むよう調整業務などを行う。加えて，開発企業からの業務を請け負う医薬品開発業務受託機関（CRO）のモニターとして被験者のカルテ（原資料）を確認したり，医療機関の依頼を受ける治験施設支援機関（SMO）の派遣CRCとして，医療機関で治験自体に携わることなどもある。

---

* GCP : good clinical practice　* CRC : clinical research coordinator　* CRO : Contract Research Organization
* SMO : Site Management Organization

2 医薬品製造販売後の安全対策

- 副作用・感染症報告制度，再審査制度，再評価制度，市販直後調査，RMPの目的を理解する
- 製造販売後も常に医薬品情報の収集・分析・評価を行い，必要な安全対策を実践する

医薬品製造販売後の安全対策

医薬品は製造販売が開始されると，開発・治験段階とは比べものにならない数の多様な背景を有する患者に使用される。また，治験は限られた期間で実施されるため，長期にわたって使用した場合の問題点なども検討できていない。こうした理由から，製造販売後も継続して医薬品の品質，有効性および安全性を確保して適正な使用方法を確立することを目的に，**副作用・感染症報告制度**，**再審査制度**，**再評価制度**の3つの制度が設けられている。

■副作用・感染症報告制度

この制度は，**表2**に示すとおり5つの制度から構成される。それぞれから報告された情報を専門的観点から分析・評価し，必要な安全対策を講じるとともに，広く医薬関係者に情報を提供し，製造販売後の安全対策を図ることを目的としている。

表2　副作用・感染症報告制度

- 医薬品・医療機器等安全性情報報告制度
- 企業報告制度
- 感染症定期報告制度
- 患者副作用報告制度
- 世界保健機関(WHO)国際医薬品モニタリング制度

さらに，新しく販売される医薬品については，使用患者が急激に多様化することから治験段階ではわからなかった副作用が発生することがある。そのため，このような副作用による被害を最小限にすることを主な目的とした**市販直後調査**が実施される。この調査期間である**販売開始からの6カ月間**は企業（製造販売業者）が医療機関に対し確実な情報提供，注意喚起などを行い，重篤な副作用が発生した場合など情報を迅速に収集し，必要な安全対策を速やかに実施する必要がある。

市販直後調査は「医薬品，医薬部外品，化粧品，医療機器及び再生医療等製品の製造販売後安全管理の基準に関する省令」(GVP)に定義された調査であり[5]，後述の医薬品リスク管理計画における安全性監視活動およびリスク最小化活動の手段としても重要である。

医薬品・医療機器等安全性情報報告制度

この制度は，日常や医療の現場においてみられる医薬品，医療機器または再生医療等製品の使用によって発生する健康被害など（副作用，感染症および不具合）の情報を「薬機法」第六十八条の十第2項に基づき，**医療関係者などが厚生労働大臣に報告する制度**である[2]。2021年度の健康被害などの報告件数は40,374件であった[6]。

企業報告制度

この制度は，企業（製造販売業者など）が自社の製品による副作用や感染症によるものと疑われる症例などの情報を入手した際に，「薬機法」第六十八条の十第1項に基づき厚生労働大臣に対して報告する制度である。また，自社の製品に問題があり市場から回収する際は，「薬機法」第六十八条の十一で定めるところにより，回収に着手した旨および回収の状況を厚生労働大臣

---

8 ＊WHO：World Health Organization　＊GVP：good vigilance practice

に報告しなければならない[2]。2021年度の企業報告件数は82,308件であった[6]。

感染症定期報告制度

生物由来製品および再生医療等製品は、未知の細菌やウイルスなどが含まれている可能性を否定できない。これらの製品投与により感染した場合、一定期間経過後に顕在化することがある。本制度は「薬機法」第六十八条の十四および二十四に基づき、製品への影響が判明していない原料動物などの感染症に関する最新の情報を企業が収集・評価・検討し、その成果を厚生労働大臣に6カ月ごとに報告する制度である[2]。

患者副作用報告制度

患者による副作用報告制度は、2012年3月からの試行期間を経て、2019年から正式に実施されている。医薬品によって生じた副作用を患者またはその家族がインターネットを介してPMDAに報告できる制度である(郵送による報告も可)。報告された情報は、個人情報を除き、厚生労働省およびその製造販売業者に提供されることもある。

WHO国際医薬品モニタリング制度

WHO国際医薬品モニタリング制度では、参加国との安全性情報交換を行う。

■再審査制度

新しい医薬品について、日常診療における医薬品の有効性および安全性に関する情報を収集するため製造販売後調査など(表3)を実施し、承認されている効能効果および安全性について厚生労働大臣の再審査を受ける制度である。製造販売後調査などは、「医薬品の製造販売後の調査及び試験の実施の基準に関する省令」(GPSP)を遵守して行われる[7]。

この再審査期間は通常、**製造販売承認から8年間**であるが新医薬品の種類(新効能・効果、新用法・用量、希少疾病用医薬品など)により**4～10年間**と異なる。この期間は定期的に、製造販売後調査などの結果、副作用発現状況、定期的ベネフィット・リスク評価報告(PBRER)など必要な情報をまとめた安全性定期報告書を厚生労働大臣に報告する。

■再評価制度

すでに承認されているすべての医薬品を対象として、現在の科学水準などに照らして、品質、有効性および安全性などを見直す制度である。この制度により、厚生労働大臣が指定した医薬品が再評価される。

医薬品リスク管理計画

医薬品のリスクを最小にするためには、開発段階から製造販売後に至るまで、常にリスクを適正に管理する方策を継続的に検討することが重要である。そのために製造販売業者は**医薬品リスク管理計画(RMP)**を策定する必要がある。RMPは、医薬品のベネフィットとリスクを評価して必要な安全対策を実施し、製造販売後の安

表3 製造販売後調査・試験

調査・試験	内容
使用成績調査	医療機関から収集した情報を用いて、副作用の発現状況ならびに品質、有効性および安全性に関する情報の検出、確認のために行う。
製造販売後データベース調査	医療情報データベースを用い、副作用の種類別の発現状況ならびに品質、有効性および安全性に関する情報の検出、確認のために行う。
製造販売後臨床試験(第4相試験)	治験、使用成績調査、製造販売後データベース調査の成績に関して検討した結果得られた推定などを検証するため、または診療においては得られない情報を収集するため、承認された用法・用量、効能・効果に従って行う。

＊ GPSP：good post-marketing study practice 　＊ PBRER：periodic benefit-risk evaluation report
＊ RMP：risk management plan

全性を確保することを目的としている。図3に示すとおり医薬品ごとに特定した3つの安全性検討事項，それぞれに対して情報収集（医薬品安全性監視活動）および情報提供（リスク最小化活動）を行う[9,10]。一例として，サムスカ®に係る医薬品リスク管理計画書（RMP）の概要を図4に示す[11]。

安全対策の実践による医薬品の適正使用

薬剤師は，薬物治療に関して患者に適切な情報を提供し，効果や副作用などの結果を収集・評価する。これらの情報が前述した各制度や計画により収集され，それを分析・評価して必要な安全対策が講じられる。その安全対策を実践していくなかで，また新たな情報収集・分析・評価を行うというサイクルが生まれる。このサイクルを実施することで，安全で質の高い薬物治療につながる（図5）。

> **実践!!　臨床に役立つアドバイス**
>
> **RMPの活用**
>
> RMPには特に注意が必要な安全性情報がまとめられている。また，添付文書には記載されていないが，発現する可能性があるリスクについても記載されているので臨床で医薬品を扱う際に参考となる。

図3　RMPの概要

安全性検討事項
・重要な特定されたリスク ・重要な潜在的リスク ・重要な不足情報

医薬品安全性監視活動	リスク最小化活動
情報収集のための活動である。 ・副作用症例の情報収集 ・市販直後調査による情報収集 ・使用成績調査 ・市販後臨床試験　など	情報提供などのリスク軽減・回避のための活動である。 ・添付文書改訂 ・患者向け医薬品ガイド ・市販直後調査による情報提供 ・適正使用のための資材の配布　など

（文献8を基に作成）

図5　医薬品安全対策サイクル

安全対策の実践
医薬品の適正使用

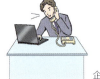
患者・病院・薬局

情報伝達
安全対策措置内容の伝達
緊急安全性情報（イエローレター）
安全性速報（ブルーレター）
重篤副作用疾患別マニュアル
PMDAメディナビの配信　など

情報収集
分析・評価
製造販売後調査・試験の実施
副作用情報収集　など
研究論文　など

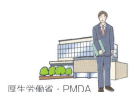
厚生労働省・PMDA

安全対策措置
添付文書の改訂
適正使用のための資材作成
患者向け医薬品ガイド作成　など

企業

（文献12を基に作成）

図4 サムスカ®に係るRMPの概要

サムスカに係る医薬品リスク管理計画書(RMP)の概要 （別紙様式2）

販売名	サムスカ錠7.5mg, 15mg, 30mg・サムスカ顆粒1％ サムスカOD錠7.5mg, 15mg, 30mg	有効成分	トルバプタン
製造販売業者	大塚製薬株式会社	薬効分類	872139（効能1, 2, 4） 87249（効能3）
	提出年月日		令和5年12月22日

1.1. 安全性検討事項

【重要な特定されたリスク】		【重要な潜在的リスク】
口渇	過度の血圧低下・心室細動・心室頻拍	薬物相互作用（CYP3A4阻害剤との併用）
高ナトリウム血症	肝性脳症	消化管出血
急激な血清ナトリウム濃度上昇・浸透圧性脱髄症候群	痛風・高尿酸血症	皮膚の新生物（基底細胞癌・悪性黒色腫）
	浮動性めまい	【重要な不足情報】
脱水	高カリウム血症	ADPKDの病態が進行（クレアチニンクリアランスが60mL/min未満）した患者
血栓症・血栓塞栓症	糖尿病・高血糖	
腎不全・腎機能障害	緑内障	ADPKDの高齢患者
急性肝不全・肝機能障害	失神・意識消失	ADPKDに対する長期投与時の安全性
ショック・アナフィラキシー		

↓上記に基づく安全性監視のための活動

2. 医薬品安全性監視計画の概要

通常の医薬品安全性監視活動

追加の医薬品安全性監視活動

ADPKDに係る使用成績調査（全例調査）

SIADHにおける低ナトリウム血症に係る一般使用成績調査

3. 有効性に関する調査・試験の計画の概要

ADPKDに係る使用成績調査（全例調査）

↓上記に基づくリスク最小化のための活動

4. リスク最小化計画の概要

通常のリスク最小化活動

追加のリスク最小化活動

医療従事者向け資材の作成と提供［資材①：サムスカ®を処方いただく前に（適応症：ADPKD）］

患者向け資材の作成と提供［資材②：サムスカ®を服用される患者さんへ（適応症：ADPKD）］

医療従事者向け資材の作成と提供［資材③：サムスカ®を処方する前にご確認ください（適応症：SIADHにおける低ナトリウム血症）］

患者向け資材の作成と提供［資材④：サムスカ®を服用される患者さんへ（適応症：SIADHにおける低ナトリウム血症）］

企業ホームページにおける本剤の副作用発現頻度等の公表

専門的知識・経験のある医師による使用の確保（ADPKD）

投与対象の慎重な選定の促進（ADPKD）

投与に際しての患者への説明と理解の実施の促進（ADPKD）

特定の検査の実施の促進（ADPKD）

特定の検査の実施の促進（SIADHにおける低ナトリウム血症）

各項目の内容はRMPの本文でご確認下さい。

（文献11より許諾を得て転載）

3 医薬品副作用被害救済制度

- 医薬品副作用被害救済制度の主旨，給付の仕組みを理解する

　医薬品は医師や薬剤師の指示に従い適正に使用しても，副作用の発生を防ぐことができない場合もある。医薬品副作用被害救済制度は，病院や診療所で使用・処方された医薬品または再生医療等製品や薬局などで購入した医薬品で，それらを適正に使用したにもかかわらず，その副作用により入院治療が必要になるほど重篤な健康被害が生じた場合に，医療費などの諸給付を行う制度である（図6）。ただし，抗がん薬や免疫抑制剤など厚生労働大臣が指定するもの，法定予防接種を受けたことによる健康被害などは，救済の対象とならない。救済給付には，医療費，医療手当，障害年金，障害児養育年金，遺族年金，遺族一時金，葬祭料の7種類がある。

　健康被害を受けた本人（または遺族）などが，請求書，その他請求に必要な書類（診断書など）をPMDAに送付することにより，医療費などの給付の請求を行う。

図6 医薬品副作用被害救済制度

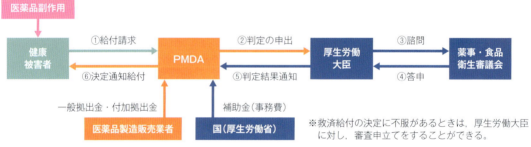

※救済給付の決定に不服があるときは，厚生労働大臣に対し，審査申立てをすることができる。

（文献13を基に作成）

まとめ

- 医薬品の開発に必要な臨床試験を行う際に遵守する規制・法令を説明せよ（☞p.6，7）。 試験
- 製造販売後の医薬品安全対策における重要な3つの制度について説明せよ（☞p.8，9）。 試験
- 医薬品による重篤な副作用が発生した患者が医療費などを請求できる制度の名称と，その制度の概要を説明せよ（☞p.12）。 試験

【引用文献】

1) 日本医師会：WMAヘルシンキ宣言 人間を対象とする医学研究の倫理的原則，2013（https://www.med.or.jp/dl-med/wma/helsinki2013j.pdf）(2024年2月時点)．
2) 厚生労働省：医薬品，医療機器等の品質，有効性及び安全性の確保等に関する法律（https://elaws.e-gov.go.jp/document？lawid＝335AC0000000145）(2024年2月時点)．
3) 厚生労働省：医薬品の臨床試験の実施の基準に関する省令．（https://elaws.e-gov.go.jp/document?lawid=409M50000100028_20231226_505M60000100161）(2024年2月時点)．
4) 日本薬学会：ヘルシンキ宣言．（https://www.pharm.or.jp/words/word00173.html）(2024年7月時点)．
5) 厚生労働省：医薬品，医薬部外品，化粧品，医療機器及び再生医療等製品の製造販売後安全管理の基準に関する省令（https://elaws.e-gov.go.jp/document？lawid＝416M60000100135_20210801_503M60000100015）(2024年2月時点)．
6) 厚生労働省：医薬品副作用・感染症報告件数の推移（https://www.mhlw.go.jp/content/11121000/001094895.pdf）(2024年2月時点)．
7) 厚生労働省：医薬品の製造販売後の調査及び試験の実施の基準に関する省令．（https://elaws.e-gov.go.jp/document?lawid=416M60000100171_20231226_505M60000100161）(2024年2月時点)．
8) 医薬品医療機器総合機構：医薬品リスク管理計画（RMP）．（https://www.pmda.go.jp/safety/info-services/drugs/items-information/rmp/0002.html）(2024年7月時点)．
9) 厚生労働省医薬食品局：医薬品・医療機器等安全性情報324号，2015（https://www.mhlw.go.jp/file/06-Seisakujouhou-11120000-Iyakushokuhinkyoku/0000185242.pdf）(2024年2月時点)．
10) 日本製薬工業協会医薬品評価委員会：医薬品リスク管理計画書（J-RPM）作成の手引き令和5年1月版，2023（https://www.jpma.or.jp/information/evaluation/results/allotment/jtrngf0000000fnw-att/PV_202301_j-rmp.pdf）(2024年2月時点)．
11) 大塚製薬株式会社：サムスカに係る医薬品リスク管理計画書（RMP）の概要．（https://www.otsuka-elibrary.jp/pdf_viewer/？f＝/product/di/sa/tekisei/file/sa-rmp.pdf）(2024年2月時点)．
12) 厚生労働省：第2回医薬品等行政評価・監視委員会資料4．（https://www.mhlw.go.jp/content/10601000/000815452.pdf）(2024年7月時点)．
13) 医薬品医療機器総合機構：医薬品副作用被害救済制度（https://www.pmda.go.jp/kenkouhigai_camp/general01.html）(2024年2月時点)．

1章 調剤に関する基本事項

3 医薬品情報

1 医薬品情報

- 医薬品情報には，医薬品の開発過程や製造販売後で得られた情報が含まれる
- 製薬企業から提供される資料として，医薬品添付文書，医薬品インタビューフォーム，医薬品リスク管理計画などがある
- 調剤を行う際，それぞれの医薬品情報の特徴を考慮し活用する
- 医薬品情報源は，情報内容の独自性と加工度によって一次資料，二次資料，三次資料に分類される

調剤における医薬品情報の活用

医薬品は物質的には化合物であるが，そこに情報が加わることで薬物療法に用いられる医薬品としての機能が発揮される。医薬品の基本情報としては，物理化学的特性，有効性，安全性，使用性や経済性などが挙げられる（表1）。医薬品情報はこのほかにも，相互作用，薬理作用，薬物動態，製剤学的特徴など多岐にわたる。これらの医薬品情報を活用して，医薬品の適正使用に努める。

表1 医薬品の基本情報

情報の種類	具体例
物理化学的特性	溶解性，酸塩基解離定数，pH，浸透圧比など
有効性	効能・効果など
安全性	副作用とその処置など
使用性	投与方法など
経済性	薬価など

医薬品情報には，医薬品の開発過程や製造販売後で得られた情報が含まれており，医薬品添付文書，医薬品インタビューフォーム（IF），医薬品リスク管理計画（RMP）などとして製薬企業から医療関係者に提供されている。製造販売承認に関しては審査報告書などが医薬品医療機器総合機構（PMDA）から提供されている。また，一部は学術論文として公表されることもある。

調剤においては，医薬品情報の活用が特に重要である。それぞれの医薬品情報の特徴を考慮しながら，目的に応じて情報を収集し内容を評価したうえで加工・提供することで，適切な薬物療法が実践できる。

医薬品情報源の分類と情報収集の手順

医薬品の情報源は，情報内容の独自性（オリジナリティ）あるいは加工度によって，一次資料（primary source），二次資料（secondary source），三次資料（tertiary source）に分類される（表2）。医療現場での情報収集の手順では，一般的に効率を重視するため，まず初めに信頼できる三次資料を調べる。適確な情報が得られない場合や最新情報を得たい場合などは，適切な二次資料を用いて検索を行い，一次資料を入手する。なお，医薬品添付文書などの情報は改訂されるので，常に最新の情報を収集することが重要である。

14　＊RMP：risk management plan　＊IF：interview form　＊PMDA：Pharmaceuticals and Medical Devices Agency

表2 医薬品情報源の分類と概要

資料	特徴	例	加工度	速報性
一次資料	オリジナルな情報で新しい知見の報告を主体とする研究成果論文などが該当。	原著論文，学会報告，特許公報など	低 ↓ 高	高 ↑ 低
二次資料	一次資料の論文などの内容を要約・再編集し，一次資料の検索を可能としたもの。	データベース※，索引誌，抄録誌など		
三次資料	多くの一次資料を，特定の視点で整理・統合したもの。	専門書，教科書，医薬品集，医薬品添付文書，医薬品インタビューフォームなど		

※医学・薬学関連のさまざまな二次資料データベース（文献データベース）が存在し，利用頻度も高い。

医学・薬学関連の代表的な二次資料データベース

「MEDLINE」は，米国国立医学図書館が提供している医学系二次資料データベースであり，医学，生物学，薬学，看護学などの全般の一次資料が収載されている。検索エンジン名は「PubMed」であり，頻用されている。国内の二次資料データベースの1つに「医中誌Web」がある。医学中央雑誌刊行会から提供され，日本の医学，薬学，看護学などの領域の文献・学会情報などが収録されている。

2 医薬品添付文書

- 医薬品添付文書は，医薬品の品質・有効性・安全性に関する基本情報が集約された代表的な情報源である
- 医薬品添付文書は，記載項目および記載順序が規定されている公的な医薬品情報伝達媒体であり，製薬企業が作成する
- 医薬品添付文書は，医療用医薬品添付文書と一般用医薬品などの添付文書がある
- 医療用医薬品添付文書（医療用医薬品の電子化された添付文書）は，電子的な方法での閲覧を基本とする

医薬品添付文書の位置付け

医薬品添付文書は，医薬品の品質・有効性・安全性に関する基本情報が集約されたものであり，医薬品の代表的な情報源である。記載項目および記載順序が「医薬品，医療機器等の品質，有効性及び安全性の確保等に関する法律」（医薬品医療機器等法，薬機法）によって規定されている公的な医薬品情報伝達媒体である[1]。医薬品添付文書は製薬企業が作成しており，**医療用医薬品添付文書**と**要指導・一般用医薬品添付文書**がある。

医療用医薬品添付文書は医療関係者向けに，要指導・一般用医薬品添付文書は患者および一般消費者向けに提供されている。

医療用医薬品添付文書の電子化

医薬品医療機器等法（薬機法）改正により製品と一緒に同梱されていた紙媒体の医薬品（要指導・一般用医薬品などを除く）の添付文書は2021年8月から原則廃止され，電子的な方法での閲覧が基本となった。電子的閲覧方法には，PMDAホー

ムページから閲覧する方法，医薬品などの外箱に表示されているバーコードをスマートフォンやタブレット端末の専用のアプリケーション（添文ナビ®）を用いて読み取り閲覧する方法がある。電子的閲覧方法により，簡便に最新の情報を閲覧することが可能となった。

ただし，一般用医薬品などの添付文書については，消費者が直接購入し使用時に医薬品添付文書内容を直ちに確認できる機会を確保する必要があるため，引き続き製品と一緒に紙媒体の医薬品添付文書が同梱される。

医療用医薬品添付文書（医療用医薬品の電子化された添付文書）の記載の原則

医療用医薬品添付文書に記載すべき内容は，原則として当該医薬品が承認された範囲で用いられる場合に必要とされる事項である。それらの事項以外であっても，特に必要と認められる重要な事項については記載されている。

日本で承認を受けて記載されている項目として「効果又は効能」「用法及び用量」が該当する。有効性については，十分評価・検証された情報が記載されている。逆に言うと，これらは承認を受けなければ変更できない項目である。

一方，市販後の副作用情報などによって内容が逐次変更される項目としては「使用上の注意」などが該当する。「使用上の注意」を含めて記載内容は改訂されるため，左上隅に記載されている作成または改訂年月および版数を確認する必要がある。

■ 記載要領の改正

医学の進歩，高齢化，IT技術の発展など，医療を取り巻く状況の大きな変化に伴い，2019年4月1日より医療用医薬品添付文書の改正記載要領が施行された（2024年3月31日まで経過措置期間が設定されていた）[2]。改正記載要領では，

これまでの「原則禁忌」「慎重投与」「高齢者への投与」「妊婦，産婦，授乳婦等への投与」「小児への投与」の項目が廃止された。また，禁忌を除く特定の背景を有する患者への注意は，新設された「特定の背景を有する患者に関する注意」の項に集約された。この項の下には「合併症・既往歴等のある患者」「腎機能障害患者」「肝機能障害患者」「生殖能を有する者」「妊婦」「授乳婦」「小児等」「高齢者」の項が新設された。

なお，2021年8月からの医薬品添付文書の電子化に伴い，添付文書等記載事項は新たに**注意事項等情報**と名称が変更になった[3]。ただし，情報の内容そのものに変更はない。また，PMDAのホームページに公表される注意事項等情報が記載された文書については，電子化された添付文書とよばれることになった。

■ 記載項目・記載順序

記載順序は，改正記載要領の記載項目および記載順序に従い，項目番号とともに記載される（**図1**）[2]。「警告」以降のすべての項目に番号が付与され，該当がない場合は欠番となる。関連する項目がある場合は相互に参照先として項目番号が記載される。複数の項目にわたる重複記載は避ける。

「使用上の注意」は「3. 組成・性状」「4. 効能又は効果」「6. 用法及び用量」を除く「1. 警告」～「15. その他の注意」までの項目とする。

同一成分を含有する医薬品であっても，内服薬と注射剤など投与経路の異なるものはそれぞれ別の医療用医薬品添付文書（電子化された添付文書）が作成される。

後発医薬品およびバイオ後発品の「使用上の注意」「取り扱い上の注意」の記載は，原則としてそれぞれの先発医薬品および先行バイオ医薬品と同一とする。

図1 医療用医薬品添付文書（医療用医薬品の電子化された添付文書）の記載項目および記載順序

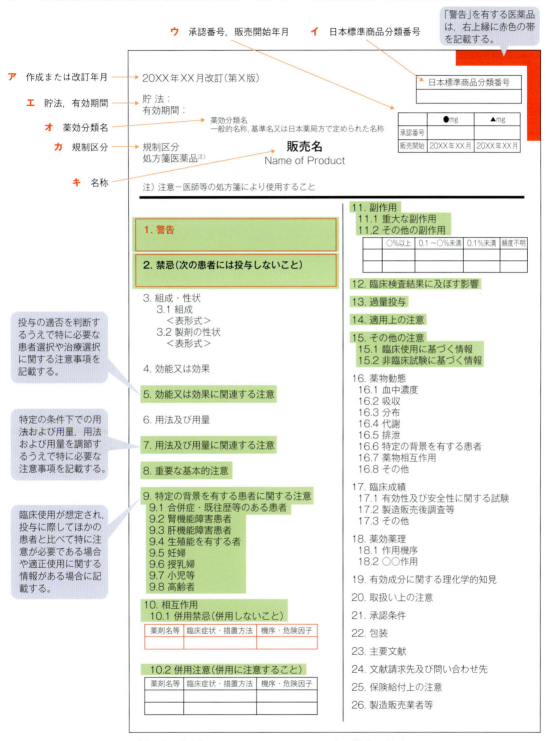

※「使用上の注意」の項目は、1, 2, 5, 7～15である（緑色の項目）。

（文献3を基に作成）

3 医薬品インタビューフォーム(IF)

- 医薬品インタビュームフォームは医薬品添付文書を補完する情報源であり，総合的な個別の医療用医薬品解説書である
- 日本病院薬剤師会が記載要領を策定し，製薬企業が作成・提供する
- 医療用医薬品添付文書と同じ項目内容やより詳細な情報，医薬品インタビューフォームのみに記載されている情報がある

IFの位置付けと活用

IFは，医療用医薬品の適正使用情報を活用するために医薬品添付文書を補完する情報源であり，総合的な個別の医療用医薬品解説書である。記載内容は有効成分，製剤，調剤，品質管理，医薬品の適正使用・評価，薬学的な患者ケアの裏付など，基礎から臨床まで多岐にわたり，医療従事者が日常業務で必要とする情報が総合的に集約されている。

日本病院薬剤師会が記載要領を策定し，製薬企業に作成および提供を依頼している[4]。IFは製薬会社が任意で作成するもので，法律で定められた公的文書ではない。電子媒体による提供を主体として，PMDAホームページに掲載される。IFの記載項目を**表3**に示す。IFには，医療用医薬品添付文書と同じ情報やより詳細な情報，IFのみに記載されている情報がある。それぞれの医薬品情報の特徴を考慮しながら，目的に応じて情報を利用する必要がある。医療用医薬品添付文書およびIFから得られる情報の違いとして，IFのみに記載がある主な項目を**表4**に示す。

基礎へのフィードバック
基礎薬学に基づいた医薬品の評価

医薬品の適正使用の観点から医薬品を評価する際，基礎薬学に基づいた評価が重要となる。例えば，難溶性の薬物を注射剤として用いる場合，塩の形（イオン型）にして溶解させている場合が多いが，pHの変化など溶解性に変化が生じると分子型になり析出することがある。注射剤を溶解する場合やほかの注射剤や輸液との配合変化を考える際は，このような物理化学的な視点が役に立つ。

表3 医薬品インタビューフォームの記載項目〔IF記載要領2018（2019年更新版）〕

項目	内容	項目	内容	項目	内容
Ⅰ．概要に関する項目	1. 開発の経緯	Ⅴ．治療に関する項目	1. 効能又は効果	Ⅸ．非臨床試験に関する項目	1. 薬理試験
	2. 製品の治療学的特性		2. 効能又は効果に関連する注意		2. 毒性試験
	3. 製品の製剤学的特性		3. 用法及び用量	Ⅹ．管理的事項に関する項目	1. 規制区分
	4. 適正使用に関して周知すべき特性		4. 用法及び用量に関連する注意		2. 有効期間
	5. 承認条件及び流通・使用上の制限事項		5. 臨床成績		3. 包装状態での貯法
	6. RMPの概要	Ⅵ．薬効薬理に関する項目	1. 薬理学的に関連ある化合物又は化合物群		4. 取扱い上の注意
Ⅱ．名称に関する項目	1. 販売名		2. 薬理作用		5. 患者向け資材
	2. 一般名	Ⅶ．薬物動態に関する項目	1. 血中濃度の推移		6. 同一成分・同効薬
	3. 構造式又は示性式		2. 薬物速度論的パラメータ		7. 国際誕生年月日
	4. 分子式及び分子量		3. 母集団（ポピュレーション）解析		8. 製造販売承認年月日及び承認番号，薬価基準収載年月日，販売開始年月日
	5. 化学名（命名法）又は本質		4. 吸収		9. 効能又は効果追加，用法及び用量変更追加等の年月日及びその内容
	6. 慣用名，別名，略号，記号番号		5. 分布		10. 再審査結果，再評価結果公表年月日及びその内容
Ⅲ．有効成分に関する項目	1. 物理化学的性質		6. 代謝		11. 再審査期間
	2. 有効成分の各種条件下における安定性		7. 排泄（外国人データを含む）		12. 投薬期間制限に関する情報
	3. 有効成分の確認試験法，定量法		8. トランスポーターに関する情報		13. 各種コード
Ⅳ．製剤に関する項目	1. 剤形		9. 透析等による除去率		14. 保険給付上の注意
	2. 製剤の組成		10. 特定の背景を有する患者	Ⅺ．文献	1. 引用文献
	3. 添付溶解液の組成及び容量		11. その他		2. その他の参考文献
	4. 力価	Ⅷ．安全性（使用上の注意等）に関する項目	1. 警告内容とその理由	Ⅻ．参考資料	1. 主な外国での発売状況
	5. 混入する可能性のある夾雑物		2. 禁忌内容とその理由		2. 海外における臨床支援情報
	6. 製剤の各種条件下における安定性		3. 効能又は効果に関連する注意とその理由	ⅩⅢ．備考	1. 調剤・服薬支援に際して臨床判断を行うにあたっての参考情報
	7. 調製法及び溶解後の安定性		4. 用法及び用量に関連する注意とその理由		2. その他の関連資料
	8. 他剤との配合変化（物理化学的変化）		5. 重要な基本的注意とその理由		
	9. 溶出性		6. 特定の背景を有する患者に関する注意		
	10. 容器・包装		7. 相互作用		
	11. 別途提供される資材類		8. 副作用		
	12. その他		9. 臨床検査結果に及ぼす影響		
			10. 過量投与		
			11. 適用上の注意		
			12. その他の注意		

（文献4を基に作成）

表4 医療用医薬品添付文書およびIFから得られる情報の違い（IFのみに記載がある主な項目）

	IF記載項目	IFから得られる情報（医療用医薬品添付文書との違い）
Ⅰ. 概要に関する項目	1. 開発の経緯	製品の特徴や治療上の位置付けを知ることができる。類似薬との使い分けなどに活用される。
	2. 製品の治療学的特性	
	3. 製品の製剤学的特性	
	4. 適正使用に関して周知すべき特性	RMP，追加のリスク最小化活動として作成されている資材，最適使用推進ガイドライン，保険適用上の留意事項通知の有無が記載されている。
	6. RMPの概要	RMPの概要が転載されている。
Ⅲ. 有効成分に関する項目	2. 有効成分の各種条件下における安定性	調剤時の粉砕や自動分包機使用時などに活用される。
Ⅳ. 製剤に関する項目	6. 製剤の各種条件下における安定性	注射剤調剤などに活用される。
	7. 調製法及び溶解後の安定性	
	8. 他剤との配合変化（物理化学的変化）	
Ⅴ. 治療に関する項目	5(1). 臨床成績の臨床データパッケージ	各試験の症例数，試験デザイン，患者背景などが記載されている。
Ⅸ. 非臨床試験に関する項目	1. 薬理試験	単回および反復投与毒性試験，遺伝毒性試験，がん原性試験，生殖発生毒性試験，局所刺激性試験，その他の特殊毒性などについて記載されている。副作用の予測，急性中毒時の致死量の推測などに活用される。
	2. 毒性試験	
Ⅻ. 参考資料	1. 主な外国での発売状況	海外での使用状況が記載されている。諸外国での承認内容が記載され，日本で承認されていない適応外などの使用法についての情報を得られる。
	2. 海外における臨床支援情報	妊婦や小児などへの投与に関して，海外での情報がある場合は記載される。

4 医薬品リスク管理計画（RMP）

- RMPは，個別の医薬品ごとに，医薬品の開発から市販後まで一貫したリスク管理を1つの文書にわかりやすくまとめている
- RMPは「安全性検討事項」「医薬品安全性監視活動」および「リスク最小化活動」の3つの要素で構成されている
- RMPの活用については，調剤や服薬指導の際，院内・施設内における安全対策の立案の際にも有用である

RMPの位置付けと特徴

医薬品は，ベネフィットとリスクのバランスを考慮しながら使用する必要がある。医薬品のリスクを低減するためには，開発から審査の段階で収集・整理されたリスクを市販後に情報提供したり，不足している情報を市販後に調査・確認したりなど，医薬品の開発から市販後まで一貫したリスク管理が重要となる。

RMPは個々の医薬品について安全性上の検討課題を特定し，使用成績調査，市販直後調査な

どによる情報収集，医療関係者への追加の情報提供などの医薬品のリスク低減のための取り組みを医薬品ごとに文書化したものである。RMPにより，製薬企業，行政，医療従事者など開発・審査・市販後の各段階における医薬品関係者間でリスク管理の共有と可視化されることで，効果的にリスク管理が行われる。RMPは，市販後の安全対策の改善・強化を図るうえで重要な役割を果たしている。

製薬企業がRMPを作成・公表し，その計画内容を実施することが医薬品の承認条件となっている。2013年4月1日以降に製造販売承認申請を行う新医療用医薬品などにRMPの策定が求められている[5]。

RMPは個別の医薬品ごとに，**安全性検討事項，医薬品安全性監視活動，リスク最小化活動**をまとめ，文書化したものである。

■ 安全性検討事項

安全性検討事項には，開発段階から市販後に得られた情報などから明らかになったリスクのうち，医薬品の損益バランスに影響を及ぼしうる，または保健衛生上の危害の発生・拡大のおそれがあるような重要なものについて記載されている。それらは，**重要な特定されたリスク，重要な潜在的リスク，重要な不足情報**の3つの事項（リスク・情報）として特定される。

それぞれの安全性検討事項に対して，市販後に実施される情報収集活動である医薬品安全性監視活動，医療関係者への情報提供や使用条件の設定などの医薬品リスクを低減するための取り組みであるリスク最小化活動が策定されている。

■ 医薬品安全性監視活動とリスク最小化活動

医薬品安全性監視活動とリスク最小化活動には，いずれも，**通常の活動**と**追加の活動**の2種類がある。通常の活動はすべての医薬品に対して行われる活動であり，追加の活動は個々の医薬品の特性に合わせて行われる活動である。

なお，安全性監視活動やリスク最小化活動の結果，副作用報告が集積されRMPの内容が更新されることがある。

RMPの活用

RMPは医薬品添付文書には記載のない，**重要な潜在的リスクやリスクとした理由，そのリスクに対しての医薬品安全性監視活動，リスク最小化活動の内容**がまとめて記載されている。そのため，調剤や服薬指導などの際，RMPを積極的に活用することが重要である。また，院内・施設内における安全対策立案時の資料として活用することも有用である。RMPおよびRMPに基づく資料は，PMDAホームページから閲覧可能である。

■ RMPの概要

RMP表紙の次ページには，当該医薬品にかかわるRMPの概要が記載されている。RMPの概要には，安全性検討事項，医薬品安全性監視計画の概要およびリスク最小化計画の概要の内容が，原則A4サイズ1枚にまとまっている。RMPの概要を利用してリスク内容を確認したり，調査内容や追加のリスク最小化活動としての資材の有無などを把握することができる。RMPの概要については，p.9～『医薬品の開発』も確認してほしい。

また，医薬品添付文書には記載がない重要な潜在的リスクの内容を把握することで，副作用の原因薬剤の調査などにも役立てることができる（**図2**）。

■ RMPマーク付きリーフレットなどの資材

追加のリスク最小化活動として作成される資材としては，医薬品添付文書による注意喚起に

1章 調剤に関する基本事項

加えて，**RMPマーク付きのリーフレットなどの資材**がある（図3）。RMPに基づく資材は，医療従事者向けの資材のみならず，患者向け資材が作成されている場合がある。これら資材は，調剤や服薬指導などで利用したり，患者自身にリスク最小化を実践してもらうために活用できる。

図2　RMPにおける重要な潜在的リスクの記載例

重要な潜在的リスク
肝機能障害
重要な潜在的リスクとした理由： 国内臨床試験において，肝機能障害に関連する副作用は認められなかったものの，海外臨床試験では関連する副作用が認められており，投与中止に至った例もあった。肝機能障害について，本剤との因果関係が十分に示されていないことから，重要な潜在的リスクとして設定した。
医薬品安全性監視活動の内容及びその選択理由： 【内容】 ・通常の医薬品安全性監視活動を実施する。 ・追加の医薬品安全性監視活動として，一般使用成績調査を実施する。 【選択理由】 　使用実態下における副作用の発現状況を把握し，必要に応じて追加のリスク最小化活動を検討するため。
リスク最小化活動の内容及びその選択理由： 【内容】 　通常のリスク最小化活動として，電子添付の「その他の副作用」の項目および患者向医薬品ガイドにおいて注意喚起を行う。 【選択理由】 　本剤における肝機能障害について医療従事者及び患者に情報提供し，適正使用に関する理解を促すため。

→ リスクの分類

→ リスクとして理由，臨床試験の成績，推定発現機序などが記載されていることもある。

図3　RMPマーク付き資材

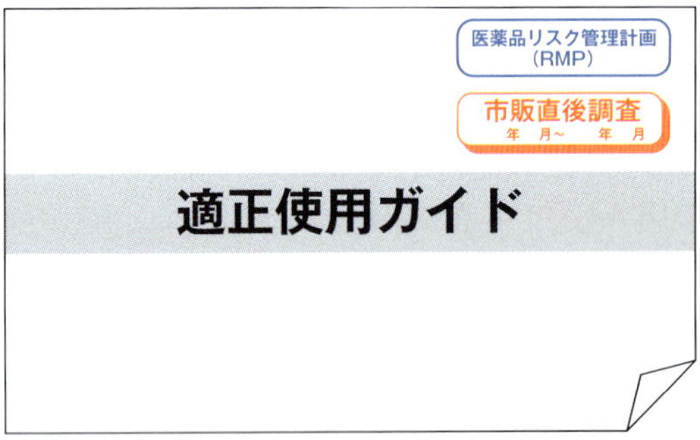

a　医療従事者向け資材 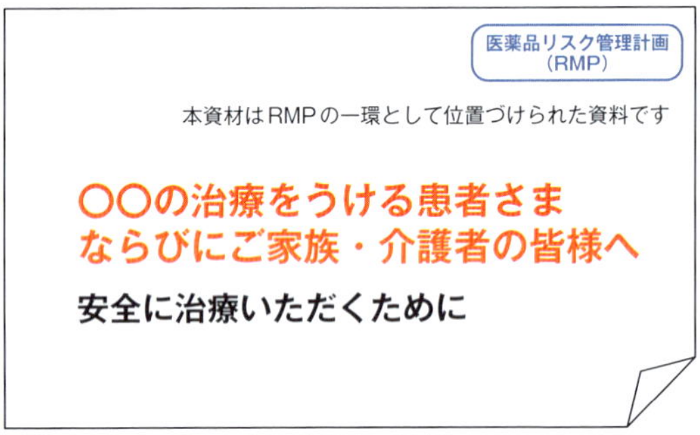　　　　b　患者向け資材

臨床に役立つアドバイス

RMPにかかわる情報提供資材の活用推進

　2024年度の調剤報酬改定において，RMPの策定が義務付けられている医薬品が新たに処方され，RMPにかかわる情報提供資材を活用し，副作用，併用禁忌等の当該医薬品の特性を踏まえて適正使用や安全性等に関して十分な指導を行った場合，服薬管理指導料に加算されることになった。これにより，薬局でのRMP活用の一層の推進が図られるようになった。

5 その他の情報源

- その他の情報源として，緊急安全性情報，安全性速報，医薬品安全対策情報（DSU）や医薬品・医療機器等安全性情報，医薬品等回収関連情報，審査報告書などがある

　PMDAホームページには，医薬品添付文書情報，安全性情報，医療安全情報など，薬剤師にとって基本的に把握しておかなければならない情報が掲載されている。以下に医薬品添付文書，IF，RMP以外のその他の主な情報源について述べる。

緊急安全性情報（イエローレター）

　緊急安全性情報は，厚生労働省の指示により製薬企業が安全性に関する緊急かつ重要な情報伝達を徹底させるため，医療関係者に配布・伝達するものである。**イエローレター，ドクターレター**ともよばれる。

安全性速報（ブルーレター）

　安全性速報は，緊急安全性情報に準じ，迅速に注意喚起を図る必要がある場合に医療関係者に情報が発信される。厚生労働省の指示により製薬企業が作成し配布する。

医薬品安全対策情報（DSU）

　DSUは，医療用医薬品添付文書の「使用上の注意」の改訂情報をとりまとめて，約1カ月ごとに発行される資料である。厚生労働省医薬局の監修により，日本製薬団体連合会が編集・発行する。

医薬品・医療機器等安全性情報

　医薬品・医療機器等安全性情報は，厚生労働省が作成している。厚生労働省において収集された市販後の副作用などの情報を基に，特に重要と考えられる副作用情報，副作用の解説記事，使用上の注意の改訂内容などが掲載されている。医薬品などのより安全な使用のために医療関係者に提供されるもので，約1カ月ごとに発行される。

医薬品等回収関連情報

　医薬品などの回収に関する情報は厚生労働省が作成しており，健康への危険性の程度により3つに分類される（表5）。

表5　医薬品等回収関連情報のクラス分類

分類	特徴
クラスⅠ	その製品の使用などが，重篤な健康被害または死亡の原因となりうる状況を指す。
クラスⅡ	その製品の使用などが，一時的もしくは医学的に治癒可能な健康被害の原因となる可能性がある，または重篤な健康被害のおそれはまず考えられない状況を指す。
クラスⅢ	その製品の使用などが，健康被害の原因となるとはまず考えられない状況を指す。

（文献6を基に作成）

審査報告書

　PMDAが作成し，申請者が提出した資料の概要とPMDAにおける審査の概略が記載されている。PMDAが医薬品を評価し承認に至るまでの経緯，PMDAからの照会事項と申請企業による回答が記載されている。医薬品添付文書の記載背景や理由，根拠について把握することができ，医薬品情報の理解を深めるために有用な資料である。また，医薬品の評価のプロセスを学ぶことができる。

＊DSU：drug safety update

専門分野へのリンク

薬剤疫学と統計学

　医薬品は科学的に評価することが重要である。**薬剤疫学**は、人の集団における薬物の使用とその効果や影響を研究する学問である。臨床研究論文の研究デザインや結果を解釈するうえで、薬剤疫学に関する知識は必要である。薬剤疫学について理解することで、医薬品の有効性や安全性を科学的に評価することができる。さらに、臨床研究における結果は統計的データとして表されるため、**統計学**に関する知識も必要である。

まとめ

- 医療用医薬品添付文書の記載項目を挙げよ（☞p.17）。試験
- 医療用医薬品添付文書およびIFから得られる情報の違いにおいて、IFのみに記載がある主な項目を挙げよ（☞p.20）。試験
- RMPの位置付けと特徴、またRMPの活用について説明せよ（☞p.20〜22）。試験

【引用文献】

1) 厚生労働省：医薬品、医療機器等の品質、有効性及び安全性の確保等に関する法律．(https://elaws.e-gov.go.jp/document？lawid=335AC0000000145)(2024年6月時点).
2) 厚生労働省：医療用医薬品の添付文書等の記載要領の留意事項について．(https://www.mhlw.go.jp/web/t_doc？dataId=00tc2704＆dataType=1＆pageNo=1)(2024年7月時点).
3) 厚生労働省：医療用医薬品の電子化された添付文書の記載要領について．(https://www.mhlw.go.jp/content/11120000/000805981.pdf)(2024年7月時点).
4) 日本病院薬剤師会：医薬品インタビューフォーム記載要領2018（2019年更新版）．(https://www.jshp.or.jp/activity/interview/20191226-1.pdf)(2024年6月時点).
5) 厚生労働省：医薬品リスク管理計画の策定及び公表について．(https://www.mhlw.go.jp/web/t_doc？dataId=00tc6560＆dataType=1＆pageNo=1)(2024年7月時点).
6) 医薬品医療機器総合機構：回収情報(医薬品)．(https://www.pmda.go.jp/safety/info-services/drugs/calling-attention/recall-info/0002.html)(2024年7月時点).

第2章

調剤業務の進め方

2章 調剤業務の進め方

1 調剤業務に関する基本事項

1 薬剤師職能と調剤

POINT
- 調剤は薬剤師業務の基本である
- 調剤の項目は法律で規定されていることが多い

調剤

「薬剤師法」第一条に「薬剤師は，調剤，医薬品の供給その他薬事衛生をつかさどる」と定められており，また第十九条には，「薬剤師でない者は，販売又は授与の目的で調剤してはならない」とされている（例外規定あり）[1]。つまり例外はあるものの，調剤は薬剤師の**独占業務**である。しかし調剤は薬剤師にとって当たり前の業務であるにもかかわらず，「薬剤師法」には調剤とはどのような業務であるかは定義されておらず，またほかの通知にも記載が見当たらない。

■ 調剤の業務

1917年の判例で，調剤とは「一定の処方に従って一種以上の薬品を配合もしくは一種の薬品を使用して特定の分量に従い特定の用途に適合する如く特定人の特定の疾病に対する薬剤を調製すること」とされた[2]。このころの調剤とは，医師の指示どおりに医薬品の取り揃えや計量を行うことであった。しかし，現在における調剤とは，薬剤の調製のみならず，**処方鑑査**，**疑義照会**，**調剤鑑査**，**薬袋作成**，**服薬指導**，**薬剤服用歴（薬歴）管理**なども含まれる（図1）。

これまでは調剤の業務内容が法的に規定されておらず，無資格者が医薬品を扱うことが法的に問題になるか明確ではなかった。また，現場においては，無資格者が指示書を用いた取り揃え

図1 調剤の業務

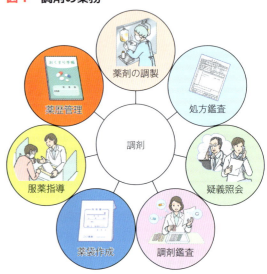

が調剤となるか，常に議論となってきた。しかし，「調剤業務のあり方について」（**0402通知**）においては，「薬剤師の指示に基づくこと」「最終確認は指示した薬剤師が行うこと」などの一定の条件を満たせば，薬剤師以外の無資格者に調剤補助を実施させることは差し支えないとされた[3]。一方で，軟膏剤や水剤，散剤などの直接計量は「薬剤師法」の違反となるため，注意が必要である[1]。

薬剤師の職能

薬剤師の職能としての調剤は明確に規定されてはいない。しかし，調剤報酬の観点においては，いわゆる医薬品の取り揃えに対する業務である

調剤料のみが加算されていた時代から変わり、薬剤服用歴管理指導料、かかりつけ薬剤師指導料などに代表されるさまざまな**薬学管理料**が設定されるようになった。

今後は、対物業務から**対人業務**が調剤の主な業務となっていくと考えられる。

2 調剤業務と医薬分業

POINT
- 薬剤師と医師は、それぞれ独立した職能と専門性を発揮して医療を提供する

1949年に米国薬剤師協会使節団が来日して医薬分業を実施すべきとの勧告がなされ、1956年に医薬分業制度が法制化された。

「医療法」は医療を受ける者の利益を保護し、良質で適切な医療を効率的に提供する体制を確保して、国民の健康保持に寄与することを目的としている[4]。「医療法」に薬剤師が医療の担い手として明文化されたのは1992年であり、2007年に調剤を実施する薬局が医療提供施設として明記された。「医療法」においても医薬分業が推進され、地域医療に貢献することが求められている。

医師は「医師法」により、患者の病状から医薬品の投与が必要な場合には、処方箋を作成して患者に交付する義務がある[5]。薬剤師は「薬剤師法」により、処方箋による調剤が求められる[1]。医薬分業によって、医師による医学的な立場からされた処方と薬剤師による薬学的知見からされた調剤が可能となる。それぞれが独立した職能と専門性を発揮しながら、最良で適切な医療を提供するために役割を分担している。医薬品によって起こる患者への不利益を回避することが医薬分業の目的である。

3 調剤と薬事関係法規

POINT
- 調剤はさまざまな法律によって規制されている
- 「医薬品、医療機器等の品質、有効性及び安全性の確保等に関する法律」は医薬品を扱うための基本的な法律である
- 「安全な血液製剤の安定供給の確保等に関する法律」では、人の血液利用に関して規制している
- 毒物・劇物は、毒薬・劇薬とは異なる
- 麻薬・向精神薬には、保管や管理、記録などさまざまな規制がある
- 「覚醒剤取締法」において、薬剤師は主に覚醒剤原料について扱う

調剤業務に関する薬事関係法規は「医薬品、医療機器等の品質、有効性及び安全性の確保等に関する法律」「安全な血液製剤の安定供給の確保等に関する法律」「麻薬及び向精神薬取締法」「覚醒剤取締法」などがある。

医薬品，医療機器等の品質，有効性及び安全性の確保等に関する法律[6]

「医薬品，医療機器等の品質，有効性及び安全性の確保等に関する法律」(旧法名：薬事法)は「医薬品医療機器等法」や「薬機法」ともよばれている。医薬品や医薬部外品，化粧品，医療機器，再生医療等製品の品質と有効性を確保するために，製造，表示，販売，流通，広告などについて細かく定めている。調剤では医薬品を取り扱うため，不可分の法律である。

また，「薬機法」には毒薬・劇薬，生物由来製品，特定生物由来製品に関しても記載されている。

■ 改正

「薬機法」は2019年の参議院本会議で成立して改正され，薬剤師・薬局のあり方が見直されている。改正は，3回にわたって施行された。

2020年の改正

2020年の改正では，薬局の定義が見直されている。薬局は「薬剤及び医薬品の適正な使用に必要な情報の提供を行う場所」であることが追記された。

薬剤師の業務に関する見直しでは**対人業務の充実**を目的として，調剤時だけではなく調剤後の継続的な服薬指導，服薬状況の把握を義務とし，服薬状況などについて処方医などへのフィードバックを努力義務として規定した。

また，オンライン診療や訪問診療による処方箋に基づいた調剤で**オンライン服薬指導**が可能となった。ただし，これは新型コロナウイルス感染症の拡大に際して行われた時限的・特例的な取り扱いとは異なる。

2021年の改正

2021年の改正では，医薬品などの**添付文書の電子化**が推進されており，最新の情報が迅速に提供されるようになった。

また，**認定薬局制度**が開始され，地域連携薬局，専門医療機関連携薬局は名称表示ができるようになった。地域連携薬局は，入院時の医療機関などとの情報連携や在宅医療における連携など，一元的・継続的に対応できる薬局であり，患者のための薬局ビジョン，**かかりつけ薬剤師・薬局機能**に対応している。また，専門医療機関連携薬局は，がんなどの専門的な薬学管理に関係機関と連携して対応できる薬局であり，患者のための薬局ビジョンである**高度薬学管理機能**に対応している。

2022年の改正

2022年の改正では，医薬品・医療機器等へのバーコードの表示義務化や電子処方箋の運用が開始された。

■ 毒薬・劇薬

毒薬および劇薬は危害の発生を防止するために，「薬機法」第四十八条で管理方法が規定されている[6]。

毒薬は特に厳重な管理を求められており，ほかの薬剤と区別して鍵のかかる保管庫などに保管する必要がある。また，在庫や交付した患者名や数量などの使用状況の把握，毒薬帳簿による管理などで，在庫数量が一致しているか定期的に確認することが求められている。毒薬のなかでもサリドマイドやレナリドミドなどは，胎児への影響を考慮して管理を厳重にする必要がある。そのためこれらの薬剤の場合は，処方医師や医療機関などが限定されており，通常の毒薬の管理以外にも管理センターへの登録や残薬状況などの報告が必要となる。

なお，劇薬に関してはほかの薬剤と区別して管理する必要はあるが，鍵のかかる場所への保管や帳簿管理は求められていない。

毒薬および劇薬には，表示方法が決められている。毒薬は黒地に白枠，白字で品名および「毒」の文字，劇薬は白地に赤枠，赤字で品名および「劇」の文字の表示が必要である（**図2**）。

図2　毒薬・劇薬の表示方法

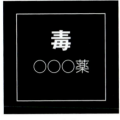
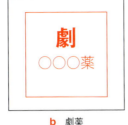

a　毒薬　　　　　　b　劇薬
（文献6を基に作成）

臨床に役立つアドバイス

「薬機法」
　これまで薬機法は，さまざまな角度から改正が重ねられてきた。今後も医療や科学の発展，世情に合わせて，医薬品や医療機器等をより安全・迅速・効率的に提供できる環境を整備するために改正は繰り返される。薬剤についてだけでなく，薬剤師を取り巻く法律の改正についても日頃から確認することが重要である。

■ 生物由来製品，特定生物由来製品

　1964年に製造承認されたフィブリノゲン製剤などの血漿分画製剤が，その後C型肝炎ウイルスに汚染されたまま人へ投与されたことが原因となり，血液製剤による感染症問題が日本で注目されるようになった。そこで，2002年度の「薬事法」の改正によって，生物由来製品と特に注意すべき特定生物由来製品に区別して，感染症の発生に対する安全対策が講じられた。

　生物由来製品，特定生物由来製品についての詳細はp.224〜『血液製剤』を確認してほしい。

生物由来製品

　生物由来製品とは，人その他の生物（植物を除く）に由来するものを原材料として製造（小分けを含む。以下同）される医薬品・医療機器等のうち，保健衛生上特別の注意を要するものとして，厚生労働大臣が薬事・食品衛生審議会の意見を聞いて指定するものをいう[6]。これは，遺伝子組換え医薬品，ワクチン製剤，ヘパリンなどの動物抽出成分などが該当する。

特定生物由来製品

　特定生物由来製品とは，生物由来製品のうち，販売，賃貸，または授与した後において当該生物由来製品による保健衛生上の危害の発生または拡大を防止するための措置を講じることが必要なもので，厚生労働大臣が薬事・食品衛生審議会の意見を聞いて指定するものをいう[6]。これは，輸血用血液製剤，血漿分画製剤などが該当する。

安全な血液製剤の安定供給の確保等に関する法律[7]

　血液製剤は，臨床の現場において頻用される医薬品であるが，特定生物由来製品に指定されている。保管や説明などの厳しい規制が存在する。

　また「安全な血液製剤の安定供給の確保等に関する法律」は，血液製剤の安全性の向上，安定供給の確保および適正な使用の推進のために必要な措置を講じている。加えて，人の血液利用の適正および献血者などの保護を図るために必要な規制を行うことで，国民の保健衛生の向上に資することを目的としている[7]。**表1**にそれぞれの責務について記載する。

　また，使用する際には**表2**の内容を患者へ説明し，同意を得る必要がある。使用した際には**表3**の項目を記録し，少なくとも20年間は保存する義務がある。

　表示方法も定められており，生物由来製品は枠で囲い「生物」と，特定生物由来製品は「特生物」と

2章　調剤業務の進め方

記載し，採血国，献血・非献血の区別以外に，製造番号・記号を併せて表示する必要がある（**図3**）。

麻薬及び向精神薬取締法[8]

この法律は「麻薬及び向精神薬の輸入，輸出，製造，製剤，譲渡し等について必要な取締りを行うとともに，麻薬中毒者について必要な医療を行う等の措置を講ずること等により，麻薬及び向精神薬の濫用による保健衛生上の危害を防止し，もって公共の福祉の増進を図ることを目的」[8]としている。研究者や医療関係者以外の者が麻薬や向精神薬を許可なく取り扱った場合には犯罪となり，刑罰の対象となる。

麻薬と向精神薬の詳細はp.229〜『麻薬・向精神薬・覚醒剤など』を確認してほしい。

■ 麻薬

麻薬とは麻酔作用をもち，依存性や習慣性，耽溺性があるヘロイン，コカイン，モルヒネ，MDMA，LSDなどの薬物を指す。

麻薬免許

主要な麻薬免許について**表4**に示す。

保管管理

麻薬管理者の指示により行う。麻薬以外の物や医薬品（覚醒剤を除く）と区別し，鍵のかかった堅固な設備内に保管する必要がある。堅固な設備とは，専用の固定された金庫または容易に移動できない金庫で施錠設備のあるものを指す。

処方・調剤

「疾病の治療以外の目的，あるいは中毒の治療以外の目的に麻薬を施用してはならない」と規定されており，麻薬施用者は必要な場合のみ麻薬

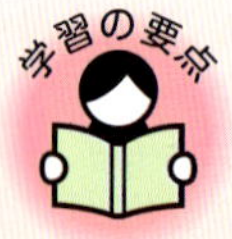

表1　「安全な血液製剤の安定供給の確保等に関する法律」における関係者の責務

事業者・機関	責務
採血事業者	献血の受入れを推進し，血液製剤の安全性の向上および安定供給の確保に協力するとともに，献血者などの保護に努めなければならない。
製造業者	安全な血液製剤の安定的かつ適切な供給，その安全性の向上に寄与する技術の開発，情報の収集および提供に努めなければならない。また，原料の採血国，献血・非献血の区別を製剤の容器および包装に表示する義務がある。
医療機関	血液製剤の適正な使用に努めるとともに，血液製剤の安全性に関する情報の収集および提供に努めなければならない。

（文献7を基に作成）

表2　血液製剤使用における内容説明

- 血液製剤の使用が必要であること。
- 血液製剤は人の血液を材料としており，血液由来の感染症に対して安全策が講じられているが，リスクを完全に排除はできないこと。

（文献7を基に作成）

表3　血液製剤使用における記録

- 患者の氏名および住所
- 血液製剤の名称および製造番号または製造記号
- 血液製剤を使用した年月日
- その他の必要事項

（文献7を基に作成）

> **学習の要点**
> **特定生物由来製品**
> 人の血液からつくられた製剤は，製造国と献血・非献血について記載する必要がある。日本で献血された血液だからといって，必ずしも安全であるわけではない。投与する前には同意書の取得が必須である。また，近年では遺伝子組換え製剤が増えてきており，感染リスクが減少している。

図3　血液製剤の表示例

献血　[特生物]　採血国：日本
製造番号・記号：1111-11111-11111
使用期限：○○○○年○○月○○日

（文献7を基に作成）

＊MDMA：3,4-methylenedioxymethamphetamine　＊LSD：lysergic acid diethylamide

処方箋を処方することができる。麻薬処方箋を受け付けた際は必要事項を確認し（**表5**），疑問があれば処方した麻薬施用者に確認する必要がある。

届出
麻薬を取り扱う際には，必要に応じて届出を提出する（**表6**）。

記録
麻薬を取り扱う際には記録が必要となる。譲受または譲渡，施用のための交付，施用，廃棄した麻薬の品名，数量，年月日をそのつど記録しなければならない。また毎年11月30日までに都道府県知事に届出をする必要がある。麻薬処方箋を発行・使用した場合は，カルテに患者の氏名，性別，年齢，住所，病名および主要症状，麻薬の品名，数量，年月日を記録する必要がある。

■ 向精神薬
向精神薬は脳の中枢神経に作用して，神経機能に影響を及ぼす薬物を指す。その濫用の危険性と治療上の有用性により，**第1種向精神薬**，**第2種向精神薬**，**第3種向精神薬**の3つに分類されている。調剤や処方するために必要な特別な免許はない。

管理（保管・廃棄・事故・盗難・記録）
向精神薬の保管は，従業員が常時在室する場合以外は施錠する必要がある。廃棄の際は焼却や酸・アルカリなどによる分解，希釈などの回収が困難な措置を行う。

規定された数量以上の滅失，盗取，所在不明，その他の事故が生じた場合には事故届が必要となるが，明らかに盗難と思われる場合は，規定数量以下でも警察に届ける必要がある。

表4 麻薬免許の種類

種類	概要
麻薬小売業者免許	薬局で麻薬を調剤する場合に必要となる。麻薬処方箋により調剤された麻薬を譲り渡すことができる。薬局開設の許可を受けている者が取得できる。
麻薬施用者免許	病院で医師が麻薬処方箋を交付する場合に必要となる。治療目的で業務上麻薬を施用，施用のための交付，処方箋を交付することができる。医師，歯科医師，獣医師が取得できる。
麻薬管理者免許	麻薬診療施設で麻薬が施用され，施用のため交付される麻薬を業務上管理する場合に必要となる。2人以上の麻薬施用者が診療に従事する麻薬診療施設の開設者は，免許を受けた麻薬管理者1人を置かなければならない。医師，歯科医師，獣医師，薬剤師が取得できる。

（文献8を基に作成）

臨床に役立つアドバイス

麻薬・向精神薬
　麻薬・向精神薬の取り扱いは，厳格に定められている。盗難や紛失があった場合には，迅速な対応が必要である。

表5 麻薬処方箋の確認事項

①患者の氏名，年齢（または生年月日）
②患者の住所
③麻薬の品名，分量，用法，用量（投薬日数を含む）
④処方箋の使用期間（有効期間）
⑤処方箋発行年月日
⑥麻薬施用者の記名押印または署名，免許番号
⑦麻薬診療施設の名称，所在地

※院内処方箋の場合は，②，④，⑦の記載を省略できる。

（文献8を基に作成）

表6 麻薬取り扱いにおける届出

届出	内容
事故届	麻薬が滅失，破損，その他の事故が生じた場合は事故届の提出が必要である。盗取された場合は，警察に届ける必要がある。
廃棄届	麻薬が期限切れや変質，破損，汚染，調剤過誤などの理由で譲渡または使用できなくなった場合は廃棄届を提出する。届出が受理された後に当該職員立会のもとに廃棄する。

（文献8を基に作成）

記録は第3種向精神薬については不要であるが，第1種，第2種向精神薬については，譲受，譲渡，廃棄した際に品名，数量，年月日，相手の氏名もしくは名称および住所を記録し保管する必要がある。ただし，患者へ交付・施用した記録，患者から返却，返却された向精神薬の廃棄の記録は必要ない。

覚醒剤取締法[9]

覚醒剤の濫用による保健衛生上の危害を防止するため，覚醒剤および覚醒剤原料の輸入，輸出，所持，製造，譲渡，譲受および使用に関して必要な取り締りを行うことを目的としている。薬剤師は主に覚醒剤原料を取り扱う。

覚醒剤原料は，鍵をかけた場所に保管し，廃棄する際には届出を行った後，立ち会いのもとに廃棄する必要がある。

覚醒剤の詳細はp.236～『麻薬・向精神薬・覚醒剤など』を確認してほしい。

4 薬局における調剤，病院における調剤

- 基本的に薬局では外来患者，病院では入院患者・外来患者に調剤を行う
- 薬局は患者情報や面談によって，処方内容が正しいか推察する必要がある

基本的な調剤の流れ

薬局と病院における基本的な調剤の流れを図4に示す。各要素の詳細については，本書該当項目で確認してほしい。

内規による差

本来調剤とはどこの薬局・病院でも同一であることが望ましいが，各薬局・病院でそれぞれ内規（ルール）が存在する。病院においては医師を含めて独自の内規を決めることができるが，処方箋を応需する調剤薬局は，処方箋発行元である医療機関の内規に従わなければならないこともある。例えば医療機関に入院し，内規に従って調剤された薬剤を内服・使用するが，退院後は院外処方箋を基に調剤薬局で調剤された薬剤を内服・使用することになる。ここで齟齬があれば服用間違いが生じ，治療方針に影響することもある。

また，病院薬剤師は注射剤を毎日のように扱うが，薬局薬剤師が扱うことは多くないなどの違いがある。

臨床検査値の確認

処方薬は臨床検査値によって投与量を調整することもある。病院薬剤師は臨床検査値をカルテで確認できるが，薬局薬剤師は処方箋に添付された臨床検査値で確認できる。

しかし，処方箋に記載される臨床検査値は一部であったり，処方箋に臨床検査値を記載していない医療施設も多い。抗がん薬などハイリスク薬剤の場合は，必要であれば直接処方元へ確認することも必要となる。

臨床に役立つアドバイス

臨床検査値

臨床検査値を処方箋に掲載している病院は増えてきているが，臨床検査値をどのように活用するかは薬剤師次第である。ただし，臨床では患者の病態や症状に合わせて処方が決まることが多いので，臨床検査値ばかりを気にするのではなく，患者の様子を含めて判断する必要がある。

図4 基本的な調剤の流れ

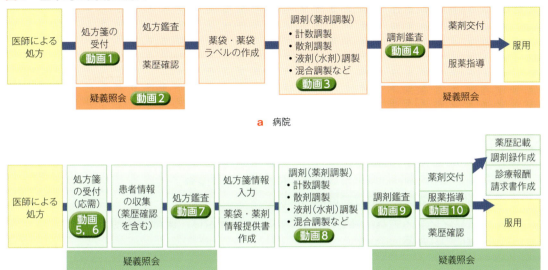

まとめ

- 調剤は薬剤師にとってどのような業務か説明せよ（☞p.26）。 実習 試験
- 調剤業務における薬剤師の責務を説明せよ（☞p.27）。 実習 試験
- 医薬品に関して規定している主要な法律を挙げよ（☞p.27～32）。 実習 試験
- 調剤の具体的な業務内容について説明せよ（☞p.32, 33）。 実習 試験

【引用文献】
1) 厚生労働省：薬剤師法．(https://elaws.e-gov.go.jp/document？lawid=335AC0000000146)（2024年1月時点）．
2) 日本病院薬剤師会：日本病院薬剤師会誌．45(3)：345-347，2009．
3) 厚生労働省医薬・生活衛生局総務課長：薬剤業務のあり方について（薬生総発0402 第1号），2019 (https://www.mhlw.go.jp/content/000498352.pdf)（2024年1月時点）．
4) 厚生労働省：医療法．(https://elaws.e-gov.go.jp/document？lawid=323AC0000000205)（2024年1月時点）．
5) 厚生労働省：医師法．(https://elaws.e-gov.go.jp/document？lawid=323AC0000000201)（2024年1月時点）．
6) 厚生労働省：医薬品，医療機器等の品質，有効性及び安全性の確保等に関する法律．(https://elaws.e-gov.go.jp/document？lawid=335AC0000000145)（2024年1月時点）．
7) 厚生労働省：安全な血液製剤の安定供給の確保等に関する法律．(https://elaws.e-gov.go.jp/document？lawid=331AC0000000160)（2024年1月時点）．
8) 厚生労働省：麻薬及び向精神薬取締法．(https://elaws.e-gov.go.jp/document？lawid=328AC0000000014)（2024年1月時点）．
9) 厚生労働省：覚醒剤取締法．(https://elaws.e-gov.go.jp/document？lawid=326AC0100000252)（2024年1月時点）．

2章 調剤業務の進め方

2 処方箋

1 処方と処方箋

- 処方権は医師，歯科医師または獣医師にのみ認められている
- 処方箋は公的文書であり，記載事項は法律で定められている
- 処方箋の使用期間は原則交付日を含めた4日以内である
- 処方箋は3年間保存しなければならない
- オーダリングシステム，電子カルテシステムの普及は，薬剤師業務の効率化や安全性の確保につながる

処方

処方行為は「医師法」第二十二条，「歯科医師法」第二十一条において，患者に対して治療上薬剤を調剤して投与する必要があると認めた場合には，必ず処方箋を交付しなければならないと定められている[1,2]。処方権は医師・歯科医師・獣医師にのみにある権利であり，薬剤師にはない。なお本項では医師，歯科医師の処方権について記載する。

処方箋

処方箋は公的文書であり，コピーや偽造は禁止されている。薬剤師は，医師や歯科医師より交付された処方箋に対し，適切に対応しなければならない。詳細はp.46〜『処方鑑査』，p.53〜『疑義照会』を確認してほしい。通常，保険医療機関から発行された処方箋は，「健康保険法」によって定められた保険処方箋であり，医療保険を使用しない自費によって診療を受けた場合の処方箋とは区別される[3]。

処方箋(以降，保険処方箋を含む)には院外処方箋(外来)，院内処方箋(入院，外来)，麻薬処方箋などがある。さらに災害時には状況に応じ，災害救助法に準じた災害処方箋が使用される場合もある。

処方箋は特に医師からの指示がある場合を除き，交付日を含めて4日以内が使用期間の原則である。また，処方箋および調剤録はその完結の日から3年間保管しなければならない。

処方箋に活用されるシステム

近年，オーダリングシステムや電子カルテシステムを導入している施設が増えつつある。システム導入施設の増加に伴い，処方箋の記載不備(誤字・脱字，乱筆など)が減少し，薬剤師の業務負担は大幅に減少した。

■ オーダリングシステム

医師が他職種に対し，手書きによる紙媒体で指示していた運用をシステム化し，指示を迅速かつ正確に各部署で共有するシステムである(図1)[4]。また，指示はデータとして保管される。医薬品情報データベース(医薬品マスター，薬剤マスター，図2)によって，オーダリングシステムはさまざまな医薬品情報を制御することが可能である。また，過量投与(成分の1回量また

図1 処方オーダ画面

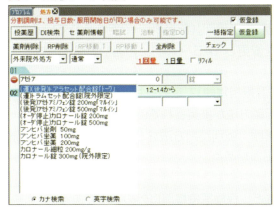
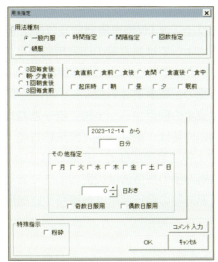

(文献4より引用)

図2 薬剤マスター画面

(文献4より引用)

は1日量の上限を登録),併用禁忌(禁忌同士の医薬品を登録),腎機能値や年齢に応じてオーダを制限する機能などがある。このような機能は施設の状況に応じた医療安全対策に有効活用されている。

一方で,医薬品マスターは常にメンテナンスが必要である。また,オーダリングシステム導入後においても,誤入力や薬剤の選択間違いなどの処方ミスは発生するため,薬剤師はシステムを十分に理解し,鑑査や疑義照会を行うことが責務である。

■ 電子カルテシステム

紙カルテに代わり,患者の診療記録などの患者情報をデータとして一括管理し,保管するシステムである。

2 処方箋の形式

- 用紙サイズは「保険医療機関及び保険医療養担当規則」(療担規則)で定められている
- 施設によっては処方箋の印刷用紙サイズを変更し(A5→A4),患者や薬局とのコミュニケーションツールとして利用している
- 処方箋の記載事項は「医師法」「歯科医師法」「療担規則」で定められている
- 医療安全の観点から,全国で統一された記載方法が推奨されている
- 院内処方箋は,患者情報(臨床検査値,薬歴,個別調剤方法など)や施設に応じた医療安全上の注意喚起なども掲載されている場合がある
- 災害処方箋の根拠法は災害救助法である
- 災害処方箋の発行場所は救護所や避難所など,保険医療機関以外の場所である

処方箋の形式は,日本工業規格A列5番(A5用紙)とされている。しかし,施設によってはA4用紙を使用して,左側に処方箋(A5サイズ,図3a)を印字,右側に患者への伝達事項(図3b),薬局へ伝達する事項(臨床検査値や連携報告箇所,処方箋の取り扱いの注意点など,図3c)を記載していることもある。

院外処方箋

処方箋の記載事項は「医師法」第二十一条,「歯

図3　保険処方箋様式例(院外処方箋)

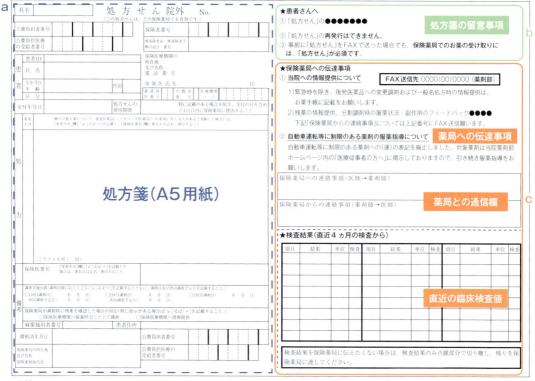

※A4判

(鳥取大学医学部附属病院より許諾を得て掲載)

科医師法」第二十条によって**図4①～⑩**の内容を記載するように定められている[1, 2]。

また，「保険医療機関及び保険医療養担当規則」（療担規則）によって定められた保険処方箋では**図4①～⑩**の記載事項に加え，療担規則で定められた事項（被保険者証の記号・番号，保険者番号など）を追記しなければならない（**図4a**）[5]。記載事項の詳細は，p.46～『処方鑑査』も確認してほしい。

院内処方箋

病院または診療所で診療中の患者に対し，院内で調剤を行う場合は患者の氏名，年齢，薬名，

> 実践!! **臨床に役立つアドバイス**
>
> **内服処方箋の記載方法**
>
> 内服処方箋の記載ミスや情報伝達ミスを防止するため，**表1**の記載方法が推奨されている[6]。
>
> **表1　内服処方箋の記載方法**
>
> - 薬価基準に記載されている製剤名を記載する（一般名でもよい）。
> - **1回量を記載**することを基本とする（1日量との併記も可）。
> - 散剤，液剤は**製剤量**（原薬量ではなく，製剤としての重量）を記載することを基本とする。
> - 用法回数，用法タイミングは日本語で明確に記載することを基本とする。
> - 用法における投与日数は，**実際の投与日数を記載**することを基本とする。
>
> （文献6を基に作成）

図4　院外処方箋様式例

科名
処方せん 院外 No.
（この処方せんは、どの保険薬局でも有効です。）
公費負担者番号
公費負担医療の受給者番号
保険者番号
被保険者証・被保険者手帳の記号・番号
患者 患者ID
氏名 ①
生年月日 年齢 ② 性別
区分
保険医療機関の所在地及び名称 電話番号 ⑨
保険医氏名 ⑩ 印
都道府県番号 点数表番号 医療機関コード
交付年月日 ⑦
処方せんの使用期間 ⑧ 特に記載のある場合を除き、交付の日を含めて4日以内に保険薬局に提出すること
変更不可 個々の処方薬について、後発医薬品（ジェネリック医薬品）への変更に差し支えがあると判断した場合には、「変更不可」欄に「✓」又は「×」を記載し、「保険医署名」欄に署名又は記名・押印すること。
処方
RP1 ③ 【般】アムロジピン口腔内崩壊錠5mg　1回1錠（1日1回） ④
1日1回朝食後 ⑤
7日分
⑥
以下余白
□リフィル可（　回）
保険医署名 「変更不可」欄に「✓」又は「×」を記載した場合は、署名又は記名・押印すること。
備考
調剤実施回数（調剤回数に応じて、□に「レ」又は「×」を記載するとともに、調剤日及び次回調剤予定日を記載すること。）
□1回目調剤日（　年　月　日）　次回調剤予定日（　年　月　日）
□2回目調剤日（　年　月　日）　次回調剤予定日（　年　月　日）
□3回目調剤日（　年　月　日）
保険薬局が調剤時に残薬を確認した場合の対応（特に指示がある場合は「レ」又は「×」を記載すること。）
□保険医療機関へ疑義照会した上で調剤　□保険医療機関へ情報提供
麻薬施用者番号
患者住所
調剤済年月日
公費負担者番号
保険薬局の所在地及び名称 保険薬剤師氏名
公費負担医療の受給者番号

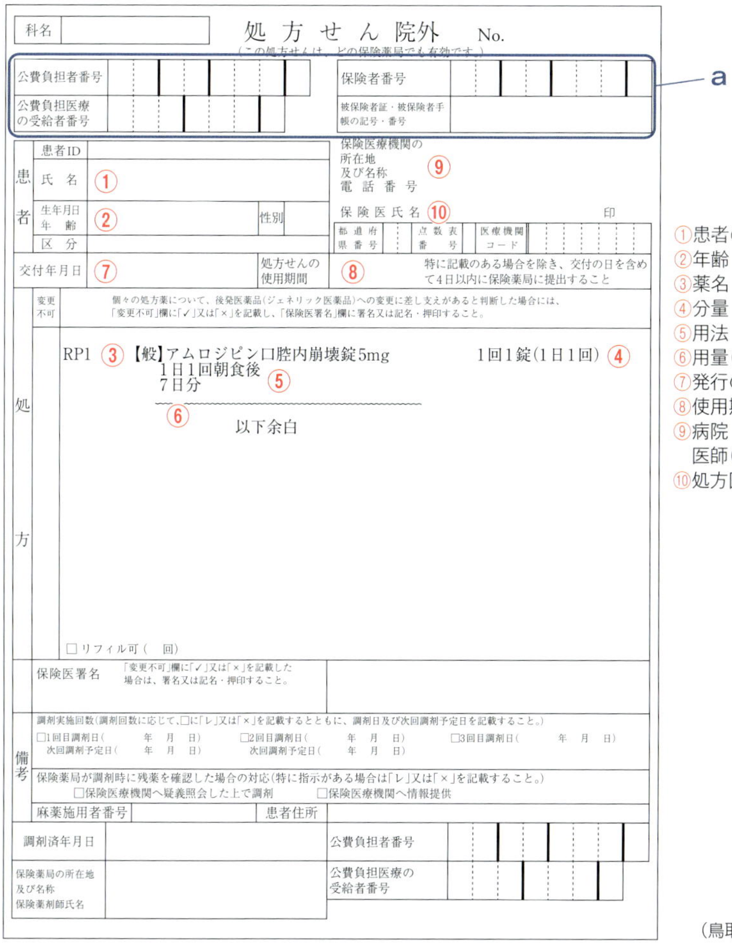

①患者の氏名
②年齢
③薬名
④分量
⑤用法
⑥用量（1日量×日数）
⑦発行の年月日
⑧使用期間
⑨病院・診療所の名称および所在地または医師（歯科医師）の住所
⑩処方医の記名押印または署名

（鳥取大学医学部附属病院より許諾を得て掲載）

分量，用法，用量，医師の氏名のみの記載でよい。施設によっては薬剤使用歴（薬歴）や臨床検査値，医療安全上の注意事項などを掲載し，薬剤師の調剤または鑑査時の医療安全対策や疑義照会，プレアボイドなどに役立てている（図5）。

> **基礎へのフィードバック**
> **手書き処方箋への対応**
> 　現在，オーダリングシステムが普及しているが，手書き処方箋への対応も把握しておく必要がある。本項で紹介している処方箋の項目はもちろんであるが，処方箋で記載される略号についてもおさえておく。食後はn.d.E，食前はv.d.E，食間はz.d.E，就寝前はv.d.Sで表される。「3×n.d.E 7 TD」と記載されている場合は，「1日3回毎食後7日分」を意味している。

災害処方箋

　災害処方箋は，災害救助法に基づく医療の一環として，救護所，避難所診療などの保険医療機関以外の場所で，DMATやJMAT，日本赤十字社の救護班などによる診療に基づいて交付される処方箋である。調剤は救護所やモバイルファーマシー，保険薬局などで行われる。現在，統一された様式はない（図6）。基本的には災害医療にかかわる処方箋である旨，患者名，処方医（連絡先など），処方場所，処方内容などを記載する。

図5　院内処方箋様式例

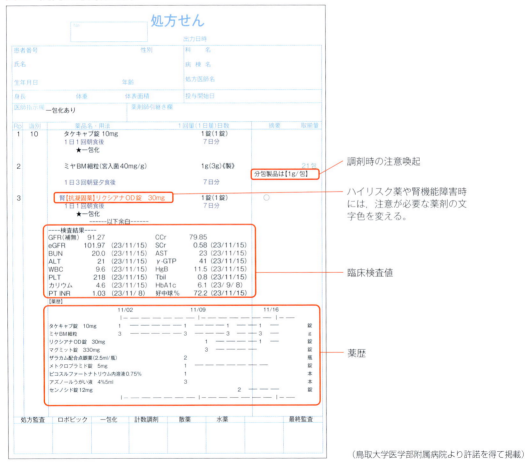

（鳥取大学医学部附属病院より許諾を得て掲載）

＊DMAT：disaster medical assistance team　＊JMAT：Japan medical association team

図6　災害処方箋の一例

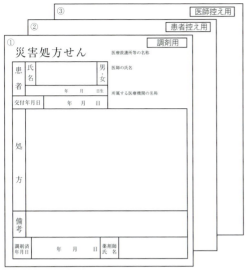

（文献7を基に作成）

3　麻薬処方箋

- 麻薬処方箋の取り扱いは通常処方箋の取り決めに加え，「麻薬及び向精神薬取締法」で定められている
- 保険処方箋の記載事項のほかに患者の住所，麻薬施用者免許証番号が必要である

麻薬処方箋の交付

　麻薬処方箋の交付は「麻薬及び向精神薬取締法」第二十七条で定められており，都道府県知事から免許を受けた麻薬施用者のみが麻薬施用のための麻薬を記載した処方箋（麻薬処方箋）を交付することができる[8]。

麻薬処方箋の記載事項

　麻薬処方箋の記載事項は，「麻薬及び向精神薬取締法」第二十七条第6項で定められており，麻薬施用者自身が以下の事項を記載しなければならない[8]。保険処方箋の記載事項に加え，麻薬施用者の免許番号（図7①），患者の住所（図7②），

図7　麻薬処方箋（院外処方箋）

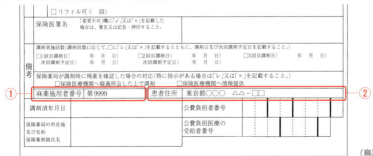

（鳥取大学医学部附属病院より許諾を得て掲載）

の記載が必要である。ただし，院内処方箋の場合は患者の住所は省略できる。また，麻薬は処方可能な日数が制限されており，その制限内でしか投与できない。

麻薬処方箋については，p.30～『調剤業務に関する基本事項』も確認してほしい。

専門分野へのリンク

在宅医療での注射剤

在宅医療を推進していくなかで，注射剤の使用は要となる。医師は院外処方箋（保険処方箋）に内服薬，外用薬，自己注射剤のみならず，その他の注射剤（点滴などにで使用する注射剤）も処方可能である。しかし，すべての注射剤が該当するわけではなく，処方箋を交付することができる注射剤は定められているので注意する[9]。

臨床に役立つアドバイス

投与期間に制限のある医薬品

厚生労働大臣が定める医薬品については，1回14日分，30日分または90日分を限度とする制限が設けられている（**表2**）。ただし，海外渡航や年末・年始，ゴールデンウィークなどにかかる場合はこの限りではない。

表2　投与期間の制限が設けられている医薬品の一例

投与期間制限	医薬品
14日分	・新医薬品で薬価基準への収載日の翌月の初日から1年（または厚生労働大臣が指定する期間）が経過していないもの ・麻薬：メサドン塩酸塩，フェンタニルクエン酸塩舌下錠・バッカル錠など ・向精神薬：ブプレノルフィン塩酸塩坐剤，マジンドール錠，ジアゼパム坐剤など
30日分	・麻薬：モルヒネ，オキシコドン塩酸塩水和物，フェンタニル，ヒドロモルフォン塩酸塩など ・向精神薬：トリアゾラム，フルニトラゼパム，エチゾラムなど
90日分	・ジアゼパム，クロナゼパム，ニトラゼパムなど

※14日投薬を限度とする医薬品であっても「特殊事情のある」場合，1回30日分限度で投薬可である（30日を越えての処方は不可）。特殊事情とは，海外渡航，年末年始，ゴールデンウィークなど（国内旅行，夏季休暇などは認められていない）が該当する。

（文献10を基に作成）

4　リフィル処方箋と分割指示にかかわる処方箋

- リフィル処方箋は，一定期間内に反復使用できる処方箋である
- 分割指示・分割調剤は，処方された日数に対して分割して調剤することである

リフィル処方箋

リフィル（refill）は，「補給」や「差し替え用品」を意味する。リフィル処方箋は**対象患者の条件**を遵守すれば，一定期間内に患者は診察を受けずに処方薬を受け取ることができる処方箋である。欧米などでは以前から導入されていた制度であり，日本では2022年4月から導入された。日本におけるリフィル処方箋の条件は**表3**のとおりである。

表3　日本におけるリフィル処方箋の条件

- 症状が安定している患者に利用する。
- 総使用回数の上限は3回までとする。
- 1回当たりの投与期間（処方日数）・総投与期間は，医師が患者の病状などを踏まえ，個別かつ医学的に適切と判断した期間とする。
- 「保険医療機関及び保険医療担当規則」において，投薬量に限度が定められている医薬品（麻薬，向精神薬の一部，新薬など）および湿布薬については利用できない。

（文献11を基に作成）

医師がリフィル処方とする場合には，リフィル可能回数を記載する（**図8a①**）。リフィル処方箋を調剤した薬局は，調剤実施回数に応じて調剤日，次回調剤予定日を記載する（**図8a②**）。また，リフィル不可の場合はプレ印字欄を訂正するなど，わかりやすく表示することが望ましい（**図8b**）。

リフィル処方箋の利用により医師の診療時間の負担が軽減され，残薬問題の解消，医療費の削減につながることが期待される。さらに，患者側も診察回数が減少することで，来院の負担が軽減される。

薬局薬剤師は患者の服用状況の確認や面談をした際に，リフィル処方箋による調剤が不適切であると判断した場合には調剤を行わず，処方医に速やかに情報提供をしたうえで，受診を推奨する[11]。

分割指示と分割調剤

分割指示とリフィル処方箋の違いを**表4**に示す。

分割調剤とは医師に確認したうえで，処方された日数に対し分割して調剤することである。また，医師が分割を希望する場合は，分割指示を記載した処方箋（分割処方箋）を発行する（**表5**）。

従来から分割調剤は，薬剤師が医師に確認したうえで，薬剤師からの提案として患者の状況に応じて調剤していた。これに加え2016年の診療報酬改定において，分割指示に係る処方箋様式（**図9**）に従い，医師が分割調剤を指示（分割指示）することが可能となった[12]。分割指示は，残薬減少による医療費削減やポリファーマシーへの対策が目的である。また，患者への服薬指導の機会が増えることで，長期処方における効果や副作用を薬剤師が確認できるため，より丁寧な服薬管理が期待できる。

図8　リフィル処方箋

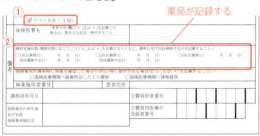

a　リフィル可の場合

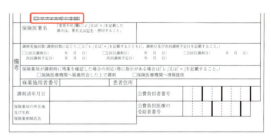

b　リフィル不可の場合
（鳥取大学医学部附属病院より許諾を得て掲載）

表4　分割指示とリフィル処方箋の違い

	90日分の処方を投薬するために30日分ごとに薬局で調剤する場合
リフィル処方箋	医師は30日分の処方を発行し，繰り返し利用（3回）できるよう指示する。
分割指示	医師は90日分（30日分×3枚）の処方を発行し，薬局へ30日分ごとに調剤するよう指示する。

表5　分割指示と分割調剤の違い

	該当するケース
分割指示	・医師が分割を希望する。
分割調剤	・薬剤の長期保存が困難な場合や患者の管理が困難である。 ・後発医薬品を初めて使用する（試行内服）。

図9　医師による分割指示処方箋

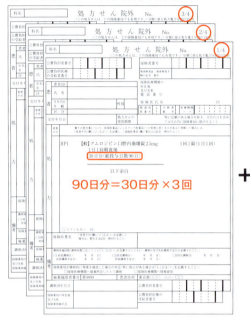

（鳥取大学医学部附属病院より許諾を得て掲載）

5　電子処方箋

- 紙で運用されている処方箋運用を電子化したものである
- 複数の医療機関や薬局にまたがる薬剤情報を医師，歯科医師，薬剤師が共有できる
- 処方情報を「電子処方箋管理サービス」システムで共有する

電子処方箋は，紙で運用されていた処方箋を電子化したものである。2023年1月から順次，全国での導入が開始されている。

電子処方箋の仕組み

電子処方箋は処方データを電子化し，クラウド上に構築された「電子処方箋管理サービス」を介して，医療機関での処方内容や薬局での調剤情報を共有し，疑義照会などの情報連携を可能としている（**図10**）[13]。また患者から同意を得たうえで，マイナンバーカードや健康保険証を利用すると，直近から過去3年間にわたる複数の医療機関・薬局の処方データを医師や薬剤師などが参照可能となる。さらに，これらのデータは全国の医療機関や薬局の薬剤情報も参照でき，より効率的かつ適切な薬学的管理が可能となる。しかし，このシステムを利用するために医療機関（医師・歯科医師），薬局（薬剤師）はオンライン資格確認システムの導入，電子署名などの運用手続きが必要となる。

今後，全国的に導入・運用が普及すると，直近に処方・調剤された情報を含む医療情報が全国の医療機関・薬局で共有可能となり，より質の高い医療の提供が可能となる。

図10　電子処方箋の仕組み

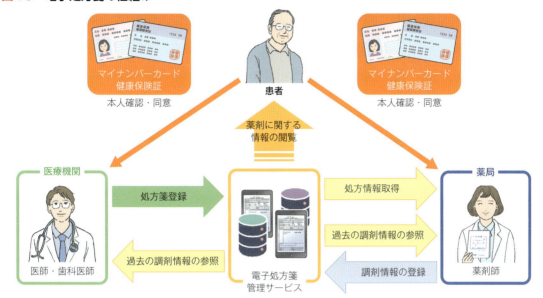

（文献13を基に作成）

6　後発医薬品への変更対応

- 厚生労働省が，後発医薬品の利用促進の一環として導入した
- 一定の条件の下，医師の確認をすることなく変更が可能である

後発医薬品への変更対応の経緯

「薬剤師法」第二十三条第2項において「薬剤師は，処方せんに記載された医薬品につき，その処方せんを交付した医師，歯科医師また医師の同意を得た場合を除くほか，これを変更して調剤してはならない」と定められている[14]。しかし，後発（ジェネリック）医薬品の利用促進のため，2006年度より処方医に疑義照会することなく同一剤形，同一規格の後発医薬品への変更が可能となった[15]。さらに2010年度には**一定条件の下，別規格，別剤形の後発医薬品への変更が可能**となった[16]。

変更調剤の条件

2010年度の診療報酬改定における変更調剤の条件は**表6**のとおりである[16]。

なお，一般名で処方された医薬品については，その成分を同一量含有する同じ剤形の医薬品であれば，先発医薬品，後発医薬品にかかわらず調剤することができる。

変更調剤は先発医薬品から後発医薬品，ある後発医薬品から別の後発医薬品，一般名処方からの変更などさまざまなケースがある。変更調剤の可否をしっかり判断したうえで調剤する必要がある。

変更調剤ができない処方箋

変更調剤ができない場合の処方箋を**図11**に示す。外用薬に関しては別剤形の後発医薬品への変更は認められておらず，疑義照会が必要である。

後発医薬品変更への患者対応
　後発医薬品への変更を認めた場合，薬剤師は患者に後発医薬品の説明を行わなければならない。国の方針として後発医薬品の普及は医療者のみならず，患者（国民）の理解を得ることが重要である。そのため，後発医薬品へ変更可能な場合は後発医薬品を用いて調剤することに努める。

表6　変更調剤の条件

- 銘柄名の近傍に「変更不可」，「含量規格変更不可」および「剤形変更不可」の記載が**ない**。
- 「備考」欄中の「保険医署名」欄に署名（記名・押印）が**ない**。
- 患者から同意が得られている。
- 処方薬と同一剤形の後発医薬品が対象となる。
- 含量規格が異なる，または類似する別剤形（**表7**）の後発医薬品への変更をする場合は，変更調剤後の薬剤料が変更前のものと比較して同額以下である。

（文献16を基に作成）

表7　類似する別剤形の医薬品分類

分類	剤形
1	錠剤（普通錠），錠剤（口腔内崩壊錠），カプセル剤，丸剤
2	散剤，顆粒剤，細粒剤，末剤，ドライシロップ剤（内服用固形剤として調剤する場合に限る）
3	液剤，シロップ剤，ドライシロップ剤（内服用液剤として調剤する場合に限る）

（文献12を基に作成）

図11　変更調剤が不可能な処方箋

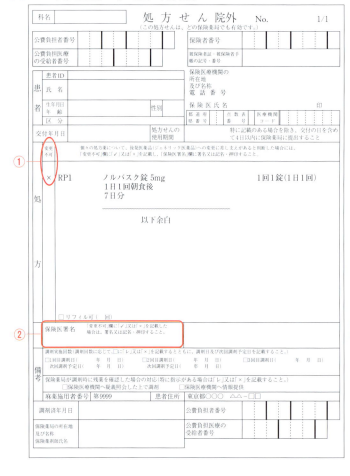

①変更不可の記載（不可欄にチェック）
②医師の署名または記名押印

（鳥取大学医学部附属病院より許諾を得て掲載）

まとめ

- 各処方箋(保険処方箋,院外処方箋,院内処方箋,災害処方箋,麻薬処方箋)の特徴,記載事項を説明せよ(☞p.34〜40)。 実習 試験
- リフィル処方箋,分割指示,電子処方箋の特徴を説明せよ(☞p.40〜43)。 実習 試験

【引用文献】

1) 厚生労働省:医師法.(https://elaws.e-gov.go.jp/document？lawid＝323AC0000000201)(2024年1月時点).
2) 厚生労働省:歯科医師法.(https://elaws.e-gov.go.jp/document？lawid＝323AC0000000202)(2024年1月時点).
3) 厚生労働省:健康保険法.(https://elaws.e-gov.go.jp/document？lawid＝211AC0000000070_20241001_502AC0000000040)(2024年1月時点).
4) 日本IBM株式会社:IBM Cloud® Internet Services ship23.(https://www.ibm.com/jp-ja/cloud？lnk＝flatitem)(2024年6月時点).
5) 厚生労働省:保険医療機関及び保険医療養担当規則.(https://elaws.e-gov.go.jp/document？lawid＝332M50000100015)(2024年1月時点).
6) 厚生労働省:平成22年内服薬処方せんの記載方法の在り方に関する検討会報告書.(https://www.mhlw.go.jp/shingi/2010/01/dl/s0129-4a.pdf)(2024年1月時点).
7) 富岡佳久:薬剤師のための災害対策マニュアル.(阿部公恵,ほか 編),p.67,薬事日報社,2012.
8) 厚生労働省:麻薬及び向精神薬取締法.(https://elaws.e-gov.go.jp/document？lawid＝328AC0000000014)(2024年1月時点).
9) 中央社会保険医療協議会 総会:保険医が投与することができる注射薬(処方箋を交付することができる注射薬)及び在宅自己注射指導管理料の対象薬剤の追加について(案).(https://www.mhlw.go.jp/content/12404000/001137592.pdf)(2024年6月時点).
10) 厚生労働省:療担規則及び薬担規則並びに療担基準に基づき厚生労働大臣が定める掲示事項等.(https://www.mhlw.go.jp/web/t_doc？dataId＝84aa7837＆dataType＝0＆pageNo＝1)(2024年6月時点).
11) 厚生労働省:令和4年度診療報酬改定資料.(https://www.mhlw.go.jp/content/12404000/001075456.pdf)(2024年1月時点).
12) 厚生労働省保険局医療課医療指導監査室:保険調剤の理解のために(令和5年度).(https://www.mhlw.go.jp/content/001169307.pdf)(2024年6月時点).
13) 厚生労働省:電子処方箋.(https://www.mhlw.go.jp/stf/denshishohousen.html#0)(2024年1月時点).
14) 厚生労働省:薬剤師法.(https://elaws.e-gov.go.jp/document？lawid＝335AC0000000146)(2024年1月時点).
15) 厚生労働省:保医発0305第12号,処方せんに記載された医薬品の後発医薬品への変更について.(https://www.mhlw.go.jp/web/t_doc？dataId＝00tb5919＆dataType＝1)(2024年1月時点).
16) 厚生労働省:平成22年度診療報酬改定の概要.(https://www.mhlw.go.jp/bunya/iryouhoken/iryouhoken12/dl/index-002.pdf)(2024年1月時点).

【参考文献】

1. 鈴木洋史(日本薬剤師会):調剤指針,第十四改定(清水秀行,ほか 編),p.7-12,p.59,p.73,薬事日報社,2018.

2章 調剤業務の進め方

3 処方鑑査

1 処方鑑査

- 処方鑑査では処方箋の記載事項に漏れ・間違いがないか，処方内容が患者にとって適切かどうかを確認する

　処方鑑査（処方監査）とは，医師が発行した処方箋の内容が妥当であるかを確認するための調剤過程の1つである。

　処方鑑査では処方箋の記載事項に漏れや間違いがないか，処方内容が患者にとって適切かどうか（禁忌や重複投与がないか）といった2つの観点で記載内容を確認する必要がある。

監査と鑑査

　「監査」とは，ある事象・対象に関して遵守すべき法令や規程などの規準に照らし，監督して検査することと定義されている。また「鑑査」という言葉は，そのものの優劣・適否・真偽などを鑑定し審査することと定義されている。

　従って「処方監査」は，処方箋の記載事項に基づき漏れがないか，正確な記載であるか，正しい様式かなど形式的な内容を確認することを意味する。一方で「処方鑑査」は患者情報や状態を鑑みて処方された内容が患者にとって適正かを確認する行為であるといえる。しかし，現在では「処方監査」と「処方鑑査」のどちらの言葉も使用されており，特に明確には使用方法が区分けされていない。

2 処方箋記載事項の確認

- 処方箋の形式を理解する
- 処方箋に必要な記載事項を把握する

　処方鑑査における処方箋の確認事項を 図1 に挙げる。

①「患者」欄

　投薬を受ける者について氏名，生年月日，性別，区分が記載されていることを確認する。なお，医師が自らの処方箋を発行することは現行の保険診療の制度下では認められていない。区分については被保険者，被扶養者のうち該当するものに○が付してあるかを確認する。

②「保険医療機関の所在地及び名称」「電話番号」「保険医氏名」「都道府県番号」「点数表番号」「医療機関コード」欄

　上記について記載漏れなどがないか確認する。保険医療機関の電話番号については，必要のな

図1　処方鑑査における処方箋の確認事項

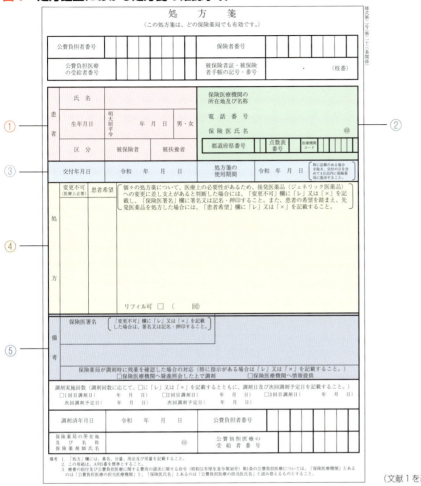

(文献1を基に作成)

い場合は記載を省略しても差し支えないとされている[2]。

保険医氏名については処方箋を発行した保険医（処方医）が署名しているか，姓名を記載し押印しているかを確認する。

「都道府県番号」欄には，保険医療機関の所在する都道府県番号2桁（診療報酬明細書に記載する都道府県番号と同様の番号），「点数表番号」欄には**医科は1，歯科は3**が記載される。「医療機関コード」欄には，それぞれの医療機関について定められた医療機関コード7桁が記載される。

③「交付年月日」「処方箋の使用期間」欄

患者に処方箋を交付した年月日が記載されているか確認する。処方箋の使用期間については交付の日を含めて**4日以内**とされており，その場合には特に記載されている必要はない[2]。ただし，長期の旅行など特殊の事情があり，医師や歯科医師が処方箋に別途使用期間を記載した場合には，その日まで有効となる。

④「処方」欄

投薬すべき医薬品名，分量，用法および用量を記載する。余白がある場合には，斜線などにより余白である旨を表示するか，「以下，余白」

などと記す．

■ 医薬品名

医薬品名は，**一般的名称に剤形および含量を付加した記載（一般名処方）**または製品名のどちらでもよいが，基本的には一般名処方が推奨されている[2]．

■ 分量

分量は，**表1**のように記載することが推奨されている[2]．ただし，2010年に厚生労働省から発出された「内服薬処方せんの記載方法の在り方に関する検討会報告書」では，分量については最小基本単位である**1回量を記載することを基本とする**と提案されており[3]，医療機関によって対応がさまざまとなっている．

表1 分量の記載

種類	記載方法
内服薬	1日分量
内服用滴剤，注射剤，外用薬	投与総量
屯服薬	1回分量

（文献2を基に作成）

> **基礎へのフィードバック**
> **処方箋の交付に関連する義務**
> 「医師法」および「歯科医師法」により医師，歯科医師は患者に対して，治療上薬剤を調剤して投与する必要があると認めた場合には処方箋を交付する義務がある[4,5]．処方箋には同法により記載事項が定められている．薬剤師は「薬剤師法」により調剤の求めに応じる義務，疑義があればそれを確認する義務，調剤した薬剤の適正な使用のために必要な情報を提供する義務などがある[6]．

■ 用法および用量

用法および用量では，**表2**の内容が添付文書や保険で定められた範囲を逸脱していないか確認する．特に湿布薬については，1回当たりの使用量および1日当たりの使用回数，または投与日数が必ず記載されている必要がある．

表2 用法および用量の確認事項

- 1回当たりの服用(使用)量
- 1日当たり服用(使用)回数
- 服用(使用)時点(毎食後，毎食前，就寝前，疼痛時，○○時間ごとなど)
- 投与日数(回数)
- 服用(使用)に際しての留意事項

■ 後発薬への変更

処方医が処方箋に記載した医薬品の一部，またはすべてについて後発医薬品への変更に差し支えがあると判断した場合は「変更不可」欄に「レ」または「×」が記載されている．その場合，薬剤師は変更調剤ができない．ただし，一般名処方に対して「変更不可」欄に「レ」または「×」が記載されることは，一般名処方の趣旨から存在しえない．原則として，製品名での処方に対してのみ「変更不可」欄に記載が加わる．

⑤「備考」欄

上記記載事項のほか，麻薬処方箋の場合は備考欄に患者の住所，麻薬施用者の免許証の番号が記載されているかを確認する．

その他に，長期の旅行など特殊の事情があって1回14日分を投薬限度とされる内服薬および外用薬が14日を超えて投与される場合などは，その理由がこの欄に記載される．

また，処方医が処方した医薬品を後発医薬品に変更することに差し支えがあると判断する場合は，備考欄にその理由が記載されているため，確認する．

3 患者情報および処方された医薬品に関する確認

- 患者個々の情報に基づいて処方が適切かを確認する
- 重複や相互作用など薬剤の観点に加え，年齢や病態などの患者背景から処方が適切かを確認する

　処方箋記載事項に関する鑑査は，定められた形式に関する確認が主である．併せて，処方された患者に対して適切であるのか，安全上の問題はないかなどの視点での確認も必要である．処方された医薬品ごとに薬剤としての性質上あるいは保険上の注意，患者個々の病態などを踏まえて確認する．患者情報と各医薬品の注意や特性を併せて初めて「薬学的」な鑑査が可能となり，調剤過程のなかで極めて重要な要素である．

処方薬剤が適切か

　薬剤服用歴（薬歴）やお薬手帳などを確認しながら処方内容を確認する．同効薬などで過去に副作用歴やアレルギー歴がないか，妊娠や授乳の有無なども確認する．

患者個々に適した剤形，用法・用量か

　錠剤やカプセルの大きさによっては，小児や嚥下能力が低下した高齢者には薬の服用が困難な場合があるため，服用上の問題がないか確認する．患者背景に基づく確認事項として表3に示すような項目が挙げられる．

重複や相互作用がないか

　患者がほかの医療機関を受診して処方を受けている場合や，自身でドラッグストアなどで市販薬を購入して服用している場合も考えられる．そのため，処方箋内容との重複や薬物間相互作用などの問題がないかを確認する必要がある．市販薬についてはお薬手帳への記載がされていない可能性が高いので，必ず患者本人また家族

表3　患者背景に基づく剤形，用法・用量の確認事項

	確認すべき内容の例
剤形	・小児が服用できる大きさか，散剤にすべきかなど． ・高齢者などで嚥下困難があるか．
用法・用量	・疾患によって用法や用量設定が異なるか． ・腎機能や肝機能など生理機能に応じた用量であるか． ・年齢による用量（上限値など）設定があるか． ・外来がん化学療法の制吐剤などで，レジメンの制吐性リスクにより使用薬剤やステロイドの用量が異なるか． ・患者からの聞き取りや薬歴から副作用歴などによる調節が必要か．
その他	・同じ医薬品名（製品名）でも規格により適応症が異なるか．

から聴取する．念のためサプリメントなどの服用の有無についても確認しておくとよい．

投与間隔が適切か

　抗がん薬をはじめとし，薬によっては連日の服用ではなく，週に1回，月に1回など**休薬期間**が必要なものがある．そのため投与間隔に関する指示や処方日数についても確認する．

混合による配合変化や医薬品の安定性に問題がないか

　2種類以上の塗り薬や注射剤を混合すると，着色，混濁，沈殿，分離などの外観変化や薬効成分の含量低下が起こる場合がある．また，薬剤を混合するときには長期使用による安定性についても問題がないかを確認する[7]．

4 処方鑑査をより有効に行う取り組み

POINT
- 処方箋に臨床検査値を併記する取り組みがある
- 臨床検査値を調剤時に活用することは薬物療法の有効性,安全性確保に役立つ

現行の処方箋では,前述した処方箋上の項目の確認だけでは薬物療法の有効性と安全性を担保するのは難しい。そこで処方鑑査の質を高める方法の1つとして,処方箋に臨床検査値を表示する取り組みが広がっている(**図2**)。

表示する検査項目としては**生化学検査**,**血液検査**に関するものなど医薬品の効果や副作用の確認のために必要なものが主であるが,各施設により異なる場合がある。また,抗凝固薬のモニタリングのために**凝固・線溶系検査に関する項目**などが表示されることもある。

処方内容によらず決まった臨床検査値をすべ

図2 処方箋での臨床検査値の表示

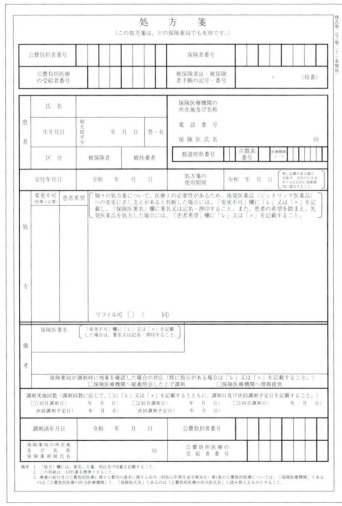

項目	施設基準値	測定値	検査日
AST	13〜30 U/L	20	5/23
ALT	7〜42 U/L	38	5/23
ALP	38〜113 U/L	41	5/23
T-Bil	0.4〜1.5 mg/mL	0.5	5/23
Cre	男性:0.65〜1.07 mg/mL 女性:0.46〜0.79 mg/mL	0.77	5/23
eGFR	mL/分/1.73 m^2 ※年齢やCreより算出	80.0	5/23
K	3.6〜4.8 mmol/L	3.2	5/23
CPK	40〜245 U/L	86	5/23
WBC	3.3〜8.6×10^{3}個/μL	5.5	5/23
Hb	男性:13.7〜16.8 g/dL 女性:11.6〜14.8 g/dL	14.0	5/23
Plt	158〜348×10^{3}個/μL	214	5/23
HbA1c	4.9〜6.0 %	5.8	4/25

＊AST:aspartate aminotransferase ＊ALT:alanine aminotransferase ＊ALP:alkaline phosphatase
＊T-Bil:total bilirubin ＊Cre:creatinine ＊eGFR:estimated glomerular filtration rate
＊CPK:creatine phosphokinase ＊WBC:white blood cell ＊Hb:hemoglobin ＊Plt:platelet

ての処方箋に表示する方式で記載する施設が多いが，医薬品ごとに確認すべき臨床検査値を明示する方式で記載する施設もある。臨床検査値のほか，疾患名も処方鑑査に重要な項目であるが，これを表示している施設はあまり多くない。

臨床検査値の活用

臨床検査値の利用により処方鑑査で可能になるのは，主に**禁忌の回避，副作用の未然回避や重篤化回避，過量投与の回避**などがある。各検査値と確認可能な項目の例を**表4**に示す。

病態や生理機能を表す客観的指標である臨床検査値を処方鑑査に利活用することで，現状の治療薬が適切に使用されているか，副作用の徴候はないかを薬理作用，薬物動態，さらには患者の訴えや症状から総合的かつ科学的に判断できる。

処方箋に表示している臨床検査値は検査実施日の1項目のみであったとしても，薬局ではそれを薬歴とともに情報管理し，継続的な患者の状態の把握に活かすことが求められる。また，患者の状態の変化を継時的に管理することで，より質の高い薬物療法の提供につながる。従って，臨床検査値というツールを**PK/PD理論**，生化学，生理学など薬学にかかわる知識を用い，個々の処方を最適化するため最大限利活用していく「薬学的管理」が薬剤師に求められている。

表4 臨床検査値と確認可能な項目の例

検査項目		確認可能項目の例
電解質	・Na ・K ・Ca ・Cre	低Na・K・Ca血症，高Na・K・Ca血症など
生化学検査	・eGFR ・AST ・ALT ・ALP ・T-Bil ・CK ・HbA1c	腎障害，肝障害，耐糖能異常など
血液検査(血算)	・Hb ・WBC ・Neut ・Plt	貧血，骨髄抑制，血小板減少など

学習の要点

臨床検査値の活用
　処方箋とともに提供される臨床検査値は，効果の確認のみならず副作用の早期発見，未然回避などを目的に使用されている。患者が症状を自覚する前に変動する検査項目や腎機能，肝機能など副作用だけでなく，生理機能を基に用量設定がある薬剤などには特に有用となる。そのため，各薬剤の副作用とそれに伴って変動する検査項目が結びつくように理解するとよい。

専門分野へのリンク

PK/PD理論
　PKとは薬物動態，すなわち生体内における薬物濃度の時間的推移を指す。PDとは薬力学，すなわち生体内における薬物濃度と効果・作用との関係を指す。PK/PD理論とは，薬物動態と薬力学の双方の観点を組み合わせて有効性や安全性を評価する考え方である。

まとめ

- 処方鑑査では，処方箋のどの記載事項を特に確認すべきか(☞p.46～51)。 実習
- 処方された薬剤が適正に使用されるために必要な確認項目を挙げよ(☞p.49～51)。 実習
- 患者個々の薬物療法が最適となるよう，どのような臨床検査値を活用すべきか挙げよ(☞p.51)。 実習

＊PK/PD：pharmacokinetics/pharmacodynamics　＊CK：creatine kinase　＊Neut：neutrophil

【引用文献】
1) 厚生労働省：別紙4 保険医療機関及び保険医療担当規則．(https://www.mhlw.go.jp/content/12404000/000593377.pdf)(2024年1月時点)．
2) 厚生労働省：「診療報酬請求書等の記載要領等について」等の一部改正について．(https://kouseikyoku.mhlw.go.jp/kyushu/000235795.pdf)(2024年7月時点)．
3) 厚生労働省：「内服薬処方せんの記載方法の在り方に関する検討会報告書」．2010．(https://www.mhlw.go.jp/shingi/2010/01/dl/s0129-4a_1.pdf)(2024年1月時点)．
4) 厚生労働省：医師法．(https://elaws.e-gov.go.jp/document？lawid=323AC0000000201)(2024年7月時点)．
5) 厚生労働省：歯科医師法．(https://elaws.e-gov.go.jp/document？lawid=323AC0000000202_20240401_503AC0000000049)(2024年7月時点)．
6) 厚生労働省：薬剤師法．(https://elaws.e-gov.go.jp/document？lawid=335AC0000000146)(2024年7月時点)．
7) 嶋本 豊 監：新人薬剤師に伝えたい「処方監査」の重要性！ 手順とポイントを解説．ファルマラボ，2023，(https://www.38-8931.com/pharma-labo/carrer/skill/shinjin_shohoukansa.php)(2024年1月時点)．

4 疑義照会

1 疑義照会の法的根拠

- 疑義照会は，患者の安全の確保と質の高い医療提供のために不可欠な薬剤師の果たすべき責務である
- 薬剤師は，疑義を解決してからでなければ調剤してはならない

疑義照会の意義

疑義照会とは，薬剤師が処方箋に記載された内容について疑問を抱いた場合に，医師とのコミュニケーションを通じてその疑問を解決し，患者に安全かつ効果的な薬物療法を提供するためのプロセスである。疑義照会は，患者の安全を確保して質の高い医療を提供するために不可欠であり，薬剤師が果たすべき責務の1つである。

法的根拠

疑義照会は，法律に基づいた薬剤師の重要な職務の1つである。「薬剤師法」第二十四条には「薬剤師は，処方せん中に疑わしい点があるときは，その処方せんを交付した医師，歯科医師又は獣医師に問い合わせて，その疑わしい点を確かめた後でなければ，これによって調剤してはならない」と明確に規定されている[1]。つまり，疑義照会は**法的義務**が伴う行為であり，医師の医療行為を法的にチェックすることができる薬剤師だけに認められた患者の安全を守るための行為である。

また，処方箋を発行した医師の義務として「保険医療機関及び保険医療養担当規則」第二十三条に，「保険薬剤師から疑義の照会があった場合には，これに適切に対応しなければならない」と規定されている[2]。

2 疑義照会の照会方法

- 処方箋に疑義が生じた場合，薬剤師は速やかに医師に照会を行う
- 疑義照会は，医師との連携が不可欠である

疑義照会の手順

■ **疑義の発見**

薬剤師は，患者の薬剤服用歴や血液検査値などの患者背景を考慮し，「処方箋に不備はないか」「副作用や薬物アレルギーはないか」「薬剤名・用法・用量・処方日数に誤りはないか」「同一・類似成分を含む薬の重複はないか」「相互作用（飲み合わせ）は問題ないか」といった薬学的観点から統括的に処方内容を確認して，処方鑑査を行う。処方鑑査で疑問が生じた場合に，処方医に確認する。

■医師への照会

処方箋に疑義照会すべき事項が発見された場合には，薬剤師は速やかに医師に照会を行う。疑義照会は処方医に直接行うように努め，疑義に関する根拠を示しながら明確に伝えることが重要である。また，あらかじめ代替案や必要な情報を準備しておくと，円滑に照会を進めることができる。

■照会内容に基づいた調剤

疑義照会に対する回答について十分に吟味し，その内容について必ず記録に残す。そして，疑義が解決した処方箋の内容に基づいて調剤する。

留意点

医師との連携は疑義照会において不可欠である。疑義照会は，医師の診療を中断させたり，医師が間違えたかもしれないという不信感を患者に抱かせる場合もあることから，十分な配慮が求められる。また，日頃から最新の薬剤情報について共有するなど，医師と信頼関係を築くことも重要である。

疑義照会の具体的な例

以下に疑義照会の具体的な例を3例紹介する。

■処方例1

処方例1の処方箋を図1に示す。

図1　処方箋1

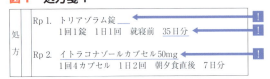

薬剤名の記載不備

トリアゾラム錠には0.125mgと0.25mgの2種類の規格がある。処方箋には規格が記載されていないため，どの薬剤を用いるべきかが不明確である。薬剤師は，処方医に確認をとる必要がある。

投与期間に制限のある医薬品

トリアゾラム錠は，保険給付の規定により，1回の処方で最大30日分までしか認められていない。そのため，図1の処方では医師に確認したうえで，処方日数の変更が必要である。麻薬，向精神薬，覚醒剤原料，薬価収載後1年以内の新規医薬品については投与期間に制限が設けられていることがあり，調剤する際に注意が必要である。詳細は，p.34～『処方箋』も確認してほしい。

薬物相互作用

イトラコナゾールカプセルはCYP3A4を強力に阻害する作用があり，トリアゾラムの代謝を妨げることで，血中濃度の上昇や作用時間の延長を引き起こす可能性がある。そのため，イトラコナゾールとトリアゾラムの併用は禁忌であり，これらの薬剤のいずれかを変更する必要がある。

> **基礎へのフィードバック**
> **CYP阻害薬**
> シトクロムP450（CYP）の分子種のうち，CYP3A4は最も多くの薬物代謝にかかわる。また，CYPは活性中心にヘム鉄を有している。ヘム鉄に共有結合し不可逆的に活性を阻害する**マクロライド系抗菌薬**，ヘム鉄に配位結合することで可逆的に活性を阻害する**アゾール系抗真菌薬**や**シメチジン**などがCYP3A4を強く阻害する薬剤である。

■処方例2

処方例2の処方箋を図2に示す。

服薬指導によって生じた疑義

クラリスロマイシンはマクロライド系抗菌薬であるが，図2の処方箋における処方意図が明

確ではない。患者に確認すると「蕁麻疹が出て，今回からアレルギーの薬が追加になった」とのことであった。疑義照会によって，類似した名称のクラリチン®（ロラタジン）というアレルギー治療薬との処方間違いであることが判明した。

病名に対する投与禁忌

d-クロルフェニラミンマレイン酸塩は抗コリン作用をもっており，前立腺肥大やその他の下部尿路閉塞性疾患のある患者に対して禁忌となっている。この患者には，タムスロシン塩酸塩が処方されており，患者は前立腺肥大症であると考えられる。従って，図2の処方については医師に確認する必要がある。

配合変化

両剤は混合直後に液状化するため，これらは混合に適さない薬剤である。軟膏類を混合する際には，薬剤のインタビューフォームや書籍を参考とし，混合が可能かどうか確認する。

■ 処方例3

処方例3における処方箋を図3に示す。

投与方法が特殊な薬剤

メトトレキサートは，1週間単位の投与量を1回または2～3回に分割して投与し，その後は休薬が必要な薬剤である。しかし，図3の処方では，毎日投与することとなっているため，投与スケジュールに関して疑義照会を行う必要がある。

図2　処方箋2

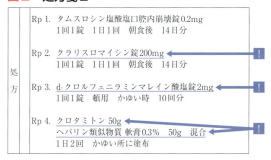

図3　処方箋3

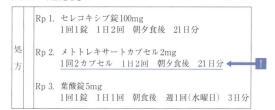

3　疑義照会内容の記録

- 疑義照会内容を記録に残す
- 疑義照会した理由や根拠について，医療者間で共有できるようにする

疑義照会後の記録

処方医への疑義照会は，処方内容の変更の有無にかかわらず，照会内容と回答内容を処方箋および薬剤服用歴（薬歴）に記載することが義務付けられている（「薬剤師法」施行規則十六条）[1]。さらに，これらを電子カルテなどの診療記録にも記載することで，疑義照会した薬剤師と対応した医師以外の医療者間での情報共有が可能となる。また，疑義照会した理由や根拠も明記することで，見直した際に理解しやすくなる。

疑義照会で記録すべき事項

記録すべき事項を表1に，記録例を図4に示す。

2章　調剤業務の進め方

表1 疑義照会で記録すべき事項

- 照会した日時
- 照会した薬剤師の氏名
- 照会方法（電話，FAXなど）
- 問い合わせに対応した回答者（医師など）の氏名
- 照会内容
- 回答内容（確認，変更，訂正の内容）

疑義照会の記録

疑義照会の結果は，処方箋の備考欄と調剤録に記録することが「薬剤師法施行規則」で定められている[3]。なお，調剤録については2020年に改正された「医療機器等の品質，有効性及び安全性の確保等に関する法律」（薬機法）に伴い，薬歴などに代替することが可能であると通知された[4]。

図4 処方箋での疑義照会記録例

```
保険医署名    「変更不可」欄に「レ」又は「×」を記載
              した場合は，署名又は記名・押印すること。

備  2024年1月29日11:15  疑義照会済 (A山)
考  A山薬剤師が，B川医師に電話で，用法用量の記載不備について問い合わせた．
    ［商品名C］3錠  14日分 → ［商品名D］1回1錠  1日3回  毎食後  14日分
    医師に用法用量について確認し，上記の通り修正となった．
    保険薬局が調剤時に残薬を確認した場合の対応（特に指示がある場合は「レ」又は「×」を記載すること．）
    □保険医療機関へ疑義照会した上で調剤     □保険医療機関へ情報提供
```

4　PBPMによる疑義照会の簡略化・効率化

POINT
- PBPMによって患者の薬学的ケアの向上，医師の負担軽減が期待される
- PBPMの実施には，関連する施設，部署，スタッフからの合意と承認を得る必要がある

PBPM

　医療の質と効率を向上させるためには，医師や薬剤師など医療従事者がそれぞれの専門性を発揮し，協働・連携することが重要である．

　2010年に厚生労働省医政局長通知「医療スタッフの協働・連携によるチーム医療の推進について」が発出され，薬剤師や臨床工学技士などの医療スタッフの業務が整理された[5]．そのなかで，薬剤師の業務として「薬剤の種類，投与量，投与方法，投与期間等の変更や検査オーダについて，医師・薬剤師等により事前に作成・合意されたプロトコールに基づき，専門的知見の活用を通じて，医師等と協働して実施する」ことが明記された．これを受け，日本病院薬剤師会は，**医師・薬剤師などにより事前に作成・合意されたプロ**トコールに基づく薬物治療管理（PBPM）の実践を推奨している[6]．すなわち，PBPMにより，薬剤師が処方変更や検査のオーダを医師と協働して行うことが可能になり，疑義照会の減少，医師の負担軽減，医療の質の向上，業務効率化などのメリットが期待される．

PBPMの手順

　PBPMのフローチャートを**図5**に示す．

■問題点の抽出

　医療現場には，非効率的な手続き，人手不足など多くの課題がある．これらの問題は，医療の質，患者の経験，さまざまな医療スタッフの視点，経済的側面といった多面的な観点から分

56　＊PBPM：protocol based pharmacotherapy management

析する必要がある．特に，疑義照会の際に医師の同意が得られやすい処方提案は，PBPMの実施に適している．

■ プロトコール作成

PBPMの必要性に関する合意が得られた際には，プロトコールの作成に取り掛かる．プロトコールは，介入に応じたスケジュールを示すものであり，数値化した指標などを用いた介入を計画する．

■ プロトコール合意・承認と周知

プロトコールが作成されたら，関連する施設，部署，スタッフからの合意と承認を得る必要がある．これらの合意は，合意書または議事録として記録し保管する．

■ 担当する薬剤師および医療スタッフの資格の確認

プロトコールの内容によっては，特定の専門知識が必要となる場合がある．そのため，関連するスタッフに対して研修の受講を要求することや，その資格や経験年数を考慮することがある．

■ PBPMの実施

決められたプロトコールを逸脱せずに実施することが求められる．特に，初期の運用段階では，多くの問題が発生することがある．これらの問題点を早期に把握し，迅速かつ適切な修正を行う．

■ PBPM実施による再評価

PBPMを運用して一定期間が経過した後に，その介入の有用性を客観的かつ具体的に評価する必要がある．この評価では，患者の薬物治療に対する効果，生活の質（QOL）の向上，医師の負担軽減，医療経済的な観点などのさまざまな項目を精査する．効果的な評価のためには，評価時期，評価項目，評価方法を事前にプロトコールで定めておくことが望ましい．

■ プロトコールの改訂

定期的にPBPMそのものを評価することが重要である．評価結果をもとに，手順や実施内容を改善するためにプロトコールの改訂を検討する．この改訂を行う際には，プロトコール作成時と

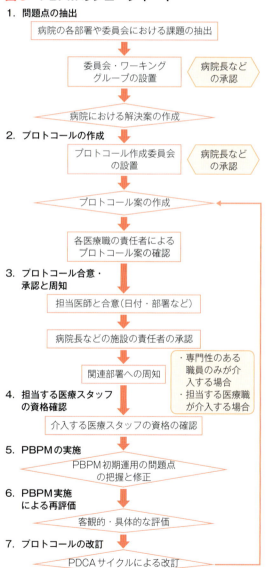

図5　PBPMのフローチャート
1. 問題点の抽出
2. プロトコールの作成
3. プロトコール合意・承認と周知
4. 担当する医療スタッフの資格確認
5. PBPMの実施
6. PBPM実施による再評価
7. プロトコールの改訂

（文献7から引用）

＊PDCA：plan do check action　＊QOL：quality of life

同様の手順をとり，関連する部署，施設，医療スタッフの理解と協力を得る必要がある。

臨床に役立つアドバイス

フォーミュラリの活用

フォーミュラリとは，「医療機関などにおいて医学的妥当性や経済性などを踏まえて作成された医薬品の使用方針」を意味する[8]。つまり，薬物治療において最も有効で経済的な医薬品の使用に関する病院としての指針である。フォーミュラリを作成することによって，標準治療の推進，医療資源の適正化（後発品・バイオ後続品の有効活用），医薬品による医療事故の防止などのメリットがある。

PBPMによる問い合わせ簡素化

患者個々の病状や臨床検査値を勘案した疑義照会や処方提案の重要性が高まっており，それに伴い疑義照会の件数も増加している。一方で，形式的な問い合わせが非常に多く，これが患者，薬局薬剤師，処方医師それぞれに負担をかけている場合がある。この問題を解決するため，「処方箋における問い合わせ簡素化プロトコール」を運用している施設が増えてきている（表2）。このプロトコールは，調剤上の典型的な変更に関する問い合わせを減らし，患者の薬学的ケアを向上させ，医師の負担を軽減することを目的としている。

プロトコールの導入には，合意書を交わすなどの手順を踏む必要がある。また，実際に処方変更があった場合には，処方箋が発行された施設へ連絡し，情報共有する。

表2 処方箋における問い合わせ簡素化プロトコールの例

- 一包化調剤への変更（患者希望あるいはアドヒアランス不良で変更による向上が見込まれる場合）
- 成分が同一の銘柄変更
- 剤形の変更（安定性，利便性の向上のための変更に限る）
- 内服薬の別規格製剤がある場合の処方規格の変更
- 処方日数の適正化
- 残薬調整

---

5 臨床検査値を利用した患者個々の薬物療法鑑査

● 臨床検査値を利用することで，効果的かつ安全な薬物治療を実施できる

臨床検査の基礎

臨床検査は診断や治療のために行われる検査で，患者から採取した血液や尿などを調べる**検体検査**，心電図や脳波など患者を直接調べる**生理機能検査**に分けられる。これらの検査値は，特定の疾患の存在を示唆したり，臓器の機能や代謝能を反映したりする。薬物療法において臨床検査値は治療効果のモニタリング，副作用の評価，そして治療計画の調整に利用される。臨床検査値を適切に解釈して薬物治療に反映することで，効果的かつ安全な患者ケアが可能となる。

臨床検査値が薬物治療に与える影響

■ **治療効果の評価**

臨床検査値は，薬物治療の効果を測定するために使用される。PT-INRによる経口抗凝固薬ワルファリンカリウムの効果判定の例を示す。

PT-INRによる経口抗凝固薬ワルファリンカリウムの効果判定

ワルファリンカリウムによる凝固能はPT-INRによって評価でき，PT-INR値が高いほど凝固時間が延長していることを意味する。図6の処方

＊PT-INR：prothrombin time-international normalized ratio

箋の患者の場合，PT-INRが3.2と目標値（2.0～3.0）を上回っており，出血のリスクの増加が示唆される。そのため，疑義照会を行い，ワルファリンカリウムを減量することになった。その結果，PT-INRは2.8となった。

図6 臨床検査値によって治療効果が評価された処方箋例

```
処方  Rp 1. ワルファリンカリウム錠1mg  1回2錠  1日1回
              朝食後
       Rp 2. ワルファリンカリウム錠0.5mg  1回1錠  1日1回
              朝食後
       － － － － － －以下余白－ － － － － －
       － －検査結果－ －
       PT-INR：3.2（目標値：2.0～3.0）
```

↓変更

```
処方  Rp 1. ワルファリンカリウム錠1mg  1回2錠  1日1回
              朝食後
       － － － － － －以下余白－ － － － － －
```

図7 臨床検査値によって用量を調節した処方箋例

```
処方  Rp 1. ファモチジン錠20mg  1回1錠  1日2回  朝夕食後
       － － － － － －以下余白－ － － － － －
       － －検査結果－ －
       CRE：1.4mg/dL
```

↓変更

```
処方  Rp 1. ファモチジン錠10mg  1回1錠  1日1回  朝食後
       － － － － － －以下余白－ － － － － －
```

専門分野へのリンク

コッククロフト・ゴールドの式

コッククロフト・ゴールドの式では，男性と女性のクレアチニンクリアランス（Ccr）について以下のように計算できる[9]。

$$男性のCcr = \frac{(140-年齢)\times 体重[kg]}{72\times 血清クレアチニン値[mg/dL]}$$

$$女性のCcr = \frac{0.85\times(140-年齢)\times 体重[kg]}{72\times 血清クレアチニン値[mg/dL]}$$

■ 用量調節

薬剤によっては，患者の腎機能や肝機能に基づいて薬物の用量を調整することがある。腎機能低下患者に対するファモチジンの用量調節の例を示す。

腎機能低下患者に対するファモチジンの用量調節

ファモチジン（H_2-blocker）は主に腎臓から未変化体で排泄されるため，添付文書には腎機能に応じた用量の目安が記載されている。84歳女性（体重50kg）の患者の場合，**Cockcroft-Gaultの式**を用いて算出されたクレアチニンクリアランスの推算値は23.6 mL/min となる。クレアチニンクリアランスが30 mL/min 以下の場合，1回20 mgを2～3日に1回，または1回10 mgを1日1回服用することが推奨されている。このため，医師に減量を提案し，処方が適切に変更された（図7）。

■ 副作用のモニタリング

一部の薬物は特定の副作用を引き起こす可能性があり，これらは臨床検査値の変化によって検出できる。酸化マグネシウム服用中の患者において高Mg血症の早期発見につながった例を示す。

酸化マグネシウム服用中の患者における高Mg血症の早期発見

緩下剤である酸化マグネシウムを長期間高用量で使用している患者や腎機能が低下している患者では，高Mg血症が発症しやすいことが知られている。78歳男性の患者の場合，高Mg血症の自覚症状（悪心・嘔吐など）はみられなかったが，血清Mg値が高くなっていることに気が付いた。医師に減量を提案し，高Mg血症の早期発見と予防につながった（図8）。その結果，Mg値が2.3 mg/dLとなった。

図8 臨床検査値によって副作用をモニタリングした処方箋例

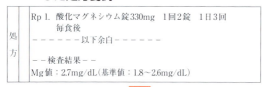

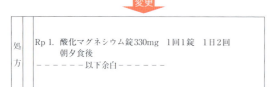

処方箋の臨床検査値

　院外処方箋の処方鑑査は，保険薬局の薬剤師が対応するが，情報の入手は主に患者からの聞き取りに依存している。このため，質の高い処方鑑査を行うには情報が不足している。そうした問題から，近年では腎機能や肝機能などを示す血液検査値を院外処方箋に記載する医療機関が増えている。処方箋から得られる患者情報が増えることで，実測体重からの適正投与量の算出や臨床検査値をもとにした客観的な治療効果・副作用の評価が可能となり，薬剤師の重要な業務の1つである処方鑑査の精度をより高めることができる。詳細は，p.46〜『処方鑑査』も確認してほしい。

まとめ

- 疑義照会で記録すべき事項を挙げよ(☞p.56)。 実習 試験
- PBPMを行うメリットについて説明せよ(☞p.56)。 実習

【引用文献】
1) 厚生労働省：薬剤師法. (https://elaws.e-gov.go.jp/document？lawid=335AC0000000146) (2024年1月時点).
2) 厚生労働省：保険医療機関及び保険医療養担当規則. (https://elaws.e-gov.go.jp/document？lawid=332M50000100015) (2024年1月時点).
3) 厚生労働省：薬剤師法施行規則. (https://elaws.e-gov.go.jp/document?lawid=336M50000100005) (2024年7月時点).
4) 厚生労働省：医療機器等の品質，有効性及び安全性の確保等に関する法律. (https://elaws.e-gov.go.jp/document?lawid=335AC0000000145) (2024年7月時点).
5) 厚生労働省医政局長：医療スタッフの協働・連携によるチーム医療の推進について. 2010. (https://www.mhlw.go.jp/shingi/2010/05/dl/s0512-6h.pdf) (2024年1月時点).
6) 日本病院薬剤師会：プロトコールに基づく薬物治療管理(PBPM)の円滑な進め方と具体的実践事例(Ver.1.0). 2016. (https://www.jshp.or.jp/activity/guideline/20160331-1.pdf) (2024年1月時点).
7) 日本医療薬学会：プロトコールに基づく薬物治療管理(PBPM)導入マニュアル. 2016. (https://www.jsphcs.jp/news/banner/20160613-1.pdf) (2024年1月時点).
8) Tyler LS, et al : ASHP Expert Panel on Formulary Management. ASHP guidelines on the pharmacy and therapeutics committee and the formulary system. Am J Health Syst Pharm. 65(13) : 1272-1283.
9) Cockcroft DW, Gault MH : Prediction of creatinine clearance from serum creatinine. Nephron, 16 : 31-41, 1976.

2章 調剤業務の進め方

5 調剤と調剤鑑査

1 薬袋・ラベル発行

- 薬袋・ラベルに記載すべき事項は「薬剤師法施行規則」に定められている
- 薬袋・ラベルは患者にわかりやすく表示しなければならない

薬袋・ラベル発行の意義

患者は，薬の服用・使用に当たり薬袋に記載されている情報を基に服用・使用する。そのため，薬袋・ラベルには服用・使用量，服用・使用方法，服用・使用期間などを患者にわかりやすく表示しなければならない（図1）。

図1 薬袋とラベル

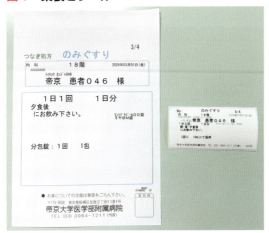

（帝京大学薬学部事前実習書より許諾を得て掲載）

薬袋・ラベル発行

■ **保険薬局**

レセプト用コンピュータに連動した薬袋印字システムを導入している場合が多い。

■ **病院**

電子カルテと連動した処方オーダリングシステムにより自動で薬袋に印字される施設が多い。ただし，自動印字装置がない場合や災害時は，手書きで薬袋・ラベルを作成する。その際，患者にわかりやすい表現，文字の大きさなどに配慮しながら丁寧に記載する。また，薬袋の大きさや種類（内用薬袋，外用薬袋，水剤用ラベルなど）を適切に選択し，患者の服用間違い防止や服薬アドヒアランスの向上に配慮しなければならない。

薬袋・ラベルを発行すべき法的根拠

「薬剤師法」第二十五条の二によって，薬剤師は「患者の当該薬剤の使用の状況を継続的かつ的確に把握するとともに，患者または現にその看護に当たっている者に対し，必要な情報を提供し，及び必要な薬学的知見に基づく指導を行わなければならない」と定められている[1]。また，「薬剤師法施行規則」第十四条の規定により，調剤された薬剤の容器または被包に記載すべき事項は，表1のように定められている[2]。

表1 薬袋・ラベルに記載すべき事項

- 患者の氏名
- 用法・用量
- 調剤年月日
- 調剤した薬剤師の氏名
- 調剤した薬局，病院，診療所，飼育動物診療施設の名称および所在地

（文献2を基に作成）

2 処方薬剤の取り揃えと注意点

- 処方箋を正確に読む
- 医薬品の名称，剤形，規格，数量を正しく認識する

　薬剤師は処方箋を正確に読み，医薬品の名称（商品名または一般名），剤形，規格，数量を正しく認識しなければならない．取り揃えの際には，一度確認した医薬品であっても間違っている前提で再度確認する必要がある．指差し呼称による確認作業の導入は，思い込みによる調剤過誤の防止に効果的である．

　取り揃えの際に注意が必要な医薬品例を**表2〜5**に示す．

表2　商品名が類似した医薬品例

医薬品1		医薬品2	
商品名	薬効	商品名	薬効
ムコダイン®	去痰剤	ムコスタ®	消化性潰瘍剤
ノルバスク®錠	降圧剤	ノルバデックス®錠	抗乳がん剤
ノボリン®30R注フレックスペン®	インスリン製剤	ノボラピッド®注フレックスペン®	インスリン製剤
プレドニン®錠5mg	副腎皮質ステロイド剤	プルゼニド®錠12mg	下剤

表3　外観類似医薬品例

形態	類似商品(一般名)の例		類似内容
	商品名	外観	
PTPシートまたは包装	a カロナール®錠200 b アロプリノール錠100mg「サワイ」 c テルミサルタンOD錠20mg「サワイ」	a　b　c	・剤形 ・PTPシートのデザイン
	d インデラル®錠10mg e ニフェジピンL錠10「ツルハラ」	d　e	・剤形 ・PTPシートのデザイン(表面)
	f リスペリドン内用液1mg/mL「タカタ」 g エビリファイ®内用液0.1%	f　g	・包装デザイン
容器	h ヒアレイン®点眼液0.1% i ラクリミン®点眼液0.05%	h　i	・容器デザイン ・容器の色

(製剤の写真は2024年3月時点の帝京大学医学部附属病院での採用薬を掲載)

* OD：oral disintegrant　* PTP：press through package

表4　複数規格がある医薬品例

商品名(一般名)	規格[mg]	薬効分類
サムスカ®OD(トルバプタン)錠	7.5, 15, 30	利尿薬
オルメテック®OD(オルメサルタン メドキソミル)錠	5, 10, 20, 40	降圧薬(アンジオテンシン受容体拮抗薬：ARB)
ディオバン®(バルサルタン)錠	20, 40, 80, 160	
アムロジン®(アムロジピンベシル酸塩)錠	2.5, 5, 10	降圧薬(Ca拮抗薬)
リクシアナ®(エドキサバントシル酸塩水和物)錠	15, 30, 60	抗血栓薬(直接作用型経口抗凝固薬：DOAC)
ピタバスタチンCa(ピタバスタチンカルシウム)錠	1, 2, 4	高脂血症薬

表5　名称の接頭・接尾記号を含む医薬品例

①作用時間が異なる医薬品の例		
セパミット®細粒1%(ニフェジピン通常製剤)	⇔	セパミット®-R(ニフェジピン徐放性製剤)
ペルジピン®(ニカルジピン通常製剤)	⇔	ペルジピン®LA(ニカルジピン徐放性製剤)
②成分が異なる医薬品の例		
アスパラカリウム錠(L-アスパラギン酸カリウム)	⇔	アスパラ-CA錠(L-アスパラギン酸カルシウム)
フルコート®軟膏(フルオシノロンアセトニド)	⇔	フルコート®F軟膏(フルオシノロンアセトニド・フラジオマイシン硫酸塩)
③含量が異なる医薬品(配合錠)の例		
ミカムロ®配合錠AP(テルミサルタン40mg, アムロジピン5mg)	⇔	ミカムロ®配合錠BP(テルミサルタン80mg, アムロジピン5mg)

臨床に役立つアドバイス

医薬品を特定するための3要素
　医薬品を正しく認識することは，調剤ミスを防止する対策にもつながる．医薬品を特定するための3要素〔商品名(または一般名)，剤形，規格〕を意識して，調剤することが重要である．

3　一包化調剤

- 一包化調剤は，服薬漏れの防止につながる
- 製剤の特徴を理解し，一包化に適しているかを判断する

　一包化調剤とは，1回の服用時点ごとに錠剤を1つの包装にまとめて分包すること(ODP)である(**図2**)．錠剤の無包装状態での安定性や吸湿性に問題がある場合や厳密な管理が必要な医薬品など，一包化調剤に適さない医薬品もあるため注意が必要である．また，錠剤と散剤が同時に処方されている場合にこれらを同時に一包化することは，服用時に咽頭などにつかえるなどの事故につながりかねない．そのため，安全性の確保などの面から**錠剤と散剤は分けて調剤**

＊ARB：angiotensin Ⅱ receptor blocker　＊DOAC：direct oral anticoagulant　＊ODP：one dose package

する。

分包機

■ 自動錠剤分包機

一包化調剤は自動錠剤分包機（**図3**）を使用することが多い。

病院では，**処方オーダリングシステム**あるいは**電子カルテシステム**と**調剤業務支援システム**が連動していることが多い。この場合は処方医の入力情報が直接自動錠剤分包機に送信されるため，調剤過誤を起こしにくく，同時に調剤時間の短縮が可能となる。

■ 手分割自動分包機（パイルパッカー）

システムが連動していない場合は，処方箋に基づいた薬剤師による処方入力作業が必要となる。その際には，医薬品名や用法，用量などの入力ミスに細心の注意を要する。自動錠剤分包機を導入していない場合は，手分割自動分包機（パイルパッカー）などを用いた手分割により一包化調剤を行うことができる。この場合，ピンセットやスパーテルなどを用いて錠剤に直接手を触れないよう配慮し，調剤を行う必要がある。そのため，調剤に時間と手間がかかる。

図2　一包化調剤

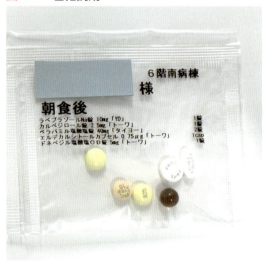

図3　自動錠剤分包機

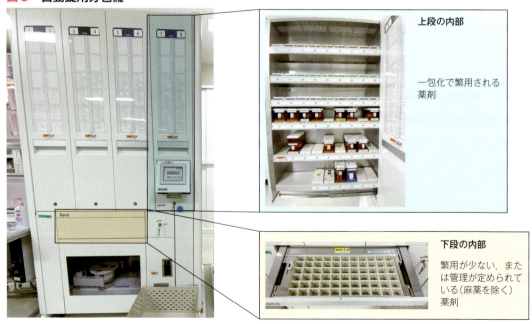

一包化調剤の利点と注意点

一包化調剤による利点と注意点を**表6**に示す。

一包化調剤に適さない薬剤

医薬品の安定性に影響を及ぼす要因として，光，湿度，温度が挙げられる。包装からはずされることにより薬剤の品質・薬効低下などを起こす薬剤は，一包化調剤を行わないことが望ましい（**表7**）。医薬品情報などで製剤の特徴を把握しておく必要がある。

表6 一包化調剤の利点と注意点

分類	特徴
利点	・薬剤の種類が多いことによる服薬漏れを防止できる。 ・複雑な服用方法による服薬漏れや服薬間違えを防止できる。 ・視力の低下や手指の不自由によって生じるPTPなどからの取り出しづらさを改善できる。 ・看護あるいは介護者による服薬管理が容易になる。
注意点	・バラ包装がない場合には，調剤の際にPTPなどから取り出す作業が必要となる。 ・PTPなどの破片や異物が包装内に混入しないよう注意する。 ・錠剤，カプセル剤の破損に注意する。 ・包装後の光や湿度などによる薬剤の安定性に注意する。 ・調剤時は，ピンセットやスパーテルを用い錠剤などに直接手を触れずに行う。

表7 一包化調剤に適さない薬剤例

特徴	医薬品例(一般名)
管理が厳密	オキシコドン塩酸塩水和物などの麻薬，覚醒剤原料
光に不安定(変色・主薬の分解)	カベルゴリン，モンテルカストナトリウム，ロスバスタチンカルシウム，タモキシフェンクエン酸塩など
湿度に不安定(潮解・主薬の分解)	バルプロ酸ナトリウム錠，塩化カリウム，オランザピン，モンテルカストナトリウムなど
症状に応じて自己判断で服用の調節をする	便秘薬など
硬度が十分でない	ラモセトロン塩酸塩

---

4 粉砕調剤

- 医薬品情報を活用し，剤形の特徴を理解する
- 粉砕後の薬剤管理に注意する

粉砕する場合は，医薬品情報を活用し剤形の特徴をよく把握したうえで錠剤を粉砕し調剤しなければならない。粉砕調剤を行う方法として，**乳鉢・乳棒**を用いた方法，**粉砕機**を用いた方法がある。

粉砕調剤が必要とされるのは**表8**のような場合である。また，粉砕調剤・開封調剤が適さない医薬品には**表9**のようなものがある。

表8 粉砕調剤を必要とする場合

- 疾患または経管などの処置により，錠剤の服用が不可能である。
- 小児・高齢者で嚥下機能がない，または低下している。
- 1回の薬用量が1錠当たりの規格と合わない。

 潮解　結晶が空気中の水分を吸収し，溶けること。

表9 粉砕調剤が適さない医薬品

分類	特徴	粉砕調剤が適さない理由	例
腸溶錠	胃で溶けず腸で溶けるように工夫されている。	主薬が胃酸のpHにより影響を受け効力を失ってしまう。	・オメプラゾールナトリウム ・アスピリン
徐放錠	主薬がゆっくりと溶け、効果が長時間維持するように工夫されている。	主薬の放出コントロールによる効力の持続化が図れなくなるため、粉砕により薬が急に放出されて主薬の血中濃度が急激に高くなり、副作用が出やすくなる。	・テオフィリン徐放錠 ・ニフェジピンCR錠など
フィルムコーティング錠	錠剤表面をコーティングし、苦みなどを軽減している。	光・湿気・胃腸障害・主薬本来の苦みや臭いなどをマスクすることができなくなる。	・フルボキサミンマレイン酸塩（砕くと苦み、舌のしびれ感が表われる） ・セベラマー塩酸塩（粉砕により光への安定性が確保できなくなる）
抗がん薬	－	調剤者への薬剤の曝露による健康上の危険性を回避するため、錠剤の分割および粉砕はできるだけ避ける。	・抗がん薬全般

基礎へのフィードバック
製剤の特徴
医薬品を服用するにあたり、多くの剤形（錠剤、散剤、シロップ剤、注射剤、点眼剤、軟膏剤など）から選択する必要がある。特に、経口投与する錠剤は腸溶性、徐放性製剤に分類されるので、症状や患者の生活スタイルなどに合わせて選択する。

調剤の実際

■乳鉢・乳棒を用いた調剤

乳鉢・乳棒を用いた調剤の手順は以下の①〜④である。

①乳鉢に粉砕する薬剤を入れて、乳棒でひねりつぶすように砕く。硬い場合は、乳棒で押しつぶそうとしても飛び散ることが多いため、透明なビニールで乳鉢を覆ってから、乳棒で叩いてつぶす。
②錠剤が大まかにつぶされたら、さらに細かく乳棒でつぶす。
③最後に必ずふるいで篩過する。
④必要に応じて賦形したうえで分包し、空シートなどと一緒に調剤鑑査を行う。

用語解説 篩過 一定の大きさのものを選り分けること。

■錠剤粉砕器を用いた調剤

錠剤の粉砕数量が多い場合、または粉砕する錠剤が硬い場合などには**錠剤粉砕器**（**図4**）を用いると便利である。錠剤粉砕器を用いた調剤はまず、錠剤を錠剤粉砕器で粉砕後、必ずふるいで篩過する。次に、必要に応じて賦形したうえで分包し、空シートなどと一緒に調剤鑑査を行う。また、粉砕調剤を行った薬剤の注意点を**表10**に示す。

図4 錠剤粉砕器

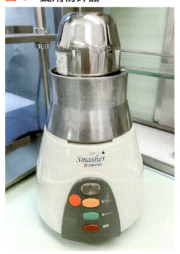

表10 粉砕調剤を行った薬剤の注意点

注意が必要な場合	対応
遮光保存が必要な場合	添付文書の「性状」に記載されている，原薬の光に対する安定性についての記載を参考にし，必要に応じて遮光効果がある遮光袋などを用いる。
防湿保存を必要とする場合	患者へ薬剤の交付を行う際に乾燥剤を使用し，薬剤管理の注意事項として薬袋への記載または薬剤情報提供書などを用いて説明する。
副作用，苦みなどが出現する場合	粉砕により，主薬の味（苦み，酸味など）や舌への刺激性，また臭いが出現して服用に支障をきたす場合（服薬拒否の原因）がある。その場合は，治療上，粉砕が必要であることを医師へ説明し了承を得る。患者への説明では，服用の際の工夫を説明する。

5 調剤鑑査

- 処方箋の内容に沿って，指示どおりに調剤されているか確認する
- 患者の薬歴などを確認して，その患者に合った調剤であるか（後発医薬品への変更希望も含めて）を患者に薬剤を交付する前にもう一度点検，確認する

調剤鑑査の意義・目的

調剤鑑査は薬剤師が患者に薬を渡すための最終工程であり，また調剤事故・過誤を防止する観点からも重要な業務の1つである。処方箋の内容に沿って取り揃えた調剤薬を可能な限り調剤者以外の薬剤師が点検する。

調剤鑑査には，薬剤が処方箋の指示どおりに調剤されているかを確認するだけでなく，その患者にとって調剤された薬が適切な状態であるか（剤形や服用方法が適切かなど）について，各薬剤の添付文書や薬剤服用歴（薬歴）などを確認して総合的に判断することも含まれている。

調剤鑑査の手順

薬剤と処方箋，薬歴を参照しながら行い，疑問点があれば疑義照会をする。調剤鑑査の手順は以下の①〜⑤である。

① 処方箋の内容についての十分な処方鑑査（疑義照会の内容確認も含む）を行う。
② 薬袋の数や記載内容を確認する。
③ 調剤された薬剤を確認する。その際に処方された薬剤の特定と調剤された薬剤（実物）を確認する。また，調剤数量・破損の有無を確認する。さらに，調剤方法〔賦形の方法や調剤量，外観，臭い（水剤）など〕を確認する。
④ 添付する薬剤情報提供書などを確認する。
⑤ 最終確認のうえ押印する。

調剤鑑査時の着眼点

■ 薬学的な鑑査

薬学的な鑑査が必要な項目について，**図5**に処方箋例を示す。また，薬剤の照合を行う際の注意点を**表11**に示す。

> **専門分野へのリンク**
> **調剤事故と調剤過誤**
> 調剤事故とは，調剤に関するすべての過程において発生し，患者に健康被害が発生したものを指す。薬剤師の過失の有無は問わない。一方で，調剤過誤とは，調剤事故のなかで薬剤師の過失によって患者に被害を発生させたものを指す。

図5 薬学的鑑査が必要な項目

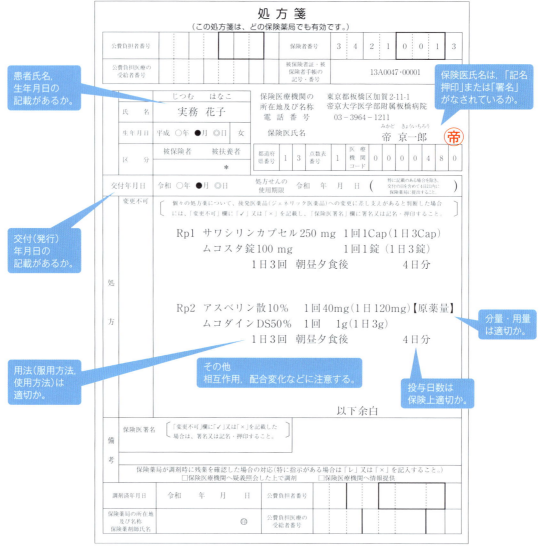

(帝京大学薬学部事前実習書より許諾を得て掲載)

投与日数

表12の医薬品については形式的な投与日数の確認(記載不備)以外にも,薬学的な判断が必要である。

服用時点

医薬品の効果を発揮するための適切な服用時点になっているか,確認する必要がある。例えば,グリニド系薬剤では,効果的に食後の血糖上昇を抑制するために,服用時点は**毎食直前**とされる。

投与するにあたっての制限

薬剤によっては,投与の制限が設けられている。例えば,耐性乳酸菌製剤であるビオフェルミンR®などは単独で処方することはできない。ペニシリン系,アミノグリコシド系,マクロライド系,テトラサイクリン系,セファロスポリン系,ナリジクス酸のいずれかの抗生物質製剤と一緒に

表11　調剤鑑査時のポイント

項目			確認事項
薬袋			・患者名・診療科などに誤りがないか。 ・薬剤の入れ間違いがないか。 ・処方薬剤との薬袋記載の用法に誤りがないか。 ・最後に処方内容の薬袋が揃っているか。
剤形別薬剤	計数	錠剤・カプセル剤　PTPシート	・商品名(一般名)，剤形，規格が正しいか。 ・処方されている数量が揃っているか。 ・PTPシートの(表面，裏面)破損・汚れがないか。
		錠剤・カプセル剤　一包化	・1回量として正しい薬剤が分包されているか，刻印などで確認する。 ・必要錠数が分包されているか。 ・錠剤の破損，異物の混入がないか。
		貼付剤	・商品名(一般名)，剤形，規格が正しいか。 ・処方されている数量が揃っているか。 ・表面，裏面ともに破損・汚れがないか。 ・使用説明書が添付されているか。 ・使用期限を確認する。
		点眼剤・点鼻剤・点耳剤	
		軟膏剤・クリーム剤・外用液剤	
		吸入剤	
		坐剤	
		自己注射剤	
	計量	散剤	・計量されている薬剤が正しいか，鑑査システムのレシートなどを利用して確認する。 ・秤取量の計算および秤取量が正しいか。 ・分包誤差がないか。 ・異物の混入がないか。
		内用液剤	・計量されている薬剤が正しいか，鑑査システムのレシートなどを利用して確認する。 ・秤取量の計算および秤取量が正しいか。 ・1回服用量の記載が正しいか。 ・異物の混入がないか。
		軟膏剤・クリーム剤・外用液剤	・計量されている薬剤が正しいか。 ・秤取量が正しいか。 ・異物の混入がないか。
情報提供書			・処方内容から飲み方，薬効の記載が正しいか。

表12　投与日数の確認が必要な医薬品

医薬品	投与日数
新医薬品(新薬)	薬価基準に収載された日に属する月の翌月初日から数えて1年を経過していないものは，処方1回あたり **14日**まで。ただし，配合剤の場合は，新規成分を含まない2種類以上の配合剤はこれに該当しない。
麻薬	処方1回あたり **14日分**または **30日分**まで(医薬品ごとに定められている)。
向精神薬	処方1回あたり **14日分**，**30日分**または **90日分**まで(医薬品ごとに定められている)。
その他	適応症などによって投与日数が定められているものは，処方鑑査が必要である。例えば，ザナミビル水和物(インフルエンザ治療薬)では，治療で使う場合は1回10mgを1日2回，5日間，吸入とされる。また，予防で使う場合は1回10mgを1日1回，10日間，吸入とされる。

2章　調剤業務の進め方

投与しなければならない。

また、主に抗がん薬の投与には休薬期間が制限されていることがある。さらに、麻薬、向精神薬、新薬などは投与期間が制限されている（**表12**）。

投与禁忌・相互作用

添付文書の「禁忌」では、原疾患、合併症、既往歴、家族歴、併用薬などから使用してはいけない患者が記載されている。例えば、前立腺肥大の患者には抗コリン薬は禁忌である。

また「相互作用」では、複数の医薬品を併用や疾患により、該当医薬品の作用の増強や減弱について示されている。例えば、イトラコナゾールとシンバスタチンは併用禁忌である。

■その他の処方箋上で注意して確認すべき点

年齢

処方箋には、生年月日が記載されている。特に高齢者の年齢差や乳幼児の**月齢差**は、投与量に影響を与える。

性別

性別によって適応症がない薬剤もあるため、確認が必要である。例えば、前立腺肥大症の治療薬は男性のみに使用される。また、骨粗鬆症の治療薬のなかで選択的エストロゲン受容体調整薬は閉経後の女性のみに使用される。

診療科

処方箋内に診療科の記載は必須項目ではないが、記載があれば処方箋内容を確認するうえで疾患を絞りやすくなる。例えば、エチゾラム錠0.5mgが処方されているときに、精神科の場合は心身症、整形外科の場合はむち打ちなどによる頸椎症あるいは腰痛症と推測できる。

薬剤名

医薬品名の類似には注意し、最初の文字で判断せず最後まで読む（**表2**）。

用法・用量

薬剤により特徴的な用法・用量は、鑑査時に注意を要する。例えば、ボナロン®錠35mgは週1回投与される（ボナロン®錠5mgは1日1回）。また、ボグリボース錠0.3mgは食後の過血糖に対する効果が期待されるため、食直前に服用するよう添付文書上に記載されている。さらに、インフルエンザ治療薬などは、治療に使用する場合と予防に使用される場合で用法・用量と投与日数が異なる。加えて、オメプラゾール（胃潰瘍または十二指腸潰瘍）など疾患名により用法・用量と投与日数が異なる場合もある。

薬袋・ラベルの確認

薬袋・ラベルに記載されている薬剤であるか確認が必要である。また、薬袋・ラベルの入れ間違いに注意する。

薬剤の使用期限

薬剤の使用期限が処方日数内の範囲であるか確認する。また、期限が切迫しているものがないか確認する。

6 調剤環境

POINT
- 調剤環境は法的基準によって定められている
- 医薬品の配列は調剤過誤防止につながる
- 調剤は清潔な環境で行う

薬局の設備

■ 薬局の構造設備の基準

薬局の構造設備の基準は，「薬局等構造設備規則」で**表13**のように定めている[3]。

表13　薬局の構造設備の基準

- 換気が十分であり，かつ清潔である。
- 調剤台の上は120 lx以上の明るさを有する。
- 冷暗貯蔵のための設備を有する。
- 鍵のかかる貯蔵設備を有する。
- 調剤室は6.6 m²以上の面積を有する。

（文献3を基に作成）

■ 病院薬局環境基準

調剤室の環境については，日本病院薬剤師会第2小委員会の報告[4]がある（**表14**）。ただし，浮遊粉塵は一般粉塵と薬塵をまとめたもので，細菌汚染を考慮したものではない。

表14　病院薬局環境基準

項目	基準値
温度	19～26℃
湿度	40～70%RH
換気	30 m³/人/hr
浮遊粉塵	0.1 mg/m³以下
CO	検出せず
CO_2	1,000 ppm以下

（文献4を基に作成）

調剤環境と衛生的配慮

調剤環境を整えることは，薬剤の品質管理のうえでも重要である。また，調剤する前には手洗いをし，衛生面を意識した行動が大切である。

学習の要点

調剤室の環境整備

医薬品の配列では，効率的な調剤を行える調剤配置とともに調剤過誤防止にも配慮する必要がある（**表15**）。配列のほかにも，法的規制がある薬剤，ハイリスク薬，高額薬剤の区分を決め薬剤の計数管理のための記録帳に記入する。

表15　医薬品配列のポイント

- 5S（整理，整頓，清掃，清潔，躾）活動を行う。
- 薬効別・五十音別などの配列，薬剤の配列順序のルールを決める。
- 法的規制のある劇薬・毒薬・向精神薬・麻薬などは，区別・区分する。必要に応じて施錠し管理する。
- 類似名称および外観，同一医薬品の複数規格の薬剤は，薬剤棚に注意喚起の表示をつける。
- 薬剤の補充の際は，できる限り複数人で行う。

衛生面（手洗い）の設備

■ 感染対策における最も基本的な要件

医療従事者による手洗いは，励行されるべき最も基本的な要件の1つである（**表16**）。医療従事者の手指は病原性微生物の伝播媒体となるため，目的に合ったレベルの手洗いを行う（**表17**，**図6**）。手洗い場の備品として，石けん，速乾性擦式消毒薬（アルコール製剤など），使い捨てタオルなどがある。

表16　院内感染対策

- 手洗いおよび手指消毒のための設備・備品などを整備するとともに，調剤業務や患者応対の前後では，必ず手指衛生を行う。
- 速乾性擦式消毒薬（アルコール製剤など）による手指衛生を実施していても，アルコールに抵抗性のある微生物も存在するため，必要に応じて水道水と石けんによる手洗いを実施する。

（文献5を基に作成）

2章　調剤業務の進め方

71

表17 手洗いのポイント

タイミング	注意点
手洗い前	・爪を短く切り，時計や指輪をはずす。 ・指先や爪の間，指の間，親指の周り，手首，手の皺は汚れが残りやすいので，より丁寧に洗う。
手洗い後	・手洗い後十分に水で流し，ペーパータオルでよく拭き取り乾かす。 ・手拭きタオルの共有はしない。

図6 衛生的な手洗いの手順

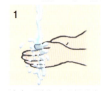
1
流水で洗浄する部分を濡らす。

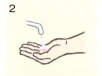
2
薬用石けんまたは手洗い用消毒薬（スクラブ剤）を手掌に取る。

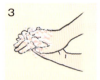
3
手掌を洗う。

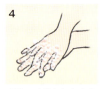
4
手掌で手背を包むように洗う。反対の手も同様に洗う。

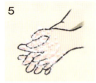
5
指の間もよく洗う。

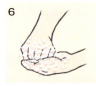
6
指までよく洗う。

7
親指の周囲もよく洗う。

8
指先，爪もよく洗う。

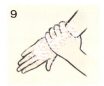
9
手首もよく洗う。

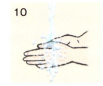
10
流水で洗い流す。

11
ペーパータオルなどで拭く。

a 流水を用いる場合（スクラブ法）

1
消毒薬約3mLを手掌に取る（ポンプを1回押すと霧状に約3mL出る）。

2
はじめに両手の指先に消毒薬をすり込む。

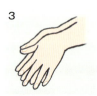
3
次に手掌によくすり込む。

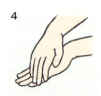
4
手背にもすり込む。

5
指の間にもすり込む。

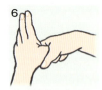
6
親指にもすり込む。

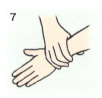
7
手首も忘れずにすり込む。乾燥するまでよくすり込む。

b 速乾性手指消毒薬を用いる方法（ラビング法）

（文献6を基に作成）

まとめ

- 薬袋・ラベルに記載すべき事項を挙げよ（☞p.61）。 実習 試験
- 一包化調剤に適さない薬剤の特徴を挙げよ（☞p.65）。 実習 試験
- 粉砕調剤に適さない薬剤の特徴を挙げよ（☞p.66）。 実習 試験

【引用文献】

1) 厚生労働省：薬剤師法．（https://elaws.e-gov.go.jp/document？lawid=335AC0000000146）（2024年2月時点）．
2) 厚生労働省：薬剤師法施行規則．（https://elaws.e-gov.go.jp/document？lawid=336M50000100005）（2024年2月時点）．
3) 厚生労働省：薬局等構造設備規則．（https://elaws.e-gov.go.jp/document？lawid=336M50000100002_20210801_503M60000100015）（2024年2月時点）．
4) 朝長文彌：病院薬局の環境衛生のあり方．病院薬学，9：79-88，1983．
5) 厚生労働省：医療機関などにおける院内感染対策について．（https://www.mhlw.go.jp/web/t_doc？dataId=00tc0640＆dataType=1＆pageNo=1）（2024年2月時点）．
6) 吉田製薬：消毒薬テキスト 第5版．（https://www.yoshida-pharm.co.jp/infection-control/text/text03.html#a1）（2024年2月時点）．

2章 調剤業務の進め方

6 薬剤の交付・服薬指導

1 薬剤交付と注意事項

- 調剤・鑑査後は，患者と対面で適切な薬剤交付を行う
- 薬剤交付と服薬指導は対人業務であり，コミュニケーションスキルが最も重要となる

薬剤交付と服薬指導の意義

　服薬する患者やその家族らと直接対面して，適切な薬剤交付を行うとともに，正確かつ必要な情報提供・服薬指導を行うことは，薬剤師に求められる最も重要な業務の1つである。調剤業務や鑑査業務を正確に進めても，服薬する患者自身がその薬剤を十分に理解しなければ，最終的に**服薬コンプライアンスの向上**にはつながらない。

　患者の性格や抱えた背景などはそれぞれ異なる。自分の話題を繰り返して薬剤師の説明に耳を傾けない患者もいれば，反対に一切自分の話題を提供してくれない患者もいる。さまざまな性格・思考の患者に対して，必要な情報を十分に理解してもらうためには薬剤師の高い**コミュニケーションスキル**が求められる。近年，人工知能（AI）を活用した調剤鑑査システムも次第に導入されつつあるが，患者と十分なコミュニケーションを図り，相手を思いやり，不安な気持ちに寄り添う業務はAIにはできない。高いコミュニケーションスキルを有する薬剤師だからこそ，可能な対人業務である。

> **補足**
> **服薬コンプライアンス**
> 　医療従事者から与えられた薬剤を，患者が用法・用量を遵守して服用すること。「服薬遵守」ともよぶ。なお，患者自身がより能動的に治療方針や服薬指導に賛同して，それら薬物治療を積極的に受けることを服薬アドヒアランスとよぶ。

薬剤交付の手順

　服薬指導に入る前の準備段階として，薬剤交付の手順について述べる。

■ 事前準備

① 必要な準備物を揃える

　調剤鑑査を終えて一連の調剤業務が完了したのち，担当の薬剤師は薬配バスケットのなかに必要な物〔薬剤，薬剤情報提供書，薬袋，お薬手帳，患者指導箋（必要な場合），処方箋，調剤録，領収書・明細書，その他必要な物（吸入デモ器など）〕を入れる（**図1**）。患者から預かったお薬手帳には，今回調剤したお薬シールを貼る。

② 事前に確認する

　電子薬剤服用歴（薬歴）やお薬手帳情報，**患者記入アンケート**などの内容（**表1**）から，患者情報，今回の処方内容，過去と今回の処方比較，**併用薬との相互作用**などを事前に再度チェックする。

> **基礎へのフィードバック**
> **薬物相互作用**
> 　薬物相互作用とは，複数の薬剤同士を併用した場合に薬剤の効果が増強される，あるいは効果が打ち消されてしまうこと。また，薬剤同士の併用によって予期せぬ反応（新たな有害作用）が起こること。一般的に相互作用のメカニズムは，薬物動態学的相互作用と薬力学（薬理学）的相互作用の2つに分類される。

＊AI：artificial intelligence

図1　薬剤交付・服薬指導に必要な準備物

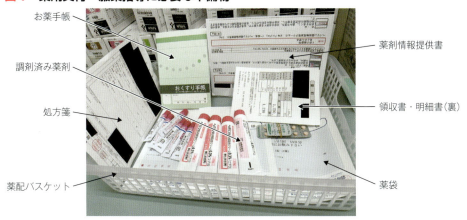

- お薬手帳
- 調剤済み薬剤
- 処方箋
- 薬配バスケット
- 薬剤情報提供書
- 領収書・明細書(裏)
- 薬袋

表1　事前準備で確認する項目

項目	内容例
基本情報	氏名，ふりがな，記入日，生年月日，性別，住所，電話番号
体質関連	便秘，下痢，胃弱，かぶれやすい，アレルギー有無
疾病関連	合併症，既往歴，他病院・他科受診有無
薬剤関連	併用薬有無，副作用歴，飲食（嗜好品：飲酒・喫煙など），後発医薬品への希望，残薬有無
生活関連	妊娠・授乳有無（女性の場合），生活パターン（起床時刻，食事時刻・回数，就寝時刻）など

新規患者の場合，患者記入アンケートに記入してもらうなどの工夫が必要である。

③投薬カウンターに配置する

　準備物一式が入った薬配バスケットを持ち，**投薬カウンター**へ向かう。投薬カウンター上に，対面の患者から見やすい向きになるよう，薬剤情報提供書，薬袋，各薬袋に該当する薬剤，お薬手帳，領収書などを配置する(**図2**)。

■ 患者の呼び出し

　患者の名前もしくは待ち番号を呼んで，該当の投薬カウンターへ誘導する。

　投薬カウンター対面に患者や家族が誘導されたら，該当患者で間違いないか再度名前を**フルネーム(姓名)**で呼んで**本人確認**を行う。

　挨拶をして，「担当薬剤師の○○」であることを伝える。その際，薬剤師のネームカードを一

図2　薬剤交付前の投薬カウンター上の配置例

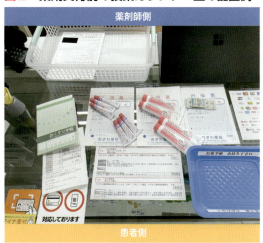

緒に見せると名前が漢字で伝わり，認識してもらうのに効果的である。

■ 患者からの情報収集・分析（症状ヒアリング）

薬剤交付・服薬指導をより効果的に進めるために，患者背景や今回の薬剤処方経緯などについて，患者や家族に事前に聞き取りを行う。

特に新規患者の場合，患者背景についてはより詳細に確認する。呼び出し前に事前に記入してもらったアンケート用紙の内容（**表1**）を活用すると効率的である。

薬剤交付時の注意事項

■ 本人確認

薬剤を患者に交付する際は，患者の**名前をフルネームで確認**して，本人（または家族などの代理人）であることを確かめる。同姓の複数患者が待機しているケースもありうる。自分の名前や待ち番号を十分に聞き取れず，勘違いして投薬カウンターへ近づく患者も散見されるので，対面後に再度フルネームの確認は欠かせない。

■ 第一印象

表情，身だしなみ，言葉遣い，声の大きさやトーン，話し方，仕草，態度などの**第一印象**は，患者との信頼関係を構築するうえで重要な要素である。患者に安心してもらうことが良好なコミュニケーションにつながる。

■ プライバシーの配慮

投薬カウンターの各サイドに，非透明かつ高さのある**パーテーションを設置**するなどの工夫が必要である。隣のカウンターから**薬剤が見えないようにする**ことや，**会話内容を聞こえないようにする**などの細心の配慮が求められる。また，インフルエンザや新型コロナウイルスなどの陽性患者に対する薬剤交付・服薬指導の場合や，その他患者が一層**プライバシー配慮**を希望する場合には，別室で対応したり，待合スペースで工夫する。

■ 待ち時間や順番の提示

処方箋の内容によっては調剤に時間を要するケースもある。その場合，患者へ交付する順番が前後する場面も想定されるので，あらかじめ**ポスター**などで断りを示しておく。もしくは薬剤師が直接「○○さん，順番前後しますが，もう少しお待ちくださいね」と**声がけ**するなど配慮する。

■ 対面時以外の不必要な雑談

調剤室内にいる場合でも，薬剤師間で談笑していたら患者が気分を害する可能性が高い。また，患者にかかわることで談笑していると勘違いされるおそれもある。その後の対面に影響を及ぼさないよう細心の注意を払うとともに，**不必要な雑談は控える**。ただし，患者自身をより理解するための会話アクセントとして，対面時の患者との雑談や日常会話が重要となる場合もある。

■ 専門用語の最低限の使用

専門用語の安易な多用は避ける。なるべく**平易な言葉に言い換えて**説明・指導を行う。専門用語で説明せざるを得ない場合でも，**患者とのアイコンタクト**を行い患者の理解度を確認しながら，理解度に合わせて適切なスピードで説明・指導を行う。

■ 高齢者・障害者などへの配慮

歩行が容易でない患者の場合は，場合によっては患者のそばに行き薬剤説明する必要がある。その際，ほかの患者との隔離（待合室のほかの患者を一時的に移動させるなど）の配慮が必要である。難聴の患者に対しては，大声で説明をすることは避け，必要に応じて**筆談**で済ませる。

■ 守秘義務

患者と話した患者個人にかかわる情報，また疾患や薬剤の情報はすべて個人情報保護の観点からも**他人に一切口外してはならない**。

2 情報提供と指導

- 交付する薬剤の正確な情報を患者に提供し，適正な服薬につながるように指導する
- 生じうる副作用などに早い段階で気付いてもらうための指導でもある
- 処方箋が適切な内容かどうか，服薬指導を行いながら薬剤師が再度確認する

患者への服薬指導

薬剤交付時に，患者へ薬剤の正しい情報を伝え，その薬剤を正しく安全に使用してもらうために指導することを**服薬指導**という。服薬指導では薬剤の用法（回数，タイミング）・用量など，基本的な情報を提供する。加えて，その薬剤の特徴的で起こりやすい副作用や併用薬との相互作用，生活上注意すべき点（車の運転など）についても説明する。薬剤の情報を患者に正しく理解してもらい，起こりうる副作用を最小限に減らすよう努める。

■ 薬剤の説明，併用薬との相互作用，併用注意事項など

わかりやすい言葉や手段で薬剤の説明を行う。用法・用量を記した薬袋，薬剤情報提供書，患者用指導箋などを用いて説明すると視覚的に理解されやすい。効能効果，用法・用量，副作用，併用薬との相互作用，薬剤保管方法など，患者の知りたいポイントを把握したうえで，要点を簡潔にわかりやすく説明する（図3）。

> **専門分野へのリンク**
>
> **小児や高齢者への服薬指導**
>
> 小児や高齢者は，成人とは生理機能が大きく異なる点に細心の注意を払う。小児は肝臓や腎臓の機能が未発達であり，各臓器の薬剤感受性に差がある。一方，高齢者では肝臓や腎臓の機能が低下しており，合併症も多く併用薬の種類も多い。薬剤の代謝や排泄機能が低いことで，薬剤の効力が増強され予期せぬ有害事象を引き起こすことがある。患者ごとの薬剤感受性，薬物体内動態を考慮した服薬指導を行う必要がある。

■ 服薬指導中における処方内容の適切性の確認

服薬指導中に患者から「主治医からの説明内容と違う」「お薬手帳に記録のない○○の薬を服用している」といった訴えがある場合もある。その際には，患者からより詳細な聞き取りを行い，確認した後に必要に応じて薬剤師の専門的観点

図3　服薬指導の様子

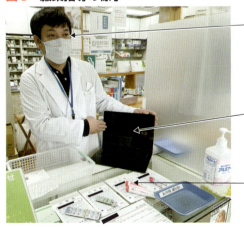

アイコンタクトで患者の理解度を確認する。

PC画面提示も視覚的に効果的である。

薬袋や薬剤情報提供書など資料で説明する。

から医師へ疑義照会を行う（図4）。その結果，処方内容が変更となる場合もありうる。このように，服薬指導中の患者とのやりとりは，処方箋が適切な内容かどうか検討する重要な判断材料である。

図4 疑義照会例

薬剤師：先生，診察中に失礼致します。Aさんの処方内容について確認です。抜歯後の処置薬として抗生剤のサワシリン®カプセル250と鎮痛剤のロキソニン®錠60mgが処方されています。Aさんは3日前に整形外科からロキソニン®錠60mgが30日分処方され，すでに連日服用中です。この場合，抗生剤のみの処方でよろしいかと思いますが，ロキソニン®錠60mgは処方取り消しでよろしいでしょうか？

歯科医師：えっ，そうなの？Aさんはほかの薬を飲んでいるようなことを何も言わなかったので大丈夫かと思ってました。そのような経緯であれば，ロキソニン®錠60mgは処方を取り消し，サワシリン®カプセル250のみをAさんに調剤してください。

■服薬指導のポイント・具体的な服薬指導内容

服薬指導中は，限られた時間内に多くの必要な情報を患者に提供する必要がある。しかし，一度に多くの専門的な情報を説明しても，患者がすべての内容を正しく理解して記憶に留めることは困難である。服薬指導のポイントとして，薬剤師は**指導内容の緊急性**を考慮し，**優先度の高い情報**から指導・提供することを心がける。比較的優先度の低い情報は，その後の服薬指導の機会に分けて説明するなど，患者の理解度に応じて指導を行う。

具体的な服薬指導内容の例を**表2**に示す。薬剤に関する情報提供のほかにも，調剤報酬明細書の明細内容をより詳しく説明するなど，個々の患者の希望に応じて情報提供する必要がある。

その他にも，**先発医薬品**と**後発医薬品**どちらを希望するかによって支払い金額にどの程度差が生じるかなども説明できることが望ましい。

表2 具体的な服薬指導内容の例

- 薬の名称や用量規格
- 期待される薬の働きと得られる結果（効能・効果）
- 実際の服用タイミング・服用方法と服用量（用法・用量）
- 副作用（特徴的な副作用，想定される副作用，重大な副作用）
- アレルギー，合併症，妊娠，授乳などの再確認（事前アンケート内容の再チェック）
- 薬の飲み忘れや過量服用時の対応
- 併用薬の確認，併用時の注意点（市販薬・サプリメント・健康食品も含む）
- 便や尿の色調変化
- 薬の保存方法や使用期限
- 服用中の日常生活での注意点（高齢者の日常動作，車の運転などの危険作業など）
- 残薬の取り扱い
- 主治医から説明された処方変更内容であるか否か
- 前回から今回までの服薬状況
- 服用期間中の体調変化
- その他の重要な注意点
- 患者の質問への回答（患者が気になる点，不安に思う点への対応）

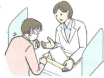

■患者からの質問への対応

薬剤師の一方的な服薬指導は，説明責任を果たしたことにはならない。患者から質問をうまく聞き出して疑問点や不安点を解消したり，より詳しく知りたい点などの理解向上に努める雰囲気作り・コミュニケーションスキルが求められる。

■会計，声かけ・挨拶

最後に会計金額を伝えて会計を済ませる。その際，領収書や調剤報酬明細書を忘れずに渡す。会計時，キャッシュレス支払いが選択可能な薬局も増えつつある。**キャッシュレス推進**により現金授受を減らすことで薬局内の感染症対策につながる。

用語解説　疑義照会　薬剤師が処方箋の記載内容に疑問点・不明点を感じた場合に，発行した医師に問い合わせること。

会計後は薬剤，提供資料，預かりのお薬手帳，保険証など，渡し忘れがないことを確認し，笑顔で「お大事にしてください」と，心のこもった声かけ・挨拶をして患者を見送る。

薬剤の交付・服薬指導の流れ

薬剤の交付・服薬指導の一連の流れを図5に示す。

> **実践!! 臨床に役立つアドバイス**
> **処方医と対等に渡り合える薬剤師を目指す**
> 医師とのコミュニケーションに悩み，疑義照会に苦手意識をもつ薬剤師は少なくない。多忙な医師は疑義照会にあまり時間を割けないため，要点を簡潔かつ明確に伝えることができなければ門前払いされるケースもある。事前に要点をまとめておき，医師がスムーズに回答できるよう有益な情報提供を続けることで信頼関係が生まれる。関係性が構築できれば，医師に頼られる薬剤師になれるだろう。

患者とのコミュニケーション

■ コミュニケーションスキル

薬剤師が患者とコミュニケーションを図るために，まず大切なのは相手の立場に立って考え，価値観を理解して十分に話を聴くことである。その際，自分の価値観・尺度・常識というフィルターで取捨選択しながら話の内容を単に聞きとるのではなく，患者それぞれ異なる価値観に寄り添いながら，表出されていない不安や悩みなどを聴きとること，いわゆる**傾聴**の姿勢を示すことが重要である。

傾聴の姿勢で内容を理解できたら，患者に**共感**したことを十分に伝える。その際，言語的に伝える方法もあれば，非言語的に伝える方法もあるだろう（表3）。こうした傾聴や共感の姿勢をもってコミュニケーションをとることが，薬剤師には求められる。

患者との信頼関係構築のために，薬剤師には表4のコミュニケーションスキルが必要となる。その他，高度なコミュニケーション構築のために，薬学的専門知識および技能習得も必要不可欠である。

表4のようなスキル向上は，薬剤師業務のみで培われるものではない。日頃からさまざまな

表3 傾聴や共感の伝え方

- 患者の使った言葉を繰り返す。
- 患者の使った言葉とは違う言葉で言い換えて明確化する。
- 声のトーンや話すスピードを患者ごとに調節する。
- 頷き，相槌を打つ。
- 笑顔などの優しい表情で接する。
- 沈黙（患者の顔を優しく見つめる）して話を聴く。

図5 薬剤の交付・服薬指導の流れ

調剤業務・鑑査業務 → 薬剤交付前の事前準備 → 患者の呼び出し → 症状ヒアリング・情報収集・分析 → 患者への服薬指導 → 患者からの質問 → 会計 → 終わりの声がけ・挨拶

- 薬配バスケット内に必要な物を準備する。
- 薬歴，お薬手帳，記入アンケートに事前に目を通す。

- 患者背景や今回の処方経緯を聞き取る（アンケート活用）。

- 薬剤の説明，併用薬との相互作用，併用注意事項など，処方内容の適切性を確認する。
- 優先度の高い情報から指導・提供する。

- 疑問点や不明点を解消する。
- 理解向上に努める雰囲気を作る。

（会計：キャッシュレス化によって感染症予防対策を行う。）

- 笑顔で「お大事に」と声をかける。

2章 調剤業務の進め方

79

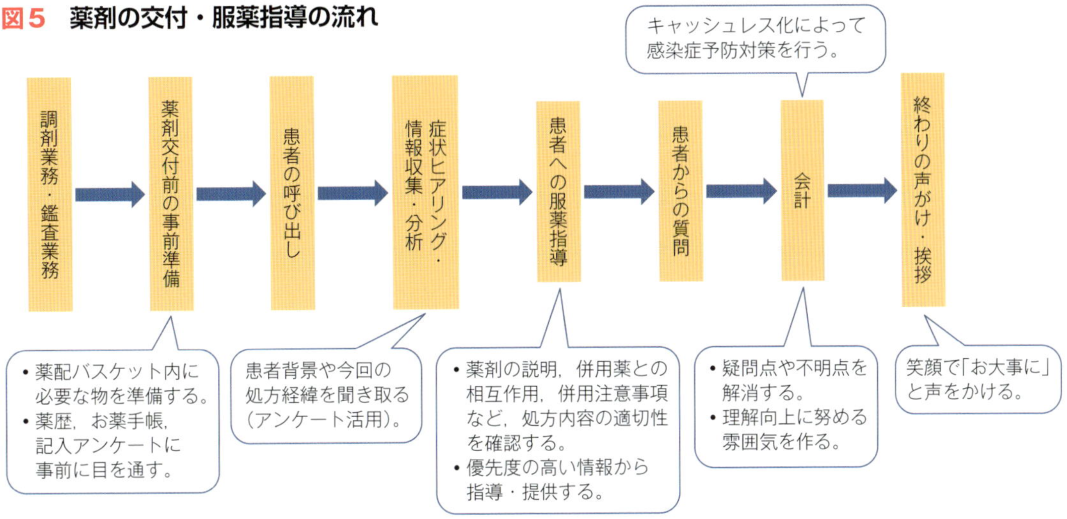

分野に興味をもって経験を積み重ね，社会的活動や交流を深めるなど，常に総合的に自己研鑽する必要がある（図6）。

■ 障害患者へのコミュニケーション

視力障害の患者へのコミュニケーションには，点字シールの活用やガイドヘルパー（移動介護従業者）への説明などの対応が求められる。また，難聴の患者は口話，筆談，手話，指文字などを活用する。

医療従事者間でのコミュニケーション

上記の言語的・非言語的コミュニケーションスキルは，薬剤師同士，薬剤師とほかの医療従事者（医師，歯科医師，看護師，ケアマネジャー，調剤事務員など）との信頼関係構築にも重要なスキルである。これらの関係性が良好でない場合，患者はその病院や薬局の雰囲気を繊細に感じ取り，緊張感を増幅させてしまうこともある。患者との良好なコミュニケーションにマイナスの要因となるおそれもあるので，患者が安心できる雰囲気を作るためにも医療従事者間でも信頼関係の構築を図る。

表4　薬剤師に求められるコミュニケーションスキル

- 患者の心理・心情に寄り添う。
- 患者が遠慮なく自由に話せるよう促す。
- 患者の話を受容的態度で聴き取る。
- 必要な情報を適切に伝える。

図6　患者との信頼関係構築に必要な心がけ

薬剤師として総合的に自己研鑽する

専門知識および技能を習得する	さまざまな分野へ興味・関心を抱く
真摯に傾聴する	多様な経験を積み重ねる
患者に共感する	社会的活動・社会貢献に参加する

3　医療機関との連携

POINT
- 医療機関と薬局が積極的に連携を図ることで，患者への切れ目ない医療や介護サービスの提供につながる
- 積極的な連携を後押しする有用なコミュニケーションツールが現場で活用されている

患者のための薬局ビジョン

近年，薬剤師と薬局を取り巻く環境は大きく変化している。厚生労働省が提唱する「患者のための薬局ビジョン」では，患者本位の医薬分業の実現のために，**かかりつけ薬局・薬剤師の機能**を主軸としたいくつかの大きな枠組みが提示されている[1]。そのなかで「医療機関などとの連携」が枠組みの1つとして提示されており，医療機関，薬局，地域包括施設などが一体となり，互いに連携して患者の健康管理を一元化して見守るための情報共有の取り組みが推進されている。

連携のための機能・ツール

医療機関と保険薬局が連携しながら患者の健康を一元化して管理するためには，施設間の**円滑な意思疎通**が肝要である。円滑な意思疎通のための有用な機能・ツールとして，**疑義照会**，**トレーシングレポート**，患者自身が所持する**お薬手帳**などが挙げられる。

> **補足**
> **疑義照会のタイミング**
> 疑義照会は一般的に，薬剤師が処方箋の内容に従い調剤するタイミングで，処方箋記載内容に疑問点や不明点がある場合に処方医に電話などで急ぎ確認をとる方法である。

■ トレーシングレポート

トレーシングレポートとは，<u>服薬情報提供書</u>のことである。保険薬局で薬剤師が患者から得た情報のうち，緊急性や即時性は低いものの処方医へ伝えておく必要性があると薬剤師が判断した場合に，トレーシングレポートを作成して情報を提供する（表5）。トレーシングレポートを用いることで，調剤時の緊急性が高いタイミング以外にも意思疎通が図れる。

現在，トレーシングレポート運用に関するさまざまな研究が進められており，数多くの有用性が学会や研修会などで報告されている。

表5　トレーシングレポートを用いた報告内容例

- 服薬状況に関する情報
- 複数病院受診の情報
- 残薬調整の提案
- 剤形に関する相談
- 副作用やアレルギーに関する報告
- OTCや健康食品の服用情報
- 服用中の体調変化の情報
- 一包化の提案
- 処方提案（他剤への変更提案，ポリファーマシーの減量提案，用法・用量変更の提案）
- 処方変更後の状況報告
- 長期処方・分割処方での途中経過
- 患者が不安・不満に思っていること

■ お薬手帳

お薬手帳とは，患者の服用している薬の記録を経時的に記録する手帳である（図7，表6）。お薬手帳を常に携帯しておくことで，患者が遠出する場合，転居などでかかりつけ医療機関を変更する場合，災害時などでも，これまでの治療背景を把握していない医療従事者が薬歴・患者背景を知ることができる。

薬の相互作用確認や重複服用防止にもつながり，安全かつ適正な処方・調剤が可能となる。その結果，副作用リスクを未然に減らすことができる。薬剤師は患者に対し，各薬局で交付される薬剤の情報すべてを必ず1冊に情報集約する

表6　お薬手帳の記載内用

	薬剤情報	患者の基本情報
記載内容	・薬剤名 ・服用量 ・服用日数 ・用法 ・使用方法	・氏名 ・性別 ・生年月日（年齢） ・連絡先住所 ・電話番号 ・血液型 ・かかりつけ薬局の連絡先 ・アレルギー歴 ・副作用歴 ・主な既往歴など

図7　お薬手帳の仕組み

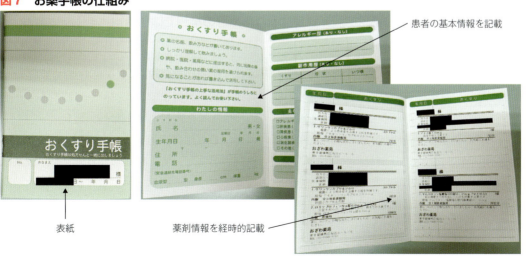

表紙　　薬剤情報を経時的記載　　患者の基本情報を記載

＊OTC：over the counter

よう本来の意義を十分説明し，**常時携帯**するよう指導する。

お薬手帳の活用

お薬手帳は，患者が現在服用している薬剤について，重複投薬，併用禁忌，併用注意の薬剤との飲み合わせなどを薬剤師やその他医療従事者が日常的かつ事前にチェックできる非常に有用なツールである。特に患者が病院・診療所へ入院する場合など，病院薬剤師と保険薬局薬剤師との意思疎通に活用され，不明点があれば相互の薬剤師間で連絡を取り合って迅速に確認し合うことも可能である。現在ではこのような病院薬剤師と保険薬局薬剤師との医療連携を**薬薬連携**とよんでいる(図8)。

図8　薬薬連携

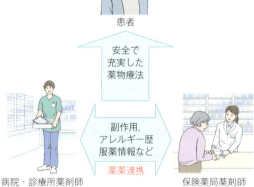

調剤報酬とお薬手帳持参の関係
現在の調剤報酬では，一定期間内に同一薬局へ再来局した場合にお薬手帳を提示すると，提示しなかった場合と比べて調剤報酬が安くなるように設定されている。お薬手帳を活用することで，薬剤師が調剤や鑑査に必要な情報をよりスムーズに得ることができ，より円滑に調剤できるため，このように設定されている。

4　薬剤交付後のフォローアップ

- 近年，薬剤交付後の服薬期間中における患者へのフォローアップが義務化された。ただし，薬剤交付後の継続的服薬管理は新たな概念の業務ではない

薬剤交付後のフォローアップ

薬剤交付後の**服薬期間中フォローアップ**については，これまでも薬剤師から患者に対して必要に応じて電話などで随時行ってきた。しかし近年，「薬剤師法」および「医薬品，医療機器等の品質，有効性及び安全性の確保等に関する法律」が改正・施行され，それまで努力義務であった服薬期間中フォローアップが**義務化**された[2,3]。

服薬期間中フォローアップの基本的なサイクルは，①初回来局時(薬剤交付時点)，②薬剤交付後〜次回来局まで，③次回来局時であり，その後は②③を繰り返し実践する(図9)。

従来であれば，①や③の来局時のみが薬局薬剤師の業務としてとらえられてきたが，改正により②のフォローアップが加わった。②の期間で得られたさまざまな患者情報を適切に確認・分析・評価・対応することで，かかりつけ薬局・薬剤師として，患者の薬剤使用状況を継続的に

図9 服薬期間中フォローアップ

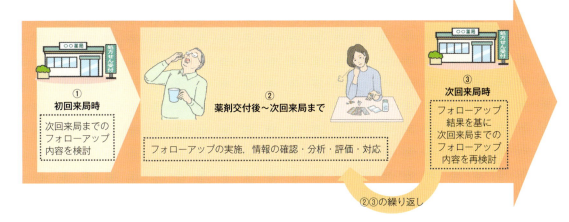

把握し，薬学的知見に基づく服薬指導を行うことができる。**物から人へ**，すなわち調剤そのものを重視した業務から，患者を重視した業務へと薬剤師業務の比重が移行している。かかりつけ薬局・薬剤師として，今後ますます，患者本位の医薬分業推進が求められていくだろう。

まとめ

- 薬剤交付時における注意事項を挙げよ（☞ p.76）。 実習
- 優先度（緊急性）が高いと思われる具体的な服薬指導内容の項目を挙げよ（☞ p.78）。 実習 試験
- 医療機関と薬局との間で円滑な意思疎通を行うための重要な機能・ツールを挙げよ（☞ p.80）。 実習 試験

【引用文献】
1) 厚生労働省：「患者のための薬局ビジョン」，2015.（https://www.mhlw.go.jp/file/04-Houdouhappyou-11121000-Iyakushokuhinkyoku-Soumuka/vision_1.pdf）（2024年1月時点）．
2) 厚生労働省：薬剤師法.（https://elaws.e-gov.go.jp/document？lawid=335AC0000000146）（2024年1月時点）．
3) 厚生労働省：医薬品，医療機器等の品質，有効性及び安全性の確保等に関する法律（https://elaws.e-gov.go.jp/document？lawid=335AC0000000145）（2024年1月時点）．

【参考文献】
1. 町田いづみ，ほか：薬剤師のための医療コミュニケーションスキル -心をつなぐ服薬指導-，じほう，2002.
2. 上村直樹，ほか 編：上 薬剤師業務の基本[知識・態度]，第3版，羊土社，2017.
3. 浜田康次，ほか：基礎からわかる服薬指導，第3版，ナツメ社，2020.

2章 調剤業務の進め方

7 調剤録・薬剤服用歴（薬歴）管理

1 調剤済み処方箋と調剤録

- 調剤済み処方箋は法律によって保険薬局，保険薬剤師に適切な管理が求められている
- 調剤録には必要な記載事項が定められている
- 調剤録はいくつかの記録で代用することができる

調剤済み処方箋

　調剤済みとは，処方箋に記載されている薬剤のすべてが患者に交付され，服薬指導まで完了した状態を指す。調剤済みとなった処方箋は決められた手順に従って処理されなければならない。なお，リフィル処方箋のように繰り返し使用できるものは，最後の調剤の服薬指導まで完了しなければ，調剤済みにはならないので注意する。

■調剤済み処方箋の管理方法

　保険薬局では「薬剤師法」第二十六条（処方箋の記入等），第二十七条（処方箋の保存），「薬剤師法施行規則」第十五条（処方箋への記入事項）の3つの法的規則によって調剤済み処方箋の管理方法が定められている（**表1，2**）[1, 2]。

　保険薬剤師は調剤が完了したら，その処方箋に**表2**の5つの必要事項を記載し，記名押印または署名しなければならない（**図1**）。調剤済みとなった処方箋は**3年間**保管する。

調剤録

　調剤録は薬剤師が調剤を行った内容の記録であり，調剤報酬請求の根拠となる[3]。その作成に関しては「薬剤師法」第二十八条（調剤録），「健

表1　調剤済み処方箋の記入・保存方法

条	規定	内容
二十六	処方箋の記入等	薬剤師は，調剤したときはその処方箋に調剤済みの旨（その調剤によって当該処方箋が調剤済みとならなかったときは，調剤量），調剤年月日その他厚生労働省令で定める事項を記入し，かつ記名押印し，または署名しなければならない。
二十七	処方箋の保存	薬局開設者は，当該薬局で調剤済みとなった処方箋を調剤済みとなった日から3年間保存しなければならない。

（文献1を基に作成）

表2　調剤済み処方箋の記入事項

- 調剤済みの旨または調剤量
- 調剤年月日
- 調剤した薬局，病院，診療所，飼育動物診療施設の名称および所在地
- 医師，歯科医師，獣医師の同意を得て処方箋に記載された医薬品を変更して調剤した場合には，その変更内容
- 医師，歯科医師，獣医師に疑わしい点を確かめた場合には，その回答内容

（文献2を基に作成）

康保険法に基づく保険薬局及び保険薬剤師療養担当規則」（薬担規則）第五条（調剤録の記載及び整備），第六条（処方箋等の保管），第十条（調剤録の記載）に定められている（**表3**）[1, 4]。また「薬剤師法施行規則」第十六条に基づいて必要な事項

用語解説
リフィル処方箋　一定期間内に繰り返し反復利用ができる処方箋のこと。
保険薬局　「健康保険法」に基づく療養の給付の一環として保険業務を取り扱う薬局のこと。
保険薬剤師　保険薬局において保険調剤に従事する薬剤師のこと。

84

を調剤録に記載する必要がある（**表4**，**図2**）[2]。

■ 調剤済み処方箋になった場合

処方箋が調剤済みとなった後に**表4**の①患者の氏名・年齢，③調剤ならびに情報の提供・指導を行った年月日，⑤調剤ならびに情報の提供・

図1　調剤済み処方箋

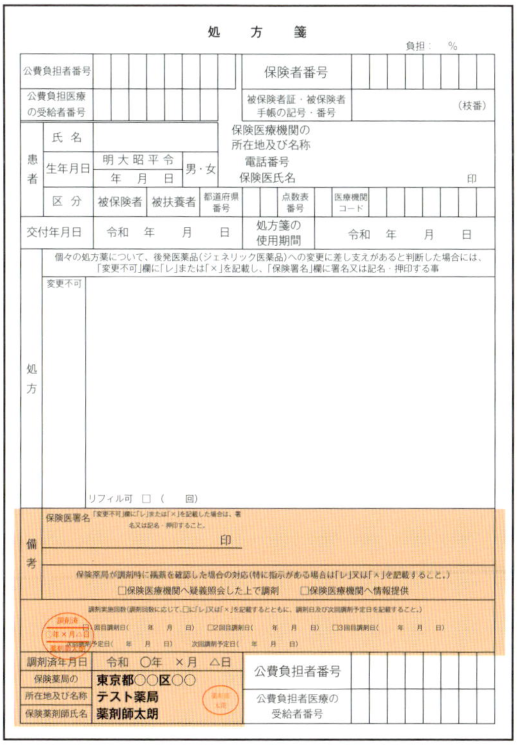

表4　調剤録の記入事項

①患者の氏名・年齢
②薬名・分量
③調剤ならびに情報の提供・指導を行った年月日
④調剤量
⑤調剤ならびに情報の提供・指導を行った薬剤師の氏名
⑥情報の提供・指導の内容の要点
⑦処方箋の発行年月日
⑧処方箋を交付した医師，歯科医師，獣医師の氏名
⑨前号の者（⑧）の住所または勤務する病院，診療所，飼育動物診療施設の名称・所在地
⑩医師，歯科医師の同意を得て処方箋に記載された医薬品を変更して調剤した場合には，その変更の内容
⑪医師，歯科医師に疑わしい点を確かめた場合には，その回答の内容

（文献2を基に作成）

表3　調剤録の作成規定

法	条	規定	内容
薬剤師法	二十八	調剤録	薬局開設者は，薬局に調剤録を備えなければならない。薬剤師は，薬局で調剤したときは，調剤録に厚生労働省令で定める事項を記入しなければならない。薬局開設者は調剤録を，最終の記入の日から3年間，保存しなければならない。
保険薬局及び保険薬剤師療養担当規則	五	調剤録の記載及び整備	保険薬局は，第十条の規定による調剤録に，療養の給付の担当に関し必要な事項を記載し，これをほかの調剤録と区別して整備しなければならない。
	六	処方箋等の保存	保険薬局は，患者に対する療養の給付に関する処方箋及び調剤録をその完結の日から3年間保存しなければならない。
	十	調剤録の記載	保険薬剤師は，患者の調剤を行った場合には，遅滞なく，調剤録に当該調剤に関する必要な事項を記載しなければならない。

（文献1，4を基に作成）

図2　調剤録

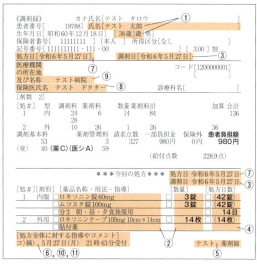

表4の①〜⑪を記載する。

指導を行った薬剤師の氏名，⑥情報の提供・指導の要点のみを記載〔薬剤服用歴（薬歴）などへの記載も可能〕すればよい[5]。

■ 調剤録の代用

2020年に「保険薬局の分割調剤及び調剤録の取り扱いについて」の通知が発表された[6]。この通知では**表5**の4つの事項を記載していれば，薬歴や調剤済み処方箋を調剤録の代用とすることができると明示された（**図3**）。

表5　調剤録の代用

- 「薬剤師法施行規則」第十六条に規定する事項（**表4**）
- 患者の被保険者証記号番号，保険者名，生年月日，被保険者被扶養者の別
- 当該保険薬局で調剤した薬剤について処方箋に記載してある用量，既調剤量および使用期間
- 当該保険薬局で調剤した薬剤および当該調剤などについて請求項目，請求点数および患者負担金額

（文献6を基に作成）

図3　薬歴を調剤録に代用する記載例

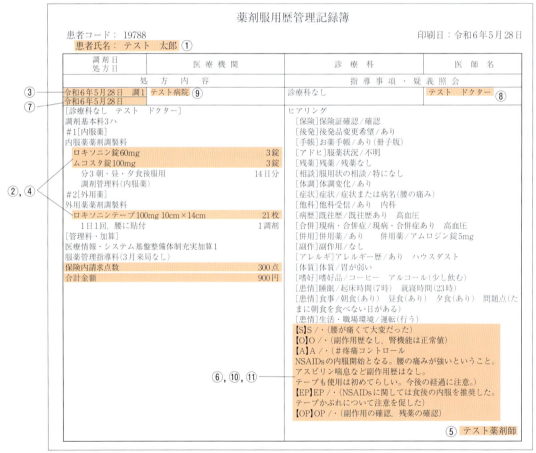

表4の①〜⑪を記載する。

2　薬歴の管理

- 薬歴は調剤報酬算定の根拠となる
- 薬歴は医療者同士のコミュニケーションツールとして活用される

薬歴の意義

薬歴とは一元的で継続的な調剤の記録であり、医療者同士の重要なコミュニケーションツールである（**表6**）。また調剤録と同様に調剤報酬請求の根拠となる[3]。薬歴を基に、薬剤師は副作用を発見したり、処方提案のヒントを得る。あるいは、調剤の方法を確認して患者背景を把握し、治療の最適化につながる方法を模索していく。

表6　薬歴の意義

意義	内容
薬剤師業務の証跡	服薬指導や処方鑑査などさまざまな情報を記録する。
医療者間のコミュニケーションツール	患者の治療上の問題点を共有し、焦点を絞る。
適切な薬学的管理、服薬指導のためのエビデンス	副作用歴、併用薬、現病歴、治療歴などさまざまな情報源となる。

薬歴に関係する法規

薬歴は「薬担規則」第八条において「保険薬剤師は、調剤を行う場合は患者の服薬状況および薬剤服用歴を確認しなければならない」と記載されている[4]。

また、薬歴記載の義務に関しては「医薬品、医療機器等の品質、有効性及び安全性の確保等に関する法律」第九条において薬局開設者は、薬剤師に情報の提供および指導を行わせたときは、その内容を記録させなければならないと定めている[7]。薬歴は、最終の記入から**3年間**保管する[3]。

電子薬歴

これまでは紙ベースの薬歴がほとんどであったが、現在では多くの薬局で電子薬歴が導入されている。電子薬歴を正式な記録とするには、**表7**の条件を満たす必要がある。

表7　電子薬歴の条件

条件	内容
真正性	改変または消去およびその内容を確認できる。記録の責任の所在が明らかである。
見読性	記録事項を直ちに明瞭かつ整然と機器に表示し、書面を作成できる。
保存性	記録事項を保存すべき期間中、復元可能な状態で保存する。

（文献8を基に作成）

最新の薬歴の書き方：進化するデバイス

最近では薬歴作成に**音声入力システム**（**図4**）を導入している薬局も多い。

図4　薬歴に活用される音声入力システム（ENIF voice®）

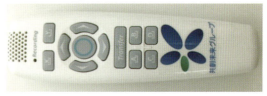

（東邦薬品株式会社より画像提供）

薬歴に記載する内容

薬歴に記載する項目は「厚生労働省保険局医療課長通知」より下記事項の記載が定められている（**表8**）[9]。

表8の情報のうち、③、④、⑥〜⑧の事項に関しては処方箋の受付後、調剤を取り揃える前に、保険薬剤師が患者などに確認する必要がある[9]。特に併用薬や副作用歴を見逃してしまうと、併用禁忌や過敏症の発現など重大な調剤過誤につながる。また、それ以外の情報も定期的に確認し、

薬歴が漫然と更新される状況を作らないように心がける。

表8 薬歴に記載する内容

番号	項目	内容
①	患者の基本情報	氏名，生年月日，性別，被保険者証の記号番号，住所，必要に応じて緊急連絡先
②	処方および調剤内容	処方した保険医療機関名，処方医氏名，処方日，処方内容，調剤日，処方内容に関する照会の内容など
③	患者の体質・意向	アレルギー歴，副作用歴などを含む。薬学的管理に必要な患者の生活像および後発医薬品の使用に関する患者の意向
④	疾患に関する情報	既往歴，合併症および他科受診において加療中の疾患に関するものを含む
⑤	薬剤情報，特定検診情報	オンライン資格確認システムを通じて取得した情報
⑥	併用薬・飲食物の摂取状況	要指導医薬品，一般用医薬品，医薬部外品および健康食品を含む。併用薬などの状況および服用薬と相互作用が認められる飲食物の摂取状況
⑦	服薬状況	残薬の状況を含む
⑧	服薬中の体調の変化，相談事項	服薬中の体調変化（副作用が疑われる症状など）および，患者または家族などからの相談事項の要点
⑨	服薬指導の要点	－
⑩	手帳活用の有無	手帳を活用しなかった場合は，その理由と患者への指導の有無。また，複数の手帳を所有しており1冊にまとめなかった場合は，その理由
⑪	今後の留意点	今後の継続的な薬学的管理および指導の留意点
⑫	指導した保険薬剤師の氏名	－

（文献3を基に作成）

基礎へのフィードバック
学術集会や展示会での情報収集

薬歴作成を効率的に行うことは重要な課題である。本書で紹介した音声入力システム以外にも，薬歴作成を補助するさまざまなシステムが開発されている。こうした新世代のデバイス情報を収集することができるのが，各地で行われている展示会である。例えば「次世代薬局EXPO」ではさまざまな最新の薬局業務補助ツールを見ることができる。時代の変化に対応するためにも，学術集会や展示会などに参加するとよい。効率化のヒントが得られるかもしれない。

3 薬歴の書き方

POINT
● SOAP形式を活用することで一元的で継続的な薬歴が作成できる

SOAP形式

SOAPとは薬歴を作成する記録形式の1つである。SOAP形式の薬歴は，**表9**のように構成されている。

SOAP形式で作成された文章を確認することで，次回担当する薬剤師がとるべき行動の方針を決めることができる。特にassessment項目は薬剤師としての専門的な知識を大いに発揮し，薬歴

の質を大きく高めるために非常に重要である。是非とも，自身のもつ知識と経験を武器に充実した内容を作成してほしい。

SOAP形式の薬歴例

実際のSOAP形式の薬歴の例を**図5**に示す。実際の服薬指導においては複数のプロブレムが混ざり合い，焦点がなかなか絞りづらいことも多い。そうした状況では，一番解決したい問題点は何か思考をまとめて明確にしたうえで，薬歴作成を進めるとよいだろう。

planの分類
planの3つの分類を**表10**に挙げる。

表10 plan項目の3つの分類

項目		内容
Cp	care plan ケア計画	疑義照会，調剤方法の変更など
Ep	education plan 教育計画	情報提供，指導など
Op	observational plan 観察計画	今回の指導を踏まえ次の薬剤師にしてほしいこと

表9 SOAPの構成

	項目		内容
S	subjective data	主観的情報	投薬時の患者もしくは家族の発言，患者の心理状態，質問内容，相談事項
O	objective data	客観的情報	臨床検査値，体温や血圧などバイタルサイン，現病歴，既往歴，併用薬など
A	assessment	評価	薬剤師の専門的視点からの評価，質問に対する回答，処方の妥当性の評価など
P	plan	計画	次回担当する薬剤師にしてほしいこと，患者の注意点，今後の薬学的管理の方針など

図5 SOAP形式の薬歴例

症例 58歳，男性

- Rp1　　　　　錠アムロジピン錠5mg，
　　　　　　　1回1錠　1日1回　朝食後　14日分
- 併用薬　　　　なし
- アレルギー歴・
  副作用歴　　　なし
- 現病歴　　　　なし
- 患者の訴え　　年明けから血圧が上がった。

↓

降圧剤の初回処方

項目	内容
S	血圧が上がった。
O	アムロジピン5mg初回処方 血圧：142/92
A	血圧上昇のためCa拮抗薬アムロジピン開始となった。
Ep	降圧作用によるふらつきやめまいに注意を促した。グレープフルーツジュースの飲み合わせについても説明した。
Op	血圧，残薬状況を確認してほしい。

4 調剤報酬

- 調剤報酬は日本の保険調剤の根幹をなしている
- 調剤報酬を正しく理解したうえで請求しなければ，不正請求となる

調剤報酬

調剤報酬は患者に対して保険薬局，保険薬剤師が調剤業務を実施することで得られる国からの報酬である（**図6**）。調剤報酬には点数が付与されており，**1点当たりの単価は10円**である。

調剤報酬は日本の医療システムの根幹をなすもので，決して不正があってはならない。「薬担規則」第十条においては，「保険薬剤師は，その

図6　保険調剤の流れ

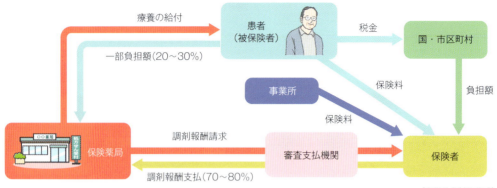

（文献3を基に作成）

行った調剤に関する情報の提供等について，保険薬局が行う療養の給付に関する費用の請求が適正なものとなるよう努めなければならない」と定められている[4]。厳格な運用の背景としては，保険調剤が保険者と保険薬局との間で交わされた公法上の契約に基づく契約調剤であることが挙げられる。

　調剤報酬には，その時代において発展しつつある内容が多く盛り込まれている。2年に1度の診療報酬改定では，毎回目まぐるしくその内容が変わる。調剤報酬の変更点や追加内容を理解することは，保険薬剤師として今後どのように働くべきか考えるための1つの指針となる。

調剤報酬の構成

　調剤報酬は**調剤技術料**，**薬学管理料**，**薬剤料**，**特定保険医療材料料**の4種類から構成されており，調剤技術料と薬学管理料にはさまざまな報酬が含まれている（**表11**）。

■ 調剤技術料

　調剤技術料は**調剤基本料**と**薬剤調製料**の2つの報酬から構成される。

調剤基本料

　薬局利用料に当たる調剤報酬である。薬局の

表11　調剤報酬の構成

分類		報酬
調剤技術料	調剤基本料	加算料 ・地域支援体制加算 ・後発医薬品調剤体制加算
	薬剤調製料	加算料 ・自家製剤加算 ・計量混合調剤加算など
薬学管理料	調剤管理料	加算料 ・重複投薬 ・相互作用等防止加算など
	服薬管理指導料	加算料 ・麻薬指導加算 ・乳幼児服薬指導加算など
	その他の薬学管理料	・服薬情報提供料 ・服用薬剤調製支援料 ・かかりつけ薬剤師指導料 ・在宅訪問薬剤管理指導料 ・外来服薬支援料など
薬剤料		—
特定保険医療材料料		—

（文献10を基に作成）

集中率や門前薬局，チェーン薬局であるかなど薬局の性質によって変動する。集中率が高く，受付回数が多ければ多いほど，調剤基本料は減少する。

　調剤基本料には，薬局のかかりつけ機能を評価した加算である地域支援体制加算も含まれている。調剤基本料では，その薬局の在宅医療へ

の貢献度,所属する薬剤師がどの程度かかりつけ薬剤師として活躍しているかが評価されている。

補足
災害医療にかかわる加算
2024年能登半島地震は記憶に新しく,多くのドラッグストアと調剤薬局が閉局と業務の中断を余儀なくされた。こうした災害時や新型コロナウイルス感染症などパンデミックにおける緊急的な状況において,どう行動すべきかを取りまとめた事業継続計画(BCP)を策定し,共有することを評価したのが**連携強化加算**である。算定するうえでは,地域支援体制加算を取得していることが前提である。ほかにも緊急時に対応可能な体制を確保していることをホームページで公表すること,対応にかかわる地域の協議会,研修または訓練などに積極的に参加することも求められている。災害や感染症などきたるべき困難に立ち向かう姿勢が薬局にも必要である。

薬剤調製料

内服薬や外用薬,注射剤など,さまざまな種類の薬を調剤すること自体にかかわる調剤報酬である。計量混合調剤加算(粉薬,軟膏)に関しても調剤調製料に含まれ,調剤手技を駆使して薬剤を調製することに対する,薬剤師の技術を評価した報酬である。

■ **薬学管理料**

調剤管理料(主に薬学的分析や処方設計),**服薬管理指導料**(主に薬歴や服薬指導),**その他の薬学管理料**に大別される。2015年に「患者のための薬局ビジョン」が厚生労働省から示され,保険薬局におけるかかりつけ機能や在宅医療への貢献度,専門性が調剤報酬に反映されることになった[11]。以前の調剤業務は対物業務を重視していた面があったが,これからは特に**対人業務**が重視されるようになりつつある。2022年度の診療報酬改定では対人業務への評価を高めるために,調剤工程を7つのステップに分け,対物業務と対人業務を明確に区別するような改定がなされた(図7)。

調剤管理料

調剤管理料は対人業務の評価に分類され,調

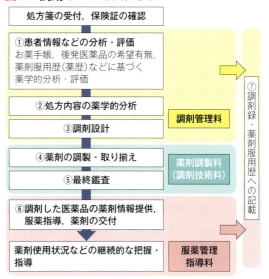

図7 調剤の7つのステップ
(文献10を基に作成)

剤管理料は図7における①患者情報などの分析・評価,②処方内容の薬学的分析,③調剤設計,⑦調剤録・薬剤服用歴への記載の一部にかかわる調剤報酬である。残薬の解消や疑義照会によって処方変更が行われることで取得できる重複投薬防止加算に関しても調剤管理料に含まれている。

服薬管理指導料

服薬管理指導料は対人業務にかかわる報酬である。服薬管理指導料は調剤の7つのステップのうち後半部分を担う。図7における⑥調剤した医薬品の薬剤情報提供,服薬指導,薬剤の交付,薬剤使用状況などの継続的な把握・指導,⑦調剤録・薬剤服用歴への記載の一部にかかわる加算である。服薬管理指導料は患者の**お薬手帳の持参の有無**によって変動し,3カ月以内にお薬手帳を持参した場合は安くなり,持参しなかった場合あるいは3カ月以上たってからの来局の場合は高くなる。お薬手帳の有無に関しては,服薬管理指導料を算定するうえで毎回確認が必須である。

＊BCP:business continuity planning

その他の薬学管理料

これらのほかにも薬学管理料には，さまざまな加算が含まれる（表12）。近年では，トレーシングレポートを用いて医療連携を行った際に算定できる加算（服薬情報提供料），ポリファーマシーに対する取り組みを評価した加算（服用薬剤調製支援料），在宅に関する加算や吸入薬の指導に関する加算などさまざまな内容が盛り込まれている。

表12　その他の主な薬学管理料

- 特定薬剤管理指導加算（ハイリスク薬・抗がん薬）
- かかりつけ薬剤師指導料
- 外来服薬支援料
- 服用薬剤調製支援料（ポリファーマシーに関する加算）
- 在宅患者訪問薬剤管理指導料
- 退院時共同指導料
- 服薬情報提供料

■薬剤料

薬剤料は，医薬品の値段が反映された報酬である。実際には，調剤報酬の約70％は薬剤料が占めており，比率でいえば最も大きな調剤報酬である。そのため，後発（ジェネリック）医薬品推進の背景には薬剤料を抑え，医療費を削減しようという狙いがある。薬剤料は医薬品ごとに定められたいわゆる薬価によって決まり，1点10円で計算され，五捨五超入という特殊な端数計算で算出される。

■特定保険医療材料料

特定保険医療材料料は，保険薬局から保険請求が可能な医療資材にかかわる報酬である。例としては，インスリン製剤とセットで処方される注射針などがこれに該当する。

不正請求と薬剤師の倫理

調剤報酬の取り扱いや理解は，保険薬局・保険薬剤師にとって非常に重要である。しかしながら，2015年の大手薬局チェーンによる薬歴未記載，2016年の大手ドラッグストアによる不正など，薬剤師の品格を揺るがす大きな問題が起きている。将来的に薬剤師になる学生諸君においては「薬剤師行動規範」（表13）にあるように高い品格を身に付け，いざそのような状況におかれたとき，果たして自分の行動が正しいのか省みることができる医療者になってほしい[12]。

補足

薬局薬剤師DX・電子処方箋
2023年より電子処方箋の運用が開始されている。背景にはマイナンバーカードを利用したオンライン資格確認など，システムの基盤が整備されたことがある。直近の薬剤情報，特定健診の情報も薬局のなかで得られるようになってきている。時代の流れに合わせて変化・対応することがこれからの薬局薬剤師には求められている。

表13　薬剤師行動規範の抜粋

項目	内容
任務	薬剤師は，個人の生命，尊厳および権利を尊重し，医薬品の供給その他薬事衛生業務を適切につかさどることによって，公衆衛生の向上および増進に寄与し，もって人々の健康な生活を確保するものとする。
最善努力義務	薬剤師は，常に自らを律し，良心と他者および社会への愛情をもって保健・医療の向上および福祉の増進に努め，人々の利益のため職能の最善を尽くす。
法令等の遵守	薬剤師は，薬剤師法その他関連法令などを正しく理解するとともに，これらを遵守して職務を遂行する。
品位および信用の維持と向上	薬剤師は，常に品位と信用を維持し，さらに高めるように努め，職務遂行に当たって，これを損なう行為および信義にもとる行為をしない。

（文献12を基に作成）

＊DX：digital transformation（x-formation）

まとめ

- 調剤済み処方箋および調剤録の保管期限を答えよ(☞p.84, 85)。 実習 試験
- 調剤録に必要な記載事項を挙げよ(☞p.85)。 実習 試験
- 調剤録の代用可能なケースを説明せよ(☞p.86)。 実習 試験
- 薬歴記載の意義について説明せよ(☞p.87)。 実習 試験
- SOAP形式の「SOAP」要素について説明せよ(☞p.89)。 実習 試験
- 調剤報酬の構成を説明せよ(☞p.90)。 実習 試験

【引用文献】

1) 厚生労働省:薬剤師法. (https://elaws.e-gov.go.jp/document?lawid=335AC0000000146) (2024年2月時点).
2) 厚生労働省:薬剤師法施行規則. (https://elaws.e-gov.go.jp/document?lawid=336M50000100005) (2024年2月時点).
3) 厚生労働省:保険調剤の理解のために(令和5年度). (https://www.mhlw.go.jp/content/001169307.pdf) (2024年2月時点).
4) 厚生労働省:保険薬局及び保険薬剤師療養担当規則. (https://elaws.e-gov.go.jp/document?lawid=332M50000100016) (2024年2月時点).
5) 上村直樹,ほか 編:薬剤師業務の基本[知識・態度]上,第3版,p.51,羊土社,2017.
6) 厚生労働省:保険薬局の分割調剤及び調剤録の取り扱いについて. (https://kouseikyoku.mhlw.go.jp/tokaihokuriku/iryo_hoken/santei/000166468.pdf) (2024年2月時点).
7) 厚生労働省:医薬品,医療機器等の品質,有効性及び安全性の確保等に関する法律. (https://elaws.e-gov.go.jp/document? lawid=335AC0000000145) (2024年2月時点).
8) 厚生労働省:医療情報システムの安全管理に関するガイドライン第6.0版,2024. (https://www.mhlw.go.jp/stf/shingi/0000516275_00006.html) (2024年2月時点).
9) 厚生労働省:調剤報酬点数表に関する事項. (https://www.mhlw.go.jp/content/12404000/000923500.pdf) (2024年2月時点).
10) 厚生労働省:令和4年度診療報酬改定の概要. (https://www.mhlw.go.jp/content/12400000/001079186.pdf) (2024年2月時点).
11) 厚生労働省:患者のための薬局ビジョン,2015. (https://www.mhlw.go.jp/file/04-Houdouhappyou-11121000-Iyakushokuhinkyoku-Soumuka/vision_1.pdf) (2024年2月時点).
12) 日本薬剤師会:薬剤師綱領,薬剤師行動規範・解説,2018. (https://www.nichiyaku.or.jp/assets/uploads/about/kouryo20180226.pdf) (2024年2月時点).

【参考文献】

1. 日本薬剤師会 編:第十四改訂 調剤指針 増補版,薬事日報社.
2. 堀岡正義:調剤学総論 改訂14版,南山堂,2022.
3. 寺沢匡史:シンプルでわかりやすい薬歴・指導記録の書き方,改訂第2版,南山堂,2023.
4. 秋谷侊美:連携強化加算とは? 算定要件と調剤報酬改定から考えるこれからの薬剤師像,2024. (https://yakuyomi.jp/career_skillup/skillup/02_074/) (2024年2月時点).
5. 日本薬剤師会:保険薬局Q&A 薬局薬剤師業務のポイント 令和4年度版,p.13-15,じほう,2022.
6. 河野紀子:改正薬機法施行に伴って明確化 調剤録の記録は薬歴でもOK,保険でも通知,2020. (https://medical.nikkeibp.co.jp/leaf/mem/pub/di/trend/202011/568000.html?n_cid=nbpnmo_aped_app-share) (2024年2月時点).
7. 日本調剤:よく見てみよう! 薬局のお会計. (https://www.nicho.co.jp/column/18666/) (2024年2月時点).

第3章

内用剤の調剤と服薬指導

3章 内用剤の調剤と服薬指導

1 錠剤・カプセル剤

1 錠剤・カプセル剤の特徴

- 患者に最も馴染みがある剤形で，放出性などの面においてより工夫された製剤がある
- 嚥下能力，保管方法などの注意が必要である

経口投与する薬剤の特徴

「第十八改正日本薬局方」には，経口投与する製剤として**錠剤**，**カプセル剤**，**顆粒剤**，**散剤**，**経口液剤**，**シロップ剤**，**経口ゼリー剤**，**経口フィルム剤**が記載されている[1]。また，剤形による分類のほかに，放出性の面から**即放性製剤**や**放出調節製剤**として区別される。

経口投与する薬剤は消化管吸収時に分解を受け，初回通過効果により生物学的利用率が低下することもある。そのため，吸収の改善などを目的にプロドラッグとしたり，胃酸による分解を回避するために腸溶性とするなどの工夫がなされた製剤もある。

> **基礎へのフィードバック**
> **プロドラッグ**
> プロドラッグとは期待する薬効を得るために，ある薬物の分子構造に化学的修飾を加えたものである。体内で代謝されてから薬効を示し，活性本体は化学的修飾が外れた親薬物となる。消化管吸収の改善，溶解性の増大，作用の持続，副作用の軽減，ターゲティングなどを目的とする。例として脳移行性を改善したレボドパ（親薬物はドパミン），吸収を向上させたバラシクロビル（親薬物はアシクロビル）などが挙げられる。

錠剤・カプセル剤の特徴

錠剤・カプセル錠のそれぞれの特徴を**表1**に示す。

表1 錠剤・カプセル剤の利点と欠点

	対象者	特徴
利点	患者	・保管，携帯しやすい。 ・外観で区別しやすい。 ・苦味や臭いの強い薬物でもコーティングなどによって服用しやすくされた製剤がある。
	薬剤師	・吸収の低減の回避，服用回数を減らすことができる製剤がある。 ・取り揃えが簡便，調剤後鑑査が容易である。 ・計量調剤不要で1錠当たりの含量が正確である。 ・包装，流通に便利である。 ・刻印や外観で区別しやすい。 ・軟カプセルによって油状，液状の薬品も服用が可能である。
欠点	患者	・小児や乳幼児には服用困難な場合がある。 ・嚥下能力が低いと飲みにくい（ただし口腔内崩壊錠など機能が付加された錠剤もある）。 ・意識障害や消化管障害がある患者は使用できない。
	薬剤師	・小児，高齢者，患者の背景に応じた細かい用量調節が難しい。 ・カプセルの素材や内容物が湿度や熱の影響を受けることがあり，保管には注意が必要である。

■ 錠剤

錠剤は，経口投与する一定の形状の固形の製剤である。携帯，保管，識別が容易で，患者には最も馴染みがある剤形となっている。

一方で小児や高齢者などは服用困難なことが

あること，細かな用量調節に不向きであること
など欠点に考慮が必要となる。

■カプセル剤

カプセル剤は，**カプセルに充填またはカプセル基剤で被包成形した経口投与する製剤**である。

2 錠剤・カプセル剤の種類

- 錠剤は，形態，服用方法，放出特性などによって分類される
- カプセル剤は，硬カプセル剤と軟カプセル剤に分類される

形態による錠剤の分類

素錠に加え，コーティングを施したもの（フィルムコーティング錠・糖衣錠），圧縮形成の方法を工夫したもの（多層錠，有核錠）がある（**表2**）。

コーティングにより**徐放性や腸溶錠などの機能を付加**したり，**放出挙動を制御**することができる。

表2 形態による錠剤の分類

形態	概要	図
素錠	有効成分に添加物を加え圧縮形成したもの。	
フィルムコーティング錠	素錠に高分子化合物などのコーティング剤で薄く剤皮を施したもの。	剤皮（フィルムコーティング）
糖衣錠	素錠に糖類または糖アルコールを含むコーティング剤で剤皮を施したもの。	素錠／剤皮（糖衣）
多層錠	組成の異なる粉粒体を層状に積み重ねて圧縮成形したもの。	第1成分／第2成分
有核錠	内核錠を組成の異なる外層で覆ったもの。	核となる錠剤／外層となる錠剤

（文献2を基に作成）

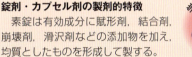

錠剤・カプセル剤の製剤的特徴

素錠は有効成分に賦形剤，結合剤，崩壊剤，滑沢剤などの添加物を加え，均質としたものを形成して製する。

錠剤・カプセル剤とも，製剤均一性試験法と，溶出試験法または溶解試験法（発泡錠の一部，溶解錠は適用しない）に適合する。容器は通常密閉容器とし，防湿性の包装や容器を施すものもある。また服用を容易にする，または有効成分の分解を防ぐなどの目的で，高分子化合物など適切なコーティング剤で剤皮を施すことができる。

服用方法による錠剤の分類

錠剤は服用方法によっても分類できる（**表3**）。

放出特性による錠剤の分類

錠剤は放出特性によって，製剤からの放出性を調節していない**即放性製剤**，放出性を目的に合わせて調節した**放出調節製剤**に大別される。放出調節製剤には，**腸溶性製剤**，**徐放性製剤**などがある。

■腸溶性製剤

胃で有効成分を放出せず，小腸で放出させるよう設計した製剤である。胃内での有効成分の分解抑制，胃に対する有効成分の刺激抑制などを目的としている。

酸不溶性の腸溶性基剤（ヒプロメロースフタル酸エステルなど）で皮膜が施されている。腸溶性

3章 内用剤の調剤と服薬指導

表3 服用方法による錠剤の分類

服用方法	概要	薬剤例
口腔内崩壊 (OD)錠(図1)	・口腔内で速やかに崩壊させて服用できる錠剤である。 ・高齢者で嚥下困難な患者も容易に服用することができる。 ・一包化に不向きな薬剤もある。 ・サイズが小さすぎず，扱いやすいものが多い。	・ドネペジル塩酸塩OD錠 ・ランソプラゾールOD錠
チュアブル錠	・咀嚼して服用する錠剤である。 ・嚥下が苦手な小児でも容易に服用できる。 ・服用時の窒息を防止する形状である。	・モンテルカストナトリウムチュアブル錠 ・スクロオキシ水酸化鉄チュアブル錠
発泡錠	・水中で急速に発泡しながら溶解，分散する錠剤である。	・エストリオール発泡腟錠
分散錠	・水に分散して服用する錠剤である。 ・完全には水に溶けないため容器に残った場合は再度分散させてから服用する。	・エベロリムス分散錠
溶解錠	・水に溶解して服用する錠剤である。	・アズレンスルホン酸ナトリウム水和物錠

図1 口腔内崩壊錠

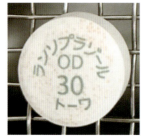
a 水滴下前

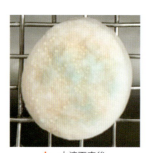
b 水滴下直後

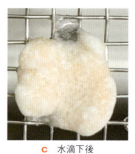
c 水滴下後

OD錠が水に崩壊する様子(a→b→c)。

製剤の例として，アスピリン腸溶錠，メサラジン腸溶錠が挙げられる。

■徐放性製剤

徐放性製剤は，消化管内でゆっくりと薬物を放出させる。薬物の有効血中濃度を有効域に長時間保ち，投与回数を減らして患者の負担を軽減する。また，血中濃度の立ち上がりも小さく，副作用の低減にもつながる。

一方で治療域濃度に達するまでに時間がかかる点，初回通過効果が大きい薬剤は徐放化により生物学的利用率の低下につながるため不向きな点にも考慮が必要となる(図2)。徐放性製剤の例として，ニフェジピンCR錠，バルプロ酸ナトリウムSR錠，テオフィリン徐放錠が挙げられる。

図2 即放性製剤と徐放性製剤の時間-血中濃度推移

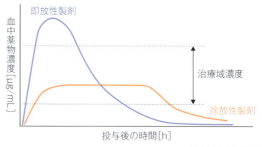

(文献3を基に作成)

> #### 専門分野へのリンク
> **DDS**
> 身体のなかにおける薬物の動き(体内動態)を制御し，選択的かつ望ましい時間-濃度パターンの基に薬物を作用部位に送り込むことによって，薬物治療の最適化を目指す薬物の投与形態をDDSという。放出速度の制御，放出開始時間の制御，放出部位の制御を目的とする。

＊OD：orally disintegrating　＊CR：controlled release　＊SR：sustained release，またはslow release
＊DDS：drug delivery system

徐放性製剤の分類

徐放性製剤は製剤手法により，**シングルユニット型**と**マルチプルユニット型**に分けられる（**表4**）。

シングルユニット型は**錠剤自体が徐放性**をもつ。マルチプルユニット型は服用後に崩壊した**顆粒1つずつが徐放性**をもつ。異なる徐放性をもつものが同一の薬剤に収められるものもある。

カプセル剤の種類

カプセル剤には**硬カプセル剤**および**軟カプセル剤**がある。

■ 硬カプセル剤

有効成分に賦形剤などを加え，カプセルに充填したものである（**図3**）。徐放性や腸溶性をもつものを充填することもできる。硬カプセルのカプセル号数は，値が大きいほど充填量が小さくなる（**表5**）。

■ 軟カプセル剤

有効成分に添加剤を加え，ゼラチンなどの基剤で一定の形状に被包成形したものである（**図4**）。

錠剤・カプセル剤の包装

製剤は，保護，包装との適合性，資材の安全性，投与時の付加的な機能を検討し，適切に包装されている。また，包装は**防湿性**や**遮光性**などの機能に加え，薬剤を**識別**するためにも重要な役割をもつ。

表4 徐放性製剤の分類

製造手法分類	形態	概要	図
シングルユニット	レペタブ型	腸溶性コーティングされた内核錠を胃内で溶ける層で覆った複層錠	糖コーティング／腸溶性コーティング
シングルユニット	スパンタブ型	即放層と徐放層を重ねた二層の錠剤	即放性／徐放性
シングルユニット	ロンタブ型	即放性の外層と徐放性の内核層をもつ錠剤	即放性／徐放性
シングルユニット	グラデュメット型	多孔性プラスチック格子間隔に挟まれた薬剤を拡散で放出する錠剤	多孔性（プラスチック格子）
シングルユニット	ワックスマトリックス型	基剤のマトリックス内に薬剤が分散する錠剤	ワックスマトリックス
マルチプルユニット	拡散徐放型	徐放性皮膜によりコーティングされた顆粒と錠剤	徐放性顆粒
マルチプルユニット	スパスタブ型	徐放性皮膜によりコーティングされた顆粒と即放性部分からなる錠剤	即放性顆粒／徐放性顆粒1／徐放性顆粒2

（文献1を基に作成）

臨床に役立つアドバイス

徐放性製剤の粉砕

徐放性製剤を粉砕して投与したことにより体内に有効成分が急速に吸収され，患者に影響があった事例が報告されている[4]。徐放性製剤は，有効成分の放出が調節された製剤であるため，**粉砕してはならない**。薬剤師は粉砕の可否を評価したり，服用上の注意として患者に噛み砕いて服用しないよう伝える。

図3 硬カプセル剤

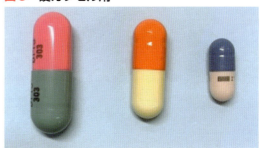

■ バラ包装

錠剤・カプセル剤を個別に包装せずに詰めたものである(**図5**)。

■ PTP包装

プラスチックにアルミなどを貼り付けたものである(**図6**)。薬を清潔に取り扱うことができ，錠剤を包装の外から確認できる。錠剤取り出し部は薄く軟らかくなっており，取り扱う際には傷をつけないよう注意が必要である。

錠剤やカプセルを押し出す補助具も販売されている。

■ SP包装

プラスチックフィルムなどに錠剤を挟み込みヒートシールにしたものである(**図7**)。包装を

表5 各号数のカプセル剤のサイズ

号数	000	00	0	1	2	3	4	5
長さ[mm]	26.1	25.0	21.8	19.4	17.8	15.9	14.5	11.4
容量[mL]	約1.37	約0.95	約0.68	約0.47	約0.37	約0.27	約0.20	約0.13

図4 軟カプセル剤

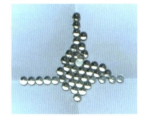
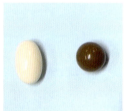

図5 バラ包装

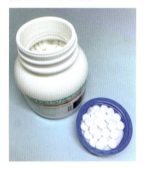

図6 PTP包装

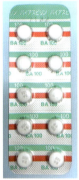
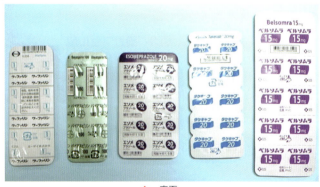

a 表面　　　　　　　　　　b 裏面

*PTP：press through package　*SP：strip package

破り，薬を取り出す。

■ ピロー包装

PTPシート10枚単位などの一定数量をポリエチレン，アルミなどで二次包装したものである（図8）。

■ その他の包装

ベルソムラ®のように，PTP包装により遮光性・防湿性が保たれることで，長期保存試験や加速試験で変化は認められないが，無包装状態では安定性を確保できない医薬品も存在する（図9）。その場合は一包化調剤を控えたり，服用直前にPTPシートから取り出すよう指導する必要がある。

医療安全の観点から包装に識別性をもたせた製剤（図10），薬効が記載された製剤，PTPシートにバーコードが表示された製剤（図11），保管上の注意点が記載された製剤（図12）もある。

図7　SP包装

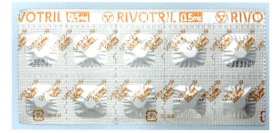

図8　ピロー包装（裏面）

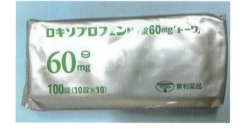

図9　遮光性をもつ包装

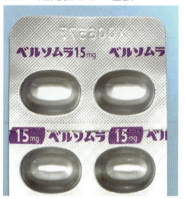

図10　識別性をもつ包装

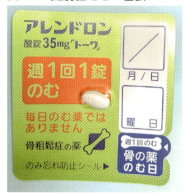

図11　薬効，バーコードの記載がある包装

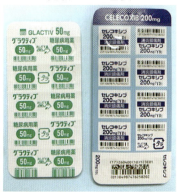

図12　「吸湿注意」の記載がある包装

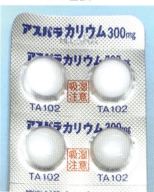

PTPの取り扱い

医薬品を**PTPシートごと飲み込んでしまい，喉や食道を傷つける**例が報告され，厚生労働省から適正使用について通知が出されている[5]。誤嚥事例は，特に高齢者に多い。

業界団体はPTPシートのミシン目を一方向のみとして1錠ずつ切り離せないようにしたり，誤飲の注意表示を増やす対策をとっている[6]。

薬剤師をはじめとした医療者は誤飲防止のため，調剤，与薬時に不用意に1つずつ切り離さないようにすること，患者やその家族に誤飲の危険性を伝え十分指導すること，必要に応じて家族など介護者の見守りの検討や一包化の活用を検討する。

3 特殊な製剤

POINT
- 口腔内に適用する薬剤は，口腔粘膜を通して全身で作用させるもの，局所作用させるものがある
- 経口投与する薬剤と異なり消化管を経由せず，初回通過効果を受けないものもある

口腔内で使用する製剤を**表6**に示す。口腔用錠剤は，薬効の発現が変化したり，消化管での分解の影響を受けることがあるため飲み込まずに，口腔内に留めて効果を発揮させる。口腔用錠剤は，消化管から吸収される口腔内崩壊錠とは区別が必要である。

表6　口腔用錠剤，液剤，スプレー剤

作用	種類	特徴	例
主に全身	舌下錠（図13）	・有効成分を舌下で速やかに溶解させ口腔粘膜から吸収する。 ・薬効発現が速い。 ・噛んだり飲み込んだりしない。	フェンタニルクエン酸塩（がん突出痛） 硝酸イソソルビド（狭心症発作）
	バッカル錠（図14）	・有効成分を臼歯と頬の間で徐々に溶解させ，口腔粘膜から吸収する。	フェンタニルクエン酸塩（がん突出痛）
	ガム剤（図15）	・咀嚼により有効成分を放出する。	ニコチン（禁煙補助）
主に局所	付着錠（図16）	・口腔粘膜に付着させて用いる。	トリアムシノロンアセトニド（口内炎）
	トローチ剤（図17）	・口腔内で徐々に溶解または崩壊させ，口腔，咽頭などの局所に用いる。 ・服用時の窒息を防止する形状である。	デカリニウム塩化物（咽頭炎）
	含嗽剤（図18）	・口腔，咽頭などの局所に適用する液状の製剤である。	アズレンスルホン酸ナトリウム水和物（咽頭炎）
全身と局所	口腔用スプレー剤（図19）	・口腔内で有効成分を噴霧する製剤である。	リン酸二カリウム・無機塩類配合剤（口腔乾燥症）

図13　舌下錠の使用方法

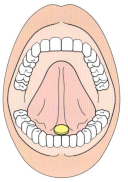

（文献7を基に作成）

図14　バッカル錠の使用方法

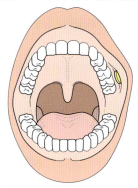

上奥歯の歯ぐきと頬の間に挟み，溶けて粘膜から吸収されるのを待つ。

（文献8を基に作成）

図15　ガム剤

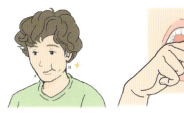

味を感じるまで15回程度噛み，頬と歯ぐきの間に1分ほど置く。これを約30～60分間繰り返した後，ガム剤は紙などに包み捨てる。

（文献9を基に作成）

図16　付着剤

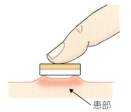

唾液をつけた指先を淡黄赤色層に軽く押し当て，錠剤を持ち上げる。患部の上に白色層を置いて，2～3秒押さえてから指をゆっくり離す。貼付後数分間は舌で触れない。

（文献10を基に作成）

図17　トローチ剤

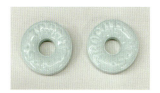

図18　含嗽剤

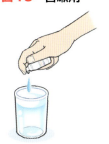
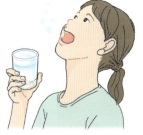

ノズルに1回押し切り分，または5～7滴をコップに滴下してうがいをする。

（文献11を基に作成）

図19　口腔用スプレー剤

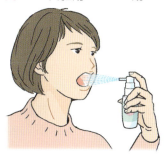

3章　内用剤の調剤と服薬指導

103

4 計数調剤における注意事項

- 錠剤・カプセル剤の調剤時は，医薬品情報に加えて併用薬や身体情報の評価が必要となる
- 嚥下能や保管方法などを考慮し，薬物治療を継続できる方法を検討する

計数調剤の流れ

調剤は図20の順序で行う。薬剤師は医薬品情報や患者情報を確認し評価する。疑問が生じた際には，疑義照会を行う。

■処方箋発行

処方箋を発行し，薬袋を用意する。

■処方鑑査

身体情報，処方意図，処方内容，処方歴，臨床検査値，疾患名，医薬品情報（用法・用量は適切か，禁忌や相互作用はないかなど），薬物血中濃度モニタリング（TDM）値などを確認する（図21）。

薬剤ごとの医薬品情報の評価に加えて，**他薬剤や食品などとの相互作用**により，薬効が増強または減弱することがある。また，腎機能が低下している患者や小児，高齢者など，一般的な用法・用量が個々の患者にとっては過量となることもある。そのため，併用薬や身体情報など，**患者個々の背景を考慮した評価**が必要となる。

処方箋内容を確認し，必要時は**疑義照会**を行う。薬剤師は，処方箋中に疑わしい点があるときは，疑わしい点を明らかにした後でなければ調剤してはならない。

■計数調剤

調剤する薬剤を特定し，商品名，剤形，規格を確認し，総量を計算して取り揃える。携帯情報端末とバーコードを利用した医薬品照合システムの使用も有用である（図22）。また，卓上

図20　計数調剤の流れ

処方箋発行 → 処方箋受付 → 処方鑑査 → 薬袋作成 → 計数調剤 → 調剤鑑査 → 薬剤交付，服薬指導 → 処方箋保存

図21　処方鑑査

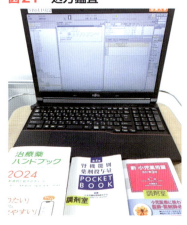

図22　計数調剤

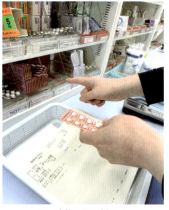
a　手動で取り揃える

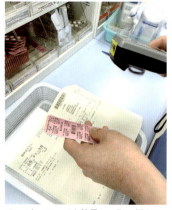
b　バーコードを使用して取り揃える

＊TDM：therapeutic drug monitoring

図23 調剤鑑査

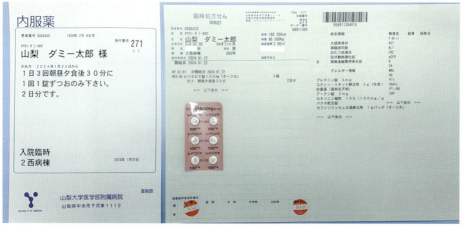

(山梨大学医学部附属病院の許諾を得て掲載)

分包機や自動分割分包機を用いて調剤を行うこともある。患者の理解度や生活スタイル，服薬支援の必要性に応じて一包化を考慮する。

■ 調剤鑑査

商品名，剤形，規格，数量，処方内容について再度確認を行う（図23）。患者の薬物治療に直結するため，特に注意が必要となる。調剤された薬剤が処方箋に記載されたものと一致しているかの確認だけでなく，処方箋に記載された内容の妥当性など，すべての過程を確認する。

錠剤，カプセル剤調剤時の調剤過誤対策

調剤過誤の事例として，計数間違い，規格・剤形間違い，禁忌や相互作用の見落とし，調剤漏れ，交付漏れ，薬袋の入れ間違い，交付相手の間違いなどが挙げられる。なかでも，処方された薬剤とは違うものを調剤することは，患者へ健康被害を与える可能性が高くなるため，その回避は必須である。

別の薬剤を調剤することの原因として，外観（色，包装，大きさ，形態など）の類似（図24），薬効の類似，複数規格の存在（図25），名称類似などが挙げられる。

図24 外観が類似する薬剤の例

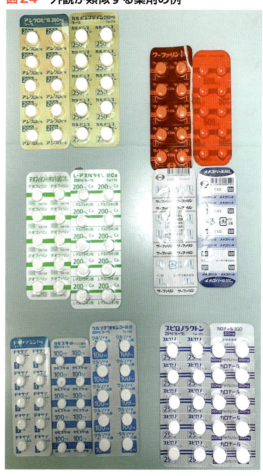

3章 内用剤の調剤と服薬指導

105

図25　複数規格が存在する薬剤の例

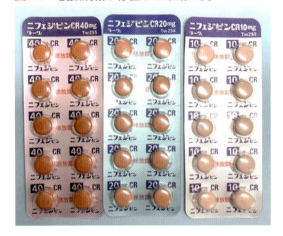

　調剤過誤防止のために，鑑査に集中できるような環境整備，バーコード照合の導入，棚への返却間違いを防ぐための工夫，ウィークリーシートと10錠シート導入の検討，調剤棚への注意喚起の記載，類似性の認められない薬剤を採用薬とするなどのシステムを含めた具体的な対策が有用となる。

補足
薬効が類似する薬剤
　錠剤以外でも，薬効が類似する薬剤には注意が必要である（図26）。

図26　薬効が類似する薬剤

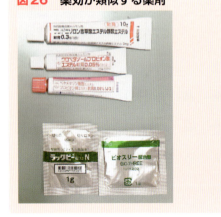

■薬剤交付，服薬指導

　薬剤情報提供書などを用いて，薬剤交付，服薬指導を行う（図27）。

図27　薬剤情報提供書

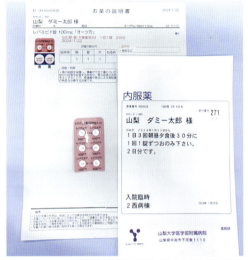

（山梨大学医学部附属病院の許諾を得て掲載）

医薬品情報の伝え方

　服薬指導は平易な言葉でわかりやすく行う。薬物治療の意義，用法・用量，副作用，使用上の注意，日常生活の注意点（食事や医薬品との相互作用，運転，飲酒喫煙，高所での作業，医薬品使用に伴う尿や便の変化など），管理上の注意点（冷所保管，曝露のリスクなど）を理解してもらえるよう対話する。

　薬物治療の目的を共有することで，患者が自ら治療にかかわり実行していく意欲が増すことが期待できる。

　また，外来患者などは自宅での生活のあり方が重要となる。副作用を正しく認識することで，重篤な副作用に早急に対応できたり，過剰な不安による服薬中断を回避することができる。

患者の理解度・生活スタイルへの配慮

　医薬品情報に加え，患者が安全で有効な薬物治療を継続できるよう，患者の理解度や身体能力（聴力障害，視覚障害，運動機能障害の有無など），生活スタイルへの配慮が必要となる。

例えば，錠剤が内服困難な患者は剤形変更の検討，PTPを押し出すことで手指に苦痛を感じる患者は補助具や一包化の活用，服薬管理が困難な場合は配薬カレンダーなどの利用，また家族や介助者など服薬の協力者への指導が挙げられる。

　薬物治療の継続と服薬アドヒアランス向上のために，丁寧な面談を行う。

> **補足**
> **オンライン服薬指導**[12]
> 「医薬品，医療機器等の品質，有効性及び安全性の確保等に関する法律」の改正により，対面の服薬指導に加え，オンライン服薬指導も認められた。映像，音声による服薬指導が可能となった。実施にあたっては薬学的知識のみならず情報通信機器の使用や情報セキュリティなどに関する知識も必要とされている。

特殊な調剤

■ 錠剤の分割調剤

　錠剤を半分に割ることがある。錠剤を割ることで用量調節，またサイズが大きな錠剤を小さくすることが可能となる。ただし，含量の正確さは確保されず，最終包装形態で確保された品質保証は失われる。また，腸溶性錠や徐放性錠など製剤学的に半錠とすることが不適切な医薬品もあり，各薬剤について知識と評価が必要となる。添付文書，インタビューフォーム，書籍などを参考に個々の薬剤について半錠の可否を判断する。

分割方法

　割線を有する錠剤を扱う場合は手や器具を消毒し，割線を上にして両手で錠剤を押さえる。割線のない面に向かって力を加え錠剤を割る。このとき消毒したスパーテルの背を利用することもある（図28）。また，錠剤はさみを用いて錠剤を割ることもできる（図29）。

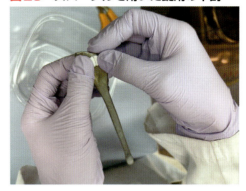

図28 スパーテルを用いた錠剤の半割

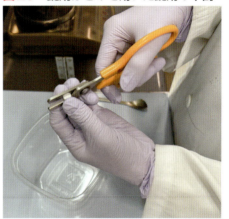

図29 錠剤はさみを用いた錠剤の半割

■ 簡易懸濁法

　薬剤をチューブから注入する際に，錠剤の粉砕や脱カプセルを行わず，そのままお湯（約55°）に入れて錠剤やカプセル剤を崩壊・懸濁して投与する方法である（図30）。粉砕によるロスの低減，曝露リスクの低減，服用時に薬剤の確認ができることなどが利点である。ただし，シングルユニットタイプの徐放性製剤など懸濁に不向きな製剤もある。また，薬物動態に変動が生じる可能性を考慮する必要がある。

図30 簡易混濁法

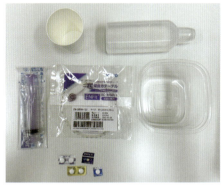

a 必要物品を揃える。

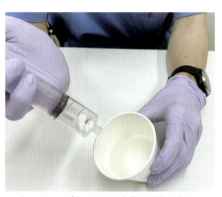

b キャップをつけた注入器に薬剤を入れ、適量の温湯を吸い取る。

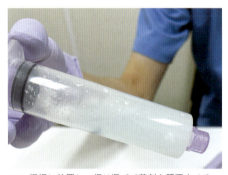

c 温湯に放置し、振り混ぜて薬剤を懸濁させる。

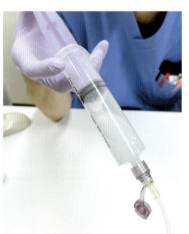

d 懸濁液を投与する。

まとめ

- 錠剤の形態による分類について説明せよ（☞p.97）。 実習
- 徐放錠、腸溶錠を粉砕することのリスクを説明せよ（☞p.99）。 実習 試験
- 舌下錠の利点について説明せよ（☞p.102）。 試験

【引用文献】

1) 厚生労働省：第十八改正日本薬局方．(https://www.mhlw.go.jp/content/11120000/000788359.pdf)（2024年1月時点）．
2) 岡庭　豊：薬がみえるvol.4, メディックメディア，2020．
3) 堀岡正義：錠剤・カプセル剤の調剤, 調剤学総論, 改訂14版, p.372, 南山堂，2022．
4) 日本医療機能評価機構：徐放性製剤の粉砕投与, 2020年．(https://www.med-safe.jp/pdf/med-safe_158.pdf)（2024年7月時点）．
5) 厚生労働省：PTPシート誤飲防止対策について（医療機関及び薬局への注意喚起及び周知徹底依頼）．(https://www.mhlw.go.jp/stf/houdou/2r9852000000rwgy-img/2r9852000000rwif.pdf)（2024年1月時点）．

6) 日本製薬団体連合会 編：PTP包装シート誤飲防止について．(http://www.fpmaj.gr.jp/medical-info/safety-related-info/_documents/Leaflet.pdf)(2024年1月時点).
7) アブストラル舌下錠100μg/200μg/400μg患者向け医薬品ガイド(2023年10月更新).
8) イーフェンバッカル錠50μg/100μg/200μg/400μg/600μg/800μg患者向け医薬品ガイド(2020年10月更新).
9) ニコレット®添付文書・インタビューフォーム(2023年6月改訂).
10) アフタッチ®口腔用貼付剤25μg添付文書・インタビューフォーム(2021年9月作成).
11) アズノール®うがい液4％添付文書・インタビューフォーム(2023年3月改訂).
12) 厚生労働省：オンライン服薬指導の実施要綱について．(https://www.mhlw.go.jp/content/000995230.pdf)(2024年7月時点).

【参考文献】
1. 日本薬剤師会 編：調剤指針，第十四改訂，薬事日報社，2018.
2. 倉田なおみ：簡易懸濁法マニュアル，第2版，じほう，2021.

3章 内用剤の調剤と服薬指導

2 散剤・顆粒剤

1 散剤・顆粒剤の特徴

- 散剤・顆粒剤は，錠剤が飲めない乳幼児や嚥下機能が低下した高齢者も内服が可能である
- 計量調剤は投与量を細かく調節できる一方で，作業工程が多く，外観による識別が難しいため細心の注意を払う

散剤・顆粒剤の共通の特徴

経口投与する粉末状の製剤を**散剤**，粒状に造粒した製剤を**顆粒剤**という．錠剤・カプセル剤が飲めない**乳幼児や嚥下機能が低下した高齢者**に適する．患者の年齢などに応じて**投与量を細かく調節できる**一方で，外観による識別が難しく，その調剤・鑑査には細心の注意を要する（**表1**）．

散剤・顆粒剤の比較

散剤は味や臭いのほか，飛散や付着が問題になることがある．顆粒剤は散剤より飛散性が少なく，コーティングにより苦みや臭いを抑えたり，徐放性顆粒や腸溶性顆粒とすることが可能である．一方で，粒子の大きさはさまざまであり，散剤やほかの顆粒剤との均一な混和は難しい（**表2**）．

表1 散剤・顆粒剤の共通の特徴

	特徴
利点	・錠剤・カプセル剤が飲めない乳幼児や高齢者も内服できる． ・投与量を細かく調節できる． ・錠剤・カプセル剤より早く吸収される．
欠点	・調剤時や服用時の飛散や付着が問題となる場合がある． ・外観が似ているため，識別が難しい． ・計量調剤は作業工程が多く，時間がかかる．

表2 散剤・顆粒剤の比較

	散剤	顆粒剤
外観		
特徴	・粉末状のため空気中に飛散しやすい． ・味や臭いがマスキングされないため，服用しにくい場合がある．	・散剤より飛散しにくい． ・コーティングにより苦みや臭いを抑えたり，徐放性や腸溶性とすることが可能である． ・粒子の大きさはさまざまであるため，散剤やほかの顆粒剤との均一な混和は難しい．

110

顆粒剤の細分類

顆粒剤の細分類を**表3**に示す。

表3　顆粒剤の細分類

分類	特徴
細粒剤	顆粒剤のなかでも粒が小さい製剤である。
発泡顆粒剤	水中で急速に発泡しながら溶解，または分散する顆粒剤である。
徐放性顆粒剤	服用回数を減らす，または副作用を低減させることを目的とした製剤である。放出速度や放出時間，放出部位を調節する。
脂溶性顆粒剤	有効成分が小腸内で放出するように設計された製剤である。胃内での分解を防ぐ，または有効成分の胃に対する刺激作用を減らす目的がある。

2　散剤・顆粒剤の包装と種類

●散剤・顆粒剤は計量調剤により分割分包する

散剤・顆粒剤は秤量して分割包装する（**図1**）ほか，あらかじめ分割包装して市販される分包品がある（**図2**）。また，光により力価が低下する薬剤は，分包後，**遮光袋**に入れて交付する。

図1　計量調剤で分割包装した薬剤

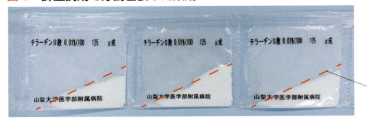

薬剤が三角形になるように傾け，均等に分包されているかを確認する。

図2　市販の分包品

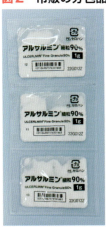
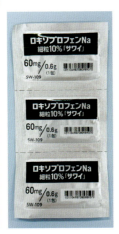
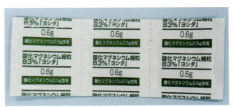

> **臨床に役立つアドバイス**
>
> **瓶詰包装**
> 散剤はプラスチックボトルやガラス瓶に入ったもののほか，袋詰めのものもある。袋詰めのものは装置瓶に詰め替えて保管する。装置瓶への充填ミスは多くの患者に被害が及ぶため，充填作業は慎重かつ正確に行わなければならない。また，装置瓶への充填は使いきってから行い，使用期限やロット番号がわかるように管理する。

3 散剤・顆粒剤の調剤手順

● 散剤・顆粒剤における計量調剤では調剤過誤に留意し，慎重に進めることが重要である

散剤・顆粒剤における計量調剤の流れを**図3**に示す。散剤・顆粒剤の計量調剤では，調剤薬の安全性と調剤者の健康確保のため，**マスクと帽子を着用**する。抗がん薬を扱う際は曝露防止の観点から手袋やガウンも着用し，ほかの散薬や調剤環境への汚染にも注意する。

図3 散剤・顆粒剤における計量調剤の流れ

天秤の水平確認・ゼロ点調整 → 処方鑑査 → 秤量 → 混和 → 分割包装（分包）→ 調剤鑑査

天秤の水平確認・ゼロ点調整

正確に秤量するため，使用する天秤が正常に作動することを確認する。天秤の水平確認は毎日行い，ゼロ点調整は秤量のつど行う。また，重量は分銅を用いて定期的に検査する。

処方鑑査

患者氏名と年齢・体重，薬品名，用法・用量を確認して秤取量を計算する。薬用量は，薬剤の**成分量**で処方される場合と実際に秤量する**製剤量**で処方される場合があるため，どちらで処方されているかを必ず確認する。処方量が通常量と異なる場合には疑義照会を行うなど，確認が必要である。

成分量と製剤量
「成分量」は主薬量，原薬量，力価などを示すのに対して，「製剤量」は秤取量，秤量を示す。成分量と製剤量の間違いを防ぐため，散剤の処方は成分量と製剤量のどちらであるかを明記するなど対策がとられている。

■ **処方例**

処方例を基に，どのように処方鑑査を行うのか**図4**に示す。

図4 処方例

| 症例 | 2歳，女児（体重12kg）
チペピジンヒベンズ酸塩散10%，1回6.7mg（1日20mg）
【成分量】1日3回，朝昼夕食後，3日分 |

処方量は適切か確認する。

添付文書より，1歳以上3歳未満では1日0.1〜0.25gが適正量である[1]。
1% ＝ 1g/100g
　　＝ 1,000mg/100g
　　＝ 10mg/gより，
10%は100mg/gである。
チペピジンヒベンズ酸塩散の1日量は20mg÷100mg/g＝0.2gであり，処方量は適切である。

チペピジンヒベンズ酸塩散の秤取量を計算する。また，1包が0.2gになるよう乳糖で賦形する場合，乳糖の秤取量を計算する。

チペピジンヒベンズ酸塩散の秤取量は0.2g/日×3日＝0.6gである。
チペピジンヒベンズ酸塩散と乳糖を合わせた1日量は，0.2g/包×3包＝0.6gである。また，乳糖の1日量は0.6g−0.2g＝0.4gであるため，乳糖の秤取量は0.4g/日×3日＝1.2gとなる。

臨床に役立つアドバイス

小児薬用量の考え方

添付文書に体重当たりの投与量が記載されている場合は，その記載に従い投与量を確認する．体重から求めた投与量が成人量を超えないか，注意する．小児の平均体重を把握しておけば，処方量が適切かを判断する際に参考になる場合もある（**表4**）．

表4 小児の年齢別体重の目安

年齢	0カ月	3カ月	6カ月	1歳	2歳	3歳	4歳	5歳	6歳
体重	3kg	6kg	8kg	10kg	12kg	14kg	16kg	18kg	20kg

（文献2，3を基に作成）

実際には小児薬用量が添付文書に明記されていない薬も多く，薬用量の目安を算出したい場合には年齢から算出するAugsberger式〔小児薬用量＝($\frac{年齢 \times 4 + 20}{100}$)×成人量〕や，これに基づくVon Harnackの換算表（**表5**）が汎用される．

表5 フォンハルナックの換算表

年齢	3カ月	6カ月	1歳	3歳	7.5歳	12歳	成人
薬用量比	$\frac{1}{6}$	$\frac{1}{5}$	$\frac{1}{4}$	$\frac{1}{3}$	$\frac{1}{2}$	$\frac{2}{3}$	1

（文献4より引用）

ただし，これらの算出方法はあくまでも目安であるため，最新のガイドラインや信頼できる文献などを参考に判断することもある．

秤量　動画1

天秤の水平とゼロ点を再確認する．秤量は，**薬品名**，**規格**，**薬用量**を確認して行う．調剤ミスを防ぐため，装置瓶は薬品名を隠さないように持ち，装置瓶の表示は3回（調剤棚から装置瓶を取り出すとき，秤量する直前，秤量後に調剤棚にもどすとき）指差し口頭確認する（**図5**）．必要に応じて賦形を行い，混合する場合は配合変

図5 秤量の方法

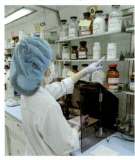
a 薬品名を指差し口頭確認し，装置瓶を取り出す．

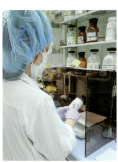
b ラベルを上にして持ち，秤量直前に薬品名を指差し口頭確認する．

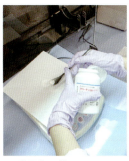
c 装置瓶の蓋はスパーテル（薬さじ）を持っている手の薬指，小指，手のひらでつかむようにして持ち，秤量する．蓋を手に持つことが難しい場合は置いてもよいが，蓋の内側を上にして置く．微調整は，人差し指でスパーテルの中程を軽くたたくとやりやすい．

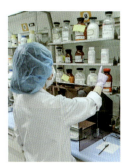
d 装置瓶を所定の調剤棚に戻し，薬品名を指差し口頭確認する．

化などを確認する（**表6**）．近年は機械化が進み，秤量・混和・分割包装まで自動で行う散薬調剤ロボット（**図6**）もある．

表6　配合不適の組み合わせ

配合不適の医薬品・添加剤	起こりうる変化
アスピリン（鎮痛消炎剤）＋炭酸水素ナトリウム（制酸剤）	加水分解
トリメタジオン（抗てんかん薬）＋エトスクシミド（抗てんかん薬）	融点降下による湿潤液化
レボドパ（抗パーキンソン病薬）＋酸化マグネシウム（緩下剤）	変色（黒変）
アミノフィリン水和物（喘息治療剤）＋乳糖（賦形剤）	変色（黄変）
イソニアジド（抗結核薬）＋乳糖（賦形剤）	含量低下，変色（黄変）

図6　散薬調剤ロボット

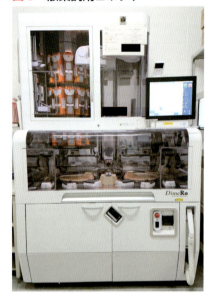

賦形剤

　分包重量が少量の場合に，調剤上および服用上の取り扱いをしやすくする目的で**賦形剤**を適宜加える．賦形剤は薬理作用を示さず，無害なものでなければならない．通常，賦形用乳糖を用いるが，アミノフィリン水和物やイソニアジドの賦形には，配合変化を防ぐためにデンプンを用いる（**表6**）．なお，顆粒剤やドライシロップ剤は製剤の特徴から賦形しない．

■ **希釈散**

　0.1 g以下の秤量となる医薬品に，賦形剤を加えて適当な濃度に希釈したものである．希釈散の作成により散剤を迅速かつ正確に調剤できる一方で，調剤過誤のリスクに留意が必要である．

> **実践!!　臨床に役立つアドバイス**
>
> **薬塵**
>
> 　散剤は飛散しやすく，計量調剤では**薬塵**が発生する．薬塵の吸入による健康被害を防止するため，調剤台などには粉塵を除去するための集塵装置を設置している．

混和　動画2

　片方の手で乳鉢をしっかり持ち，乳鉢と乳棒を互いに反対方向に回して混和する．乳棒は乳鉢の底面に対して垂直に持ち，「乳鉢の中心から外側に10回，外側から中心に向かって10回」を**3回繰り返す**（混和回数の目安は**60回**）（**図7**）．

　少量の散剤と大量の散剤を混合する場合は，ムラなく均一に混和できるよう，等量ずつ取り混合する．また，顆粒剤と散剤，細粒は粒子径が異なるため直接混和はせず，2回以上に分けて分割包装する（**2度撒き**）．

> **基礎へのフィードバック**
>
> **融点降下による湿潤液化**
>
> 　粉末医薬品を混合すると，融点が原物質より下がる．混合することで各成分より融点が低い共融混合物となり，混合物の融点が室温以下の場合には液化する．トリメタジオンとエトスクシミドを混合すると融点降下により湿潤液化するため，両剤の計量調剤では別包とする．

分割包装（分包）

　一般的には散剤自動分割包装機を用いて包装

する。抗がん薬はほかの散剤への汚染を防ぐため，パイルパッカーなどの手分割自動分包機を使用する（図8）。停電や災害などで自動分割包装機が使用できない場合は薬包紙で包装する（図9）。

分包時の薬剤の損失，分包のばらつき，異物混入に注意する。

調剤鑑査

散剤・顆粒剤の調剤鑑査では，薬品名や規格，秤取量，調製方法に誤りがないか，秤量メモや散剤鑑査システムの記録用紙で確認する。その後，分包重量を量り，調製工程における散剤損失量は規定の範囲内であるか確認する。さらに，分包誤差や異物混入がないか，総包数が合っているか，性状は問題ないか目視で確認する（図10）。

臨床に役立つアドバイス

アスピリンの賦形
アスピリン原末はすりつぶすと結晶が壊れ，加水分解により酢酸とサリチル酸になる。よって，賦形する場合は結晶が壊れないようにスパーテルで軽く混ぜるなど工夫する。

図7　混和の方法

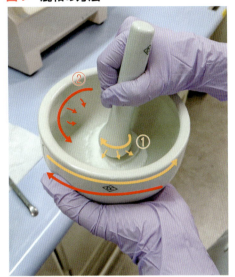

片方の手で乳鉢をしっかり持ち，乳鉢と乳棒を互いに反対方向に回して混和する。①を10回，②を10回，①を10回，②を10回，①を10回，②を10回の計60回すり合わせる。

図8　散剤自動分包機とパイルパッカー

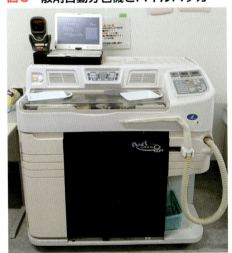

a　散剤自動分包機

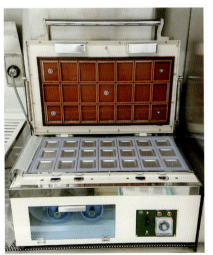

b　パイルパッカー

3章　内用剤の調剤と服薬指導

115

図9 薬包紙による包み方の例

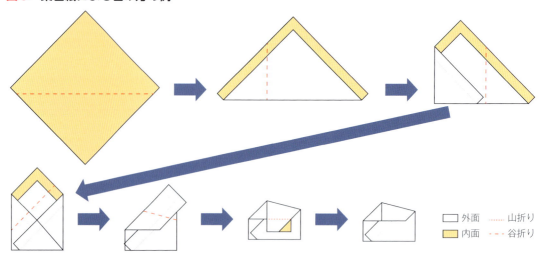

薬包紙上に均等に分割し，上記手順で包装する．薬包紙が同じ形・大きさになるよう心がける．

図10 調剤鑑査

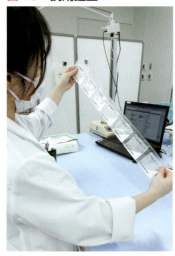

分包誤差や異物混入がないかを
目視でも確認する．

4 散剤・顆粒剤の服薬指導

- 散剤・顆粒剤の服薬指導では，味や臭いなどの特徴や製剤工夫について把握しておく必要がある
- 小児における与薬方法では，保護者に理解してもらうことが重要である

散剤は湿気に弱いため密封した状態で保管し，子どもの手の届かない所に置くよう指導する．

粉っぽさや味・臭いで散剤が飲みにくい場合は，**オブラート**を利用してもよい．近年ではゼリー

状のオブラートが市販され，高齢者や小児の服薬の手助けになる。

小児への服薬指導では，保護者に対する説明が重要になる。乳幼児に散剤を与薬する場合は，**服用直前に少量の水を混ぜてスプーンやスポイトで口の中に入れるか，数滴の水でペースト状に練り，上顎や頬の内側に塗り付けた後に水を飲ませる**。嫌がる場合は，薬の味や臭い，ざらつきを隠すため，服薬補助ゼリーや患児の好む飲食物に挟み込むようにして混ぜて飲ませる方法もある。ただし，飲食物に混ぜて飲ませる際は，薬の効果が減弱する場合やコーティングがはがれてより苦くなる場合もあるため注意が必要である（**表7**）。また，**主食嫌いになると困るため，ミルクなどの主食には混ぜない**。薬が上手に飲めたら褒めるとよい。

専門分野へのリンク
コーティング
　味をマスキングしたり，脂溶性にすることを目的にコーティングを施す製剤がある。それらを服用する際は，コーティングを壊さずに服用することが重要である。例えばクラリスロマイシンの味は苦いため，飲みやすいように塩基性のコーティングが施されている。そのため，酸性飲料で服用するとコーティングが壊れ，さらにクラリスロマイシンの溶解度が上がりより苦くなる。服薬指導の際には，製剤工夫についても把握しておく必要がある。

臨床に役立つアドバイス
小児への服薬指導
　小児への服薬指導では薬の飲ませ方を指導するだけでなく，保護者や患児とコミュニケーションをとり，患児に合った剤形か，服用回数は生活に即しているかを考えることも必要である。錠剤は一般的に5〜6歳で飲めるようになるが，個人差がある。

表7　飲食物に混ぜ込む際に問題となる組み合わせ・その対策

薬剤	問題となる飲食物	問題点・対策
クラリスロマイシン（抗菌薬）	酸性飲料（フルーツジュース，スポーツドリンク，乳酸菌飲料，ヨーグルトなど）	コーティングがはがれ苦みが出現する。酸性飲料ではなく，水などの中性飲料で服用する。
アジスロマイシン水和物（抗菌薬）		
トスフロキサシントシル酸塩水和物（抗菌薬）	牛乳などに含まれるカルシウムイオン	キレートを作り，吸収が低下する。牛乳との同時服用は避ける。
セフジニル（抗菌薬）	鉄を含む製品（粉ミルク，鉄剤など）	キレートを作り，吸収が低下する。鉄を含む製品との同時服用は避け，間隔を3時間以上空ける。

まとめ

- 散剤・顆粒剤の特徴を挙げよ（☞p.110）。 実習 試験
- 散剤・顆粒剤における計量調剤の手順と注意点を説明せよ（☞p.112〜115）。 実習
- 成分量と製剤量の違いを説明せよ（☞p.112）。 実習 試験

【引用文献】
1) アスベリン散10％添付文書・インタビューフォーム（2023年10月改訂）.
2) 厚生労働省：平成22年度乳幼児身体発育調査.（https://www.mhlw.go.jp/file/04-Houdouhappyou-11901000-Koyoukintoujidoukateikyoku-Soumuka/kekkagaiyou.pdf）（2024年1月時点）.
3) 文部科学省：令和4年度学校保健統計調査.（https://www.mext.go.jp/content/20231115-mxt_chousa01-000031879_1a.pdf）（2024年1月時点）.
4) 国立成育医療研究センター薬剤部 編：小児科領域の薬剤業務ハンドブック，第2版，じほう，2016.

【参考文献】
1. 厚生労働省：第十八改正日本薬局方通則.（https://www.mhlw.go.jp/file/06-Seisakujouhou-11120000-Iyakushokuhinkyoku/jp18kihonsousin.pdf）（2023年12月時点）.
2. 日本薬剤師会：第十四改訂調剤指針，薬事日報社，2018.
3. 堀岡正義：調剤学総論，改訂14版，南山堂，2022.
4. 日本医療機能評価機構：医療安全情報，No.183，製剤量と成分量の間違い（第2報）.（https://www.med-safe.jp/pdf/med-safe_183.pdf）（2024年1月時点）.
5. 医薬品医療機器総合機構：知っておきたい薬のはなし，安全対策業務.（https://www.pmda.go.jp/safety/consultation-for-patients/on-drugs/qa/0008.html）（2024年1月時点）.
6. ネオフィリン®原末添付文書・インタビューフォーム（2023年10月改訂）.
7. イスコチン®原末添付文書・インタビューフォーム（2023年3月改訂）.
8. クラリス®ドライシロップ10％小児用添付文書・インタビューフォーム（2023年4月改訂）.
9. ジスロマック®細粒小児用10％添付文書・インタビューフォーム（2022年6月改訂）.
10. オゼックス®細粒小児用15％添付文書・インタビューフォーム（2020年9月改訂）.
11. セフゾン®細粒小児用10％添付文書・インタビューフォーム（2022年3月改訂）.

3章 内用剤の調剤と服薬指導

3 内用液剤

1 内用液剤の特徴と種類

- 内用液剤は液状製剤で，経口液剤，シロップ剤（ドライシロップ剤を含む）などが該当する
- 経口液剤はさらに，エリキシル剤，懸濁剤，乳剤，リモナーデ剤などに分類される

内用液剤の特徴

　内用液剤とは，内服用の液状製剤を指す。錠剤やカプセル剤などの固形製剤よりも飲み込みやすく，乳幼児・小児・嚥下障害のある高齢者などでも服用しやすい。また，あらかじめ有効成分が液中に溶解または分散しているため，錠剤・カプセル剤・散剤に比べて消化管からの吸収が比較的早いといった特徴がある（**表1**）。しかし，配合による化学変化を起こすことがあるため混合する際には注意が必要であり，調剤前の処方鑑査が重要となる。

　内用液剤は「第十八改正日本薬局方」の製剤総則では，**経口液剤**（エリキシル剤，懸濁剤，乳剤，リモナーデ剤など）や**シロップ剤**に分類される[1]。

表1　内用液剤の特徴

	概要
利点	・固形製剤に比べて飲み込みやすい。 ・固形製剤・散剤に比べて服用後の消化管での吸収が比較的速やかである。 ・年齢・体重に応じて薬の量を調整しやすい。
欠点	・微生物による汚染を受けやすいため，開封後は長期保存ができない。 ・正確な計量が必要である。 ・配合変化を起こすことがある。 ・携帯に不便な場合がある。

経口液剤

　経口液剤は内服用の製剤であり，液状または流動性のある粘稠なゲル状製剤を指す。経口液剤の種類には，**エリキシル剤**，**懸濁剤**，**乳剤**，**リモナーデ剤**などがある（**表2**）。

表2　経口液剤の種類

種類	特徴
エリキシル剤	有効成分にエタノール，精製水，着香剤および白糖または甘味剤を加えて溶かし，ろ過などにより澄明な液体にする。甘味剤などを加えるため，甘味や芳香がある。
懸濁剤	水に不溶性である有効成分に懸濁化剤，または適切な添加剤と精製水，または油を加えて，微細均質に懸濁する。必要に応じて使用時に混和して均質にする。
乳剤	液状の有効成分に乳化剤と精製水を加えて，微細均質に乳化する。必要に応じて使用時に混和して均質にする。
リモナーデ剤	有効成分に単シロップ，酸および精製水を加えて溶かし，ろ過などにより澄明な液体にする。そのため甘味や酸味がある。時間経過により糖が分解し変質するおそれがあるため，使用時に調製する必要がある。

119

専門分野へのリンク

製品の特長の把握

乳幼児・小児では内用液剤の味や風味などで，拒薬につながることがある。先発医薬品と後発医薬品では添加物が異なることがあり，味や風味に影響することもある。薬剤師は，インタビューフォームなどで外観および性状を確認し，製品ごとの特長を把握する。

シロップ剤

　シロップ剤は有効成分を糖類，甘味料，単シロップなどに溶解，混和，懸濁，乳化した粘稠性のある液体または固形の製剤である（**図1**）。変質しやすいものは，使用時に調製する。

　シロップ用剤は，水を加えるとシロップ剤になる顆粒状または粉末状の製剤である（**図2**）。一般的には**ドライシロップ剤**とよばれる。通常，使用時に溶解または懸濁させて使用する。

図1 シロップ剤

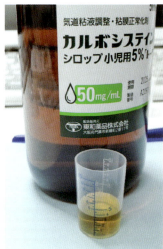
a　去痰薬

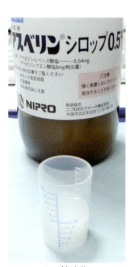
b　鎮咳薬

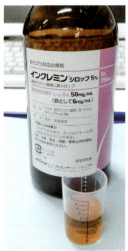
c　鉄剤

図2 ドライシロップ剤

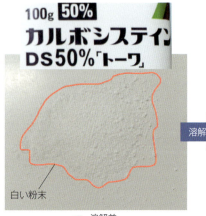
a　溶解前

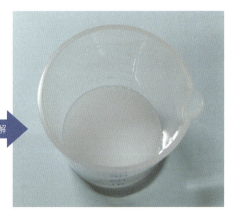
b　溶解後

2 内用液剤の配合変化

● 液剤同士を混合する際には，配合変化に注意する

内用液剤は他剤と混合されることを想定して製造されていないため，2剤以上の内用液剤を混合する際には，**配合変化**に注意する（**表3**）。

混合により主薬の含量低下，再分散性不良，変色，沈殿，ゲル化，結晶析出などが起こる可能性がある。また，内用液剤は小児に処方されることが多いため，飲用水や嗜好品との混合による味の変化にも注意する必要がある。これらの注意点を考慮して，配合変化が起こりやすい組み合わせについては特に注意を払う（**表4〜6**）。

ただし，すべての組み合わせが配合不可になるというわけではなく，用時に振盪することで沈殿が溶解する場合や短期間で使い切れば混合可能な場合もある。インタビューフォームや製薬企業のホームページなどで各薬剤のpH，添加剤など配合変化に関する情報を収集し，配合の可否について確認することが求められる。

表3　配合変化の注意点

- pHが大きく異なる製剤の混合により，配合変化のリスクが高まる。
- 内用液剤の溶剤としてアルコールが使用されている場合，水溶液製剤との混合で配合変化を起こすことがある。
- 添加剤（懸濁化剤，乳化剤，保存剤，安定剤など）が配合変化の原因となる可能性がある。そのため，同じ有効成分であっても製造会社が異なる医薬品の場合は，配合変化が異なることもある。
- シロップ剤は懸濁型，溶液型などに分類される。懸濁型では**再分散性不良**，溶液型では化学反応や沈殿の配合変化が生じることが多い。

表4　代表的なシロップ剤とpH

分類	一般名	商品名	pH
懸濁型	メフェナム酸	ポンタール®	3.3〜5.5
	チペピジンヒベンズ酸塩	アスベリン®	4.3〜5.5
	ヒドロキシジンパモ酸塩	アタラックス®-P	4.4
溶液型	塩酸メトクロプラミド	プリンペラン®	2.0〜3.0
	アンブロキソール塩酸塩	ムコソルバン®	2.3〜3.3
	ベタメタゾン	リンデロン®	2.5〜3.5
	シプロヘプタジン塩酸塩水和物	ペリアクチン®	3.5〜4.5
	デキストロメトルファン臭化水素酸塩水和物	メジコン®	3.3〜4.5
	ケトチフェンフマル酸塩	ザジテン®	4.5〜5.5
	d-マレイン酸クロルフェニラミン	ポララミン®	5.5〜6.8
	L-カルボシステイン	ムコダイン®	5.5〜7.5
	メキタジン	ゼスラン®	5.6〜6.1
	トラネキサム酸	トランサミン®	5.7〜6.5

表5　原則として単独で調剤すべき薬剤

一般名	商品名	理由
テオフィリン	テオドール®	他剤と配合すると，徐放性が失われるため。
バルプロ酸ナトリウム	デパケン®	pH6.8以下で油状のバルプロ酸を析出するため。

 再分散性不良　沈殿や分離などを生じた後に振盪しても元の状態に戻らないこと。

表6 代表的なシロップ剤の配合変化

分類	配合薬品（商品名）		理由
配合不適	アスベリン	アタラックス®-P	再分散性不良
		トランサミン®	
	アタラックス®-P	ゼスラン®	
		ムコダイン®	
	トランサミン®	ペリアクチン®	
		ポンタール®	
	ポンタール®	ゼスラン®	10日目以降，再分散性不良
		メジコン®	再分散性不良
	リンデロン®	プリンペラン®	力価低下
		ムコダイン®	再分散性不良
配合注意	アスベリン	ザジテン®	再分散性不良
		ペリアクチン®	
		ポララミン®	
		ムコソルバン®	沈殿
		メジコン®	再分散性不良，ゲル状化
	ポンタール®	ポララミン®	沈殿

3 内用液剤の取り扱い上の注意点

- 内用液剤の調剤では液剤同士を混合することもあるため，配合変化や賦形方法に注意する
- 内用液剤は乳幼児・小児に対して処方されること多いので，服薬指導では患児の成長・発達に合わせて説明する

内用液剤調剤時の注意点

　内用液調剤時には，1回の服用量が少ない場合や内服時の秤取量が整数にならない場合など，必要に応じて賦形する。また，1回の服用量が患者にわかりやすいように配慮する。

　内用液剤は微生物による汚染を受けやすいため，長期保存を避け，開封日，保存方法や容器の選択に注意する。

内用液剤調剤の流れ

　内用液剤調剤の全体の大まかな流れを図3に示す。

■処方鑑査

　処方箋内容について適切かどうか，処方箋の内容を見て（図4），薬品名，用法，用量，投与日数，配合変化，遮光などの要件を確認する

図3　内用液調剤の流れ

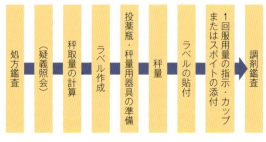

処方鑑査 → （疑義照会）→ 秤取量の計算 → ラベル作成 → 投薬瓶・秤量用器具の準備 → 秤量 → ラベルの貼付 → 1回服用量の指示・カップまたはスポイトの添付 → 調剤鑑査

（**表7**）。必要に応じて疑義照会を行う。

■秤取量の計算

処方箋に基づいて、薬剤の秤取量（賦形量、全量）を計算する（**図5**）。

1回の服用量が少ない場合や内服時の秤取量が整数にならない場合など賦形をするべきか検討し、必要に応じて秤取量を計算する。

賦形方法（図6）

賦形は処方に指示がなくても、薬学上当然の措置として薬剤師の判断で行ってよいとされているが、賦形できない薬剤もあるため注意が必要である。

『第十四改訂　調剤指針』では「従来、シロップ剤を常水または精製水で賦形や希釈すると、浸透圧が低くなり細菌が繁殖するおそれがあるため単シロップで賦形していたが、最近ではシロップ剤の多くに保存剤が含まれているため、常水または精製水での賦形が望ましい場合もある」と記載されているなど[2]、賦形方法は各施設の調剤内規で取り決められていることが多い（**表8, 9**）。

■ラベルの作成・確認

患者氏名、用法、用量、調剤年月日、調剤者氏名を記入する。印字されている場合は印字内容が処方箋と相違ないか確認する（**図7**）。

学習の要点

賦形方法
　賦形方法については、過去の国家試験でも出題されたことがある。mL投与での賦形方法、目盛り投与での賦形方法のどちらについても計算できるようにする。

基礎へのフィードバック

原液で調剤する内用液剤
　賦形による薬効への影響を考慮して原液で調剤する内用液剤がある。原液で調剤する代表的な内用液剤には、アルファロール®内用液、アルロイド®G内用液、イソバイド®シロップ、エルカルチン®FF内用液、ガスコン®ドロップ内用液、ジゴシン®エリキシル、デカドロン®エリキシル、デパケン®シロップ、トリクロリール®シロップ、ファンギゾン®シロップ、フェノバール®エリキシル、ヘマンジオル®シロップなどが挙げられる。

図4　内用液剤の処方箋

表7　処方鑑査時の注意点

- 問診や薬剤服用歴（薬歴）などから副作用、アレルギー歴について確認し、処方内容に問題はないか検討する。
- 年齢・体重を確認し、適応・用法・用量が適切であるか検討する。特に小児薬用量には注意が必要である。
- 複数の内用液剤が処方されている場合、配合変化に問題はないか確認する。
- 処方日数に問題はないか確認する。長期投与になる場合には、調剤方法を検討する。
- 併用薬に問題がないか（併用禁止薬・併用注意薬などが含まれていないか）確認する。
- 遮光が必要な薬品か確認する。

図5　秤取量の計算

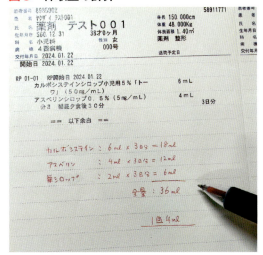

赤字で計算式を記入している。

第3章　内用剤の調剤と服薬指導

表8 賦形に使用される液剤

液剤	特徴
単シロップ	賦形による浸透圧の変化を最小限に抑えるためには，単シロップが最も効果的である。単シロップには，甘味をつけることで患者が服用しやすくなる効果もある。
常水	「第十八改正日本薬局方」では「『水道法』第四条に基づく水質基準に適合する」とされており[1]，通常は水道水のことを指す。
精製水	常水を原料とし，イオン交換，蒸留，逆浸透または限外ろ過により精製したものを指す。

表9 賦形方法

方法	概要
mL投与での賦形(**図6a**)	賦形剤の必要量をメートグラスなどで秤量し，投薬瓶に注ぐ方法である。計量カップまたはスポイトに1回服用量分の印をつけて投与量を指示する。
目盛り投与での賦形(**図6b**)	全量が1回服用量の整数倍になるように投薬瓶の目盛りを選び，そのメモリまで賦形剤を加える方法である。投薬瓶の目盛りに印をつけて1回の服用量を指示する。

図6 賦形方法

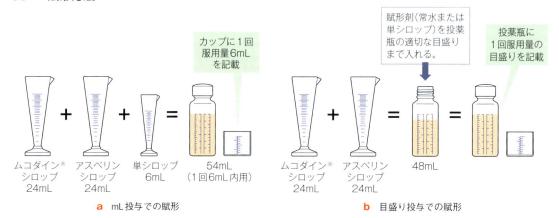

a　mL投与での賦形　　　b　目盛り投与での賦形

3歳への処方例(ムコダイン®シロップ5% 8mL，アスベリンシロップ0.5% 8mLを1日3回，毎食後3日分)

図7 ラベルの作成・確認

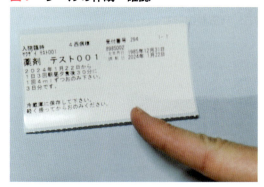

投薬瓶・秤量用器具の準備

適切な大きさの投薬瓶を選択し，洗浄する。滅菌済み容器を使用する場合は洗浄不要だが，容器内に異物がないか確認する。

秤取量に合った器具を選択し，洗浄する(**図8**)。器具は，医薬品の種類・分量と秤量用器具の誤差，器壁への付着残存率を考慮して選択する(**表10**, **図9**)。遮光が必要な場合は遮光瓶または遮光袋を使用する。

秤量

秤量の順序は，通常は処方記載の順とするが，シロップ剤のような粘稠性の高いものは最後に秤量する。麻薬は事故防止の観点から最後に秤量する。

図8 秤量用器具の洗浄

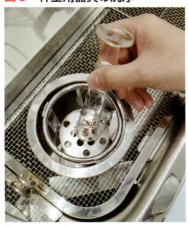

常水で洗浄する。

表10 秤量用器具

器具	特徴
メートグラス	秤量に汎用される器具であり，円錐形と円筒形の2種類の形がある。少量を量る場合は**円錐形**，多量を量る場合は**円筒形**が便利である。
メスシリンダー	メートグラスより高い精度が必要な場合の秤量に使用する。特に精度の高い器具は，乾燥時に高温で行うと目盛りに誤差を生じることがあるので注意する。
ディスペンサー	秤量時の付着残存率が少ないため，粘稠性の内用液剤およびTDM対象薬剤を秤量する場合に，メートグラスより正確に秤取することができる。

図9 液剤調剤に必要な器具

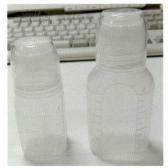

a 投薬瓶

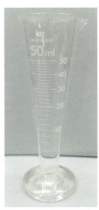
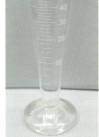

b 秤量用器具（メートグラス）　　c スポイト

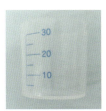

d カップ

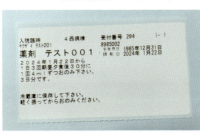

e ラベル

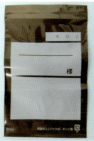

f 遮光袋

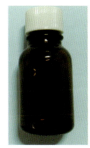

g 遮光瓶

基礎へのフィードバック

遮光袋・遮光瓶を用いる内用液

　光に不安定な内用液剤は，遮光袋・遮光瓶を用いて交付する。遮光する代表的な内用液剤には，アルファロール®内用液，インクレミン®シロップ，エルカルチン®FF内用液，デカドロン®エリキシル，ファンギゾン®シロップ，フェノバール®エリキシル，メジコン®配合シロップ，リンデロン®シロップなどが挙げられる。

＊TDM：therapeutic drug monitoring

手順と注意点

必要に応じて，最初に**しき水**を行うことがある。

水剤棚から薬瓶を取り出す際は，薬品名を確認し，ラベルが汚れないようラベルを上にして薬品名が見えるように持つ。

メートグラスなどで薬剤を秤量する（**図10**）。懸濁剤などの場合は薬瓶を静かに振盪させた後に秤量する。秤量する際に，薬品名を再度確認する。薬剤が汚染されないように薬瓶の口を秤量用器具に接触させないようにする。メートグラスやメスシリンダーで秤量する際は，**メニスカス**の面と目線の高さを合わせて確認する（**図11**）。

薬液を取りすぎた場合は，薬瓶に戻さず廃棄する。

水剤棚に薬瓶を戻す際は，再度薬品名を確認し，ラベルが手前となるように戻す。

秤量した薬液を投薬瓶へ注ぐ。賦形が必要な場合は，適切な賦形剤を選択し秤量した後に投薬瓶へ注ぐ。投薬瓶の蓋を閉めて，全量を確認する。シロップ剤を複数秤量した場合は，鑑査前に振り混ぜない。投薬瓶の中に異物がないか確認し，異物があった場合は再度調剤する。

使用後の秤量用器具を洗浄する。

■ ラベルの貼付

ラベルを直接投薬瓶に貼付する場合は，目盛

図10 メートグラスとシロップ剤の持ち方

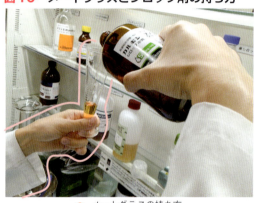

a メートグラスの持ち方

根本の部分を人差し指と親指ではさみ，底の平たい部分を人差し指と中指ではさみ，薬指と小指で下から支えるように持つ。

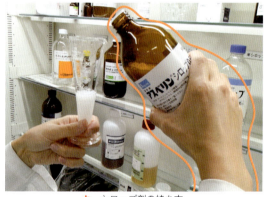

b シロップ剤の持ち方

蓋をはずした後，瓶の下部を持つ。瓶からメートグラスへシロップ剤を移行するときに，シロップのラベルが見えるように持つと，いつでも薬を確認することができる。

図11 メニスカス

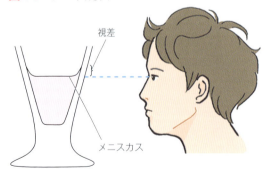

図12 ラベルの貼付

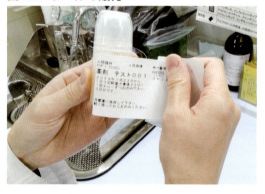

用語解説 **しき水** 濃厚溶液同士の相互作用による変化を防ぐため，あらかじめ投薬瓶に全量の1/5程度入れる水のことである。散剤を溶解する場合も，先にしき水で散剤を溶かして調剤する。

りを隠さないように注意する（**図12**）。

■1回服用量の指示・計量カップまたスポイトの添付

1回服用量に合わせたカップやスポイトを添付する。計量カップまたは投薬瓶の目盛りに1回服用量の印をつける（**図13**）。

■調剤鑑査

再度，処方箋を鑑査する（**表11**，**図15**）。内用液剤の鑑査は散剤同様，調剤の誤りを発見することが難しい。そのため，内用液剤鑑査システムを利用する場合がある。

> **実践!!　臨床に役立つアドバイス**
>
> **投薬瓶・計量カップの目印の書き方**
> 1回量がわかりやすいように，投薬瓶や軽量カップの目盛りに印をつける（**図14**）。
>
> **図14　投薬瓶・計量カップの目印の書き方**
>
>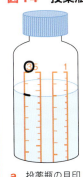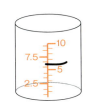
>
> a　投薬瓶の目印　　b　計量カップの目印

図13　1回服用量の指示・計量カップまたはスポイトの添付

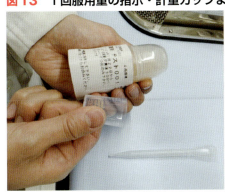 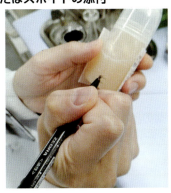

表11　調剤鑑査での確認事項

- 薬品名，用法，用量，投与日数，配合変化，遮光などを確認する。
- ラベルの記載事項を再確認する。
- 処方箋と調剤者の記録内容（薬品名，計算式，秤取量，賦形量など）を確認する。
- 色，異物の有無を確認する。
- 投薬瓶の蓋が確実に閉まっているか確認し，振盪して均質にする。
- 全量，色，異物の有無，臭い，濁り，沈殿，懸濁性などを確認する。
- 1回服用量の指示が適切であるか確認する（計量カップまたは投薬瓶の印など）。
- 計量カップやスポイトなどを添付する場合は，1回量に見合っているか確認する。

図15　調剤鑑査

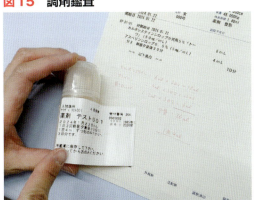

内用液剤の保存

内用液剤は微生物による汚染を受けやすいため，長期保存は避けるべきである。特に水剤はシロップ剤よりも浸透圧が低いため冷所保存とし，1週間以内に使い切ることが推奨される。

光の影響を受けるため遮光保存が必要な内用液剤は，遮光瓶や遮光袋を使用する。

服薬指導

患者が薬を正確かつ安全に服用できるように，**表12**の指示事項を伝える。

表12 液剤交付時の注意点

- 保存は日光を避け，なるべく冷暗所に保存するように指示する。
- 懸濁剤などは，服用前に投薬瓶を振盪したうえで服用するように指示する。
- 計量カップあるいは投薬瓶の目盛りで1回量を量りとり，服用するように指示する。
- 服用期間が過ぎたものは変質のおそれがあるので服用しないように注意する。

■ 小児・乳幼児における液剤服用時の注意点

小児・乳幼児にシロップ剤を服用させるときは**年齢や患児の成長・発達に合わせて**，与薬に使用する器具を選択し，飲ませ方を工夫する（**表13**，**図16**）。

表13 小児・乳幼児に使用する服用器具

器具	概要
計量カップ	計量カップから直接服用できる場合は，1回分を計量して服用させる。
コップ	コップで飲めるようになったら，小さめのコップに入れて飲ませる。コップで服用させる場合は計量カップで1回分を計量し，コップに移し替えて服用させる。
スポイト	スポイトで服用させる場合は，頬の内側に流し込む。のどの奥に入れないように注意する。使用したスポイトは，洗って乾燥させる。
スプーン	スプーンで服用させる場合は，スープのように飲ませる。
哺乳瓶の乳首	ミルクを飲む乳児では，哺乳瓶の乳首にシロップ剤を入れて吸わせる。先に哺乳瓶の乳首をくわえさせて，吸い始めてから液剤を入れるとスムーズに与薬できる。

（文献3を基に作成）

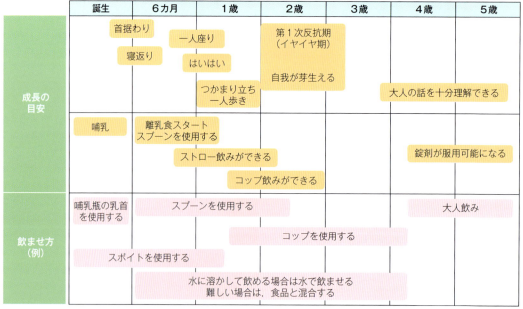

図16 成長・発達に応じた薬の飲ませ方

（文献3を基に作成）

服用後は，口直しに水またはぬるま湯を飲ませる。口直しは，口の中に残った薬を洗い流す目的もある。このとき，薬をきちんと飲めているか，吐いていないか確認する。

シロップ剤の味を薄めるために，水やお茶などに混ぜて服用させることも可能だが，飲料を加える際は患児が飲める量にとどめる。炭酸飲料や果汁が多く含まれるジュースは，吸収に影響を及ぼす可能性があるため，混合しないようにする。

チャイルドレジスタンス容器

投薬瓶のなかには，乳幼児の誤飲予防機能がある**チャイルドレジスタンス(CR)容器**が販売されている。一般的にプッシュアンドターン方式とよばれ，キャップを下に押さないと回して開けられない仕組みになっている（図17）。CR投薬瓶を使用する際は，服薬指導時にキャップの開封方法を説明する必要がある。

コストの問題であまり普及していないが，乳幼児の誤飲を予防することができる。

図17　チャイルドレジスタンス容器

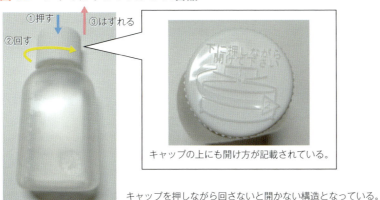

キャップの上にも開け方が記載されている。

キャップを押しながら回さないと開かない構造となっている。

まとめ

- 内用液剤の種類と特長を挙げよ（☞p.119）。 実習 試験
- 内用液剤の配合変化の注意点を列挙せよ（☞p.121）。 実習 試験
- mL投与での賦形方法と目盛り投与での賦形方法について説明せよ（☞p.124）。 実習 試験
- 乳幼児・小児に使用する服用器具ごとの注意点を列挙せよ（☞p.128）。 実習

【引用文献】
1) 厚生労働省：第十八改正日本薬局方．(https://www.mhlw.go.jp/content/11120000/000788359.pdf)（2024年6月時点）．
2) 日本薬剤師会 編：第十四改訂 調剤指針 増補版，薬事日報社，2022．
3) くすりの適正使用協議会：こどもにくすりをのませるコツ．(https://www.rad-ar.or.jp/knowledge/post?slug=how-to-get-your-child-to-take-medicine)（2024年6月時点）．

【参考文献】
1. 堀岡正義 原著：調剤学総論 改訂14版，p.375-381，南山堂，2022．
2. 上村直樹 監：ビジュアル薬剤師実務シリーズ 薬局調剤の基本，p.93-106，羊土社，2008．
3. 原島知恵 監：調剤と服薬指導がわかる 小児科これだけ，p.35-40，南山堂，2023．

*CR：child resistance

3章 内用剤の調剤と服薬指導

4 生薬関連製剤

1 生薬関連製剤の種類・分類

● 生薬関連製剤は煎じ薬などの古典的剤形，エキス剤などの現代的剤形に分けられる

漢方薬の剤形

漢方薬の剤形には『傷寒論』や『金匱要略』などの古典に収載されている**煎じ薬（煎剤）**，**丸剤**，**散剤**，**軟膏**，現代的な剤形として利便性に特化した**エキス剤**（顆粒，錠，カプセル）などが存在する（**図1**）。「日本薬局方第十八改正」には，生薬関連製剤としてエキス剤，丸剤，酒精剤，浸剤・煎剤，茶剤，チンキ剤，芳香水剤，流エキス剤が収載されている（**表1**）[1]。

なお，エキス剤のなかには，もともと桂枝茯苓丸などの丸薬や当帰芍薬散などの散剤の構成生薬を煎じてエキスにしたものも多く存在する。

補足
民間薬と漢方薬
民間薬とは，しばしばドクダミ茶やビワ葉など1つの薬草からなり，ある症状に対して使用するものをいう。対して漢方薬とは，証の判断（医学的な理論）に基づいて用いられる薬を指す。

漢方薬の名称
漢方薬の名称には効果を意味するものと，主要な働きをする生薬名が含まれるものがある。例としては，効果を意味するのは十全大補湯や大建中湯などがあり，生薬名が含まれるのは葛根湯や芍薬甘草湯などがある。
また，漢方名に剤形を示す用語が含まれていることもある。例えば，生薬を粉砕し散剤としたものは語尾に「散」がつき，蜂蜜を煮詰めた煉蜜で散薬を丸剤に製したものには語尾に「丸」がつく。なお，エキス剤はこれらの構成生薬を湯液とし，エキス顆粒剤に製したものである。

図1 漢方薬の剤形

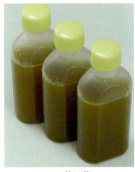
a 煎じ薬

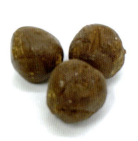
b 丸剤

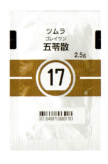
c エキス顆粒剤

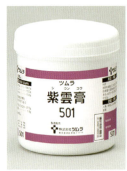
d 外用剤

（c，dは株式会社ツムラから許諾を得て転載）

130

表1　生薬関連製剤の特徴

分類		特徴	例
現代的剤形	エキス剤	生薬成分を抽出し，濃縮したものである。軽量で体積が小さく，携帯性に優れる。	大建中湯エキス顆粒など医療用漢方は148種類存在する。
古典的剤形	丸剤	蜂蜜を煮詰めた煉蜜などで，散剤を丸剤に固めたものである。保存や携帯性に優れる。内服後に効果を持続させるのに有用な剤形である。現代では八味地黄丸のみ認可されている。	八味地黄丸
	酒精剤	揮発性の有効成分をエタノールやエタノールと水の混液に溶解して製した製剤である。	アンモニア・ウイキョウ精，トウガラシ・サリチル酸精など
	浸剤・煎剤	成分を抽出したものを速やかに内服できるため，素早い効果が期待できる。一方で煎じる手間があるため患者の負担が増え，煎じ方によっては有効性が変動してしまう。	葛根湯，呉茱萸湯など
	茶剤	生薬を粗末から粗切の大きさとし，紙や布の袋に充填した製剤である。茶剤として患者に交付し，浸・煎剤にして服用する。	
	チンキ剤	生薬をエタノールやエタノールと水の混液に浸出して製した液状の製剤である。	アヘンチンキ，トウガラシチンキ，トウヒチンキなど
	芳香水剤	精油または揮発性物質を飽和させた，澄明な液状の製剤である。	ハッカ水
	流エキス剤	生薬の浸出液で1mL中に生薬1g分の可溶性成分を含むように製した液状の製剤である。	ウワウルシ流エキス，キキョウ流エキスなど
	散剤	生薬そのものを散剤にしている。成分を抽出した煎じ薬と比較して，穏やかな効果が得られる。煎じた際には抽出されにくい成分も生薬ごと内服することができる。	当帰芍薬散，五苓散など
	外用剤	生薬の煎液を患部に塗布したり，また基剤を用いて軟膏や貼付剤として用いる製剤である。	軟膏剤（紫雲膏），湿布（萵法薬），洗眼薬など

2　漢方薬と東洋医学

- 東洋医学は，証に基づいた治療が原則である

西洋医学と東洋医学の違い

西洋医学は局所的に疾病を理解し治療する診療体系であり，専門分化が進んでいる。一方で，東洋医学は疾病を全身的にとらえて証を決め，それに基づいた治療をする。どちらが優れているというものではなく，患者を評価する基準が異なるものである。また，それぞれの評価に紐づいて治療薬が存在する。西洋医学では症状と治療の紐づけに**エビデンス**を用い，東洋医学はしばしば主観的な評価に基づいた**証**を用いる（**表2**）。

■随証治療

東洋医学独自の患者評価により決定した証に基づいた治療を**随証治療**という。同じ症状でも証によって選択される治療薬が異なる（**図2**）。

証の決定方法

■四診

証の決定方法は，漢方医学独自の診察方法である**四診**によって行われる（**表3**，**図3**）。

■ 気・血・水による病態の把握

気・血・水は，身体の不調をはかる東洋医学独自の基準である（**表4**，**図4**）。病名が決定されなくても患者の状態を表現し，治療薬に結びつけることができる。気・血・水の概念を理解する一助として**気血水スコア**を活用するとよい[3]。

■ 陰陽・虚実・表裏・寒熱による病態の把握

東洋医学では，陰陽・虚実・表裏・寒熱によっても病態を把握することができる（**表5**）。

表2　西洋医学と東洋医学の特徴

項目	西洋医学	東洋医学
診断	客観的・実証的なエビデンスに基づく。	主観的な治療経験の集積に基づく。
考え方	病因をピンポイントで治療する。	全身を１つのもの（心身一如）として治療する。
治療法の決定	病名の判定によって決まる。検査値，画像など客観的な数値に基づいた画一的な治療にたどり着く。	証の判定によって決まる。四診により東洋医学独自の基準を用いて患者を評価する。
治療方法	ほとんどが単一の成分からなる薬剤を必要に応じて選択，組み合わせて治療する。	複数の成分が含まれる漢方薬を用いる。
その他	客観的であるため，治療法が普及しやすい。	原因が特定できないもの（不定愁訴），未病（病気の変化の起こり始め）でも治療対象となる。

図2　証に基づいた治療

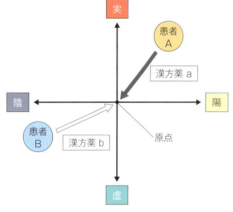

同じ症状でも証（患者の位置）によって漢方薬が異なる。正常な位置を示す原点に近づけることが目標となる。
（文献2を基に作成）

表3　四診

診療方法	概要
望診（ぼうしん）	視覚による情報収集を指す。顔色，表情，態度，姿勢や体型などの外観を診る。舌を観察する舌診も含まれる。
聞診（ぶんしん）	聴覚と嗅覚による診察である。喋り方，声の大きさ，咳の出方などを聞く。
問診（もんしん）	対話や問診票などにより，食べ物の好み，ライフスタイルなどを確認する。
切診（せっしん）	患者に触れることによる情報収集を指す。脈診，腹診などがある。

図3　四診

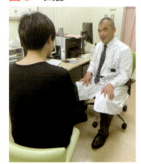
a　望診・聞診・問診

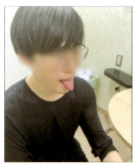
b　望診（舌診）

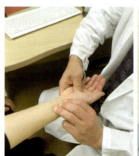
c　切診（脈診と腹診）

■ 治療薬の決定

証の判断に基づき治療薬を決定するため，東洋医学には**同病異治**と**異病同治**という考え方がある（図5）。同病異治は，同じ病気や症状でも証によって治療薬が異なることを指す。異病同治では，異なる病気や症状でも証が同じであれば同じ治療薬が選択されることを指す。

ガイドラインに記載される漢方薬

漢方薬は，西洋薬と並び治療の選択肢として重要な位置付けとなっている。またランダム化比較試験なども行われ，エビデンスを蓄積する試みが進み，有用性が評価されてきている。ガイドラインに記載されている漢方薬の一部を紹介する。

■ 便秘

『慢性便秘症ガイドライン2017』では，大黄甘草湯，桃核承気湯，防風通聖散，調胃承気湯，潤腸湯，麻子仁丸，桂枝加芍薬大黄湯，桂枝加

表4　気・血・水

分類	概要
気	生命活動の根源的な力を示す。病態は気虚，気鬱，気逆などで表現される。
血	生体成分のうち，赤色の液体を指す。病態は血虚，瘀血と表現される。
水	生体成分のうち，無色の液体を指す。病態は水滞，津液不足と表現される。

図4　気・血・水の異常

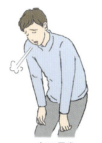
a　気の異常
だるさ，気力のなさが認められる。

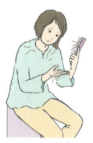
b　血の異常
頭髪が抜けやすくなる。

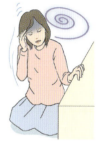
c　水の異常
めまいなどが認められる。

表5　陰陽・虚実・表裏・寒熱

項目	概要
陰陽	陰証は，新陳代謝が低下している状態を指す。陽証は，亢進している状態を指す。
虚実	実証は「腫脹」など病変部に顕著な反応が現れている状態を指す。虚証は，顕著な反応が現れていない状態を指す。
表裏	表とは体表付近を指す。裏とは消化管付近を指す。
寒熱	患部が熱く感じられるものを熱といい，寒気や冷感がある場合を寒という。

図5　随証治療の考え方

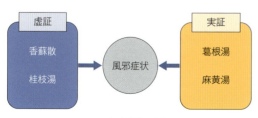

a　同病異治の例

同じ風邪症状であるが，虚証の患者には香蘇散や桂枝湯，実証の患者には葛根湯や麻黄湯などが選択される。

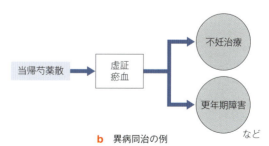

b　異病同治の例

当帰芍薬散を投薬することで瘀血が虚証となり，不妊治療と更年期障害などを治療する（1つの漢方によって，異なる疾患を同時に治療できる）という考え方。

芍薬湯、大建中湯、大柴胡湯などの記載があり、虚実や便性状に基づいた漢方薬の選択が推奨されている[3]。

■ 頭痛

『頭痛の診療ガイドライン2021』では、呉茱萸湯、桂枝人参湯、釣藤散、葛根湯、五苓散の使用について記載がある[5]。

■ 機能性ディスペプシア（FD）

FDとは症状の原因となる器質的、全身的、代謝性疾患がないにもかかわらず、慢性的に心窩部痛や胃もたれなどの心窩部を中心とする腹部症状を呈する疾患である。『機能性消化管疾患診療ガイドライン2021』では六君子湯、半夏厚朴湯の記載があり、六君子湯の使用は強い推奨となっている[6]。

補足
漢方薬のEBM

西洋医学におけるエビデンスとは、疾病や症状の集団を定義し、有効性などの統計学的有意差を求めることである。東洋医学においては、患者の自覚症状や主観的な評価によって治療薬が選択される。そのため患者群を定義することや、効果の画一的評価基準の設定も難しい側面がある。質の高いまとまったエビデンスの構築は今後の課題である。

西洋薬の副作用に対する投与

■ 抗がん薬の副作用

抗がん薬の副作用に倦怠感や食欲不振があり、十全大補湯などの**補剤**が用いられることがある。補剤は体力が低下した状態を補う漢方薬であり、黄耆や人参を含むことが多い。ほかにも悪心、吃逆、腎障害、末梢神経障害、口腔粘膜障害や下痢などへの対応として、漢方薬が選択される。

■ 抗精神病薬による口腔内乾燥

抗精神病薬のなかには、唾液分泌抑制作用により口腔内乾燥を引き起こすものがある。それらの副作用には、人参養栄湯や白虎加人参湯などが用いられることがある。

基礎へのフィードバック
生薬の代表的な成分

生薬はその成分が多種多様であり、作用機序を明確に把握できているものは少ない。しかし、甘草（グリチルリチン）、黄芩（バイカリン）、芍薬（ペオニフロリン）、大黄（センノサイド）、黄柏（ベルベリン）、麻黄（エフェドリン）、附子（アコニチン）などの代表的な生薬の成分を把握しておくことは重要である。生薬の成分を把握することは、薬効のみならず副作用の理解にもつながる。

3　漢方薬の調剤

POINT
- 煎じ薬の調剤ではさまざまな生薬を組み合わせる
- 構成生薬によって煎じ方が異なる

煎じ薬の調剤方法

煎じ薬の調剤は基本的に生薬をそれぞれ秤量、混和し、1日分を1包にまとめる行為をいう。

■ 調剤器具

調剤に用いる器具・機器には**図6**のようなものがある。

■ 秤量、分割方法

秤量には、**表6**の3つの方法がある。

本項では、千葉大学医学部附属病院（以下当院）で行っている**表6②**の方法について示す（**図7**）。

---

*FD：functional dyspepsia　*EBM：evidence based medicine

図6　調剤に用いる器具・機器

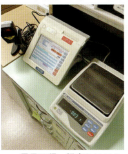
a　電子天秤・鑑査システム

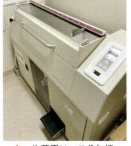
b　生薬用Ｖマス分包機

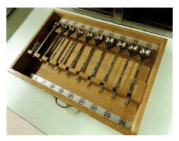
c　合匙（ごうひ）

表6　秤量の方法

	方法	特徴
①	1品目ごと1日分ずつ秤量する。	1日分を正確に秤量できるが時間がかかる。
②	日数の総量を秤量後に混合し，日数ごとに分割する。	①と比較して時間短縮ができる。
③	1品目ごとの日数分総量を計量し，薬さじ(合匙)などを使用して日数分に分割する。	技術が必要である。

煎じ方

■ 煎じる容器

　耐熱ガラス，陶器，鍋など基本的にはどのような容器でもよいが，鉄製の容器は生薬のタンニン成分と反応し煎じ薬に影響すると考えられており，使用を避ける（図8）。

■ 常煎法

　本項では基本的な煎じ方である**常煎法**について紹介する（図9）。

■ 特殊な煎じ方

膠飴（こうい）が含まれている処方

　膠飴は米を糖化させた飴を指す（図10）。膠飴が含まれている大建中湯，小建中湯（しょうけんちゅうとう）などは，煎じた後に生薬を除き，膠飴を煎じた液に入れて5分ほど熱して溶かす。

阿膠（あきょう）が含まれている処方

　阿膠はロバなどの哺乳動物の皮，骨，腱，靱帯などから精製したゼラチンが主成分の生薬である（図11）。阿膠が含まれている温経湯（うんけいとう），猪苓湯（ちょれいとう）などは，煎じた後に生薬を除き，阿膠を煎じた液に入れて5分ほど熱して溶かす。

烏頭（うず），附子が含まれている処方

　烏頭，附子はともにトリカブトの塊根である。烏頭，附子が含まれている烏頭桂枝湯（うずけいしとう），真武湯（しんぶとう）などは，動悸などの副作用の軽減を目的に通常より長めの煎じ時間が指示されることがある。

丸剤の調剤方法

　八味地黄丸などの丸剤は，構成生薬を粉末にし，蜂蜜を煮詰めた煉蜜で練って混合する。直径約4～10mm程度に丸めて製する。

散剤の調剤方法

　当帰芍薬散などの散剤は構成生薬を粉末にし，混合して均等に分割する。

図7 煎じ薬の調剤 動画1

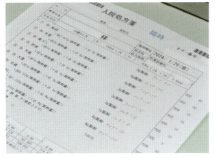

a 処方箋を確認し，構成生薬に対してアレルギーがないか，また検査値などを参照し構成生薬の投与可否について確認する。各生薬の1日量と処方日数から計量する総量を計算し，処方箋に記載する。

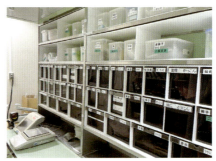

b 百味箪笥から，調剤に使用する生薬を取り出す。

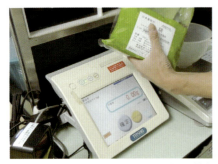

c 生薬を計量し，混合容器に移す。当院では鑑査システムを用いて調剤記録を残している。

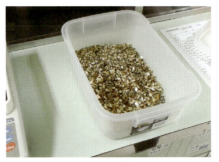

d 混合する。ほとんどの生薬は混合しやすいように大きさが揃えられている。

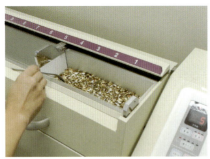

e 混合した生薬をVマス分包機に入れ均す。

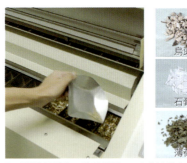

f 劇薬(烏頭)や，比重が軽い，または重く容器で均等に混ざらない生薬(石膏，薄荷など)は1日分ずつ計量して加える。

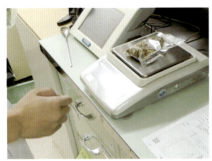

g 1日分の重量を計算し，分包した生薬の重量鑑査をする。

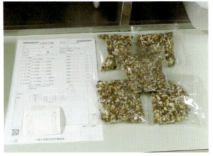

h 重量記録レシートを添付し，鑑査者に提出する。

図8 煎じに用いる器具

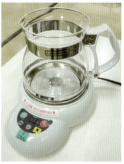
a 耐熱ガラス煎じ器

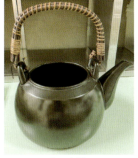
b 土瓶

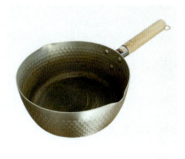
c なべ

図9 煎じ方 動画2

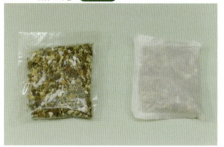

a 分包紙はビニール製，紙製のものがある。ビニール製は袋を破って生薬のみ煎出するため抽出効率がよい。紙製はティーバッグのようにそのまま煎じることができるが，生薬が滞留しやすく抽出効率は劣る。

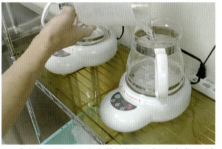

b 水を約500mL入れた煎じ容器の中に1包（1日分）を入れる。生薬は水を温める前に入れる。

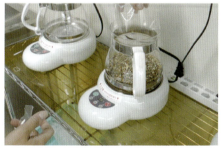

c 約30分～1時間（指示による）弱火～中火で煎じ，煎じている容器の蓋をせず，約半量程度になるまで煮詰める。

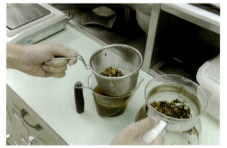

d 時間になったらなるべく早く茶濾しやガーゼなどで生薬を濾す。そのままにしていると抽出した成分が再度生薬に戻ってしまう可能性がある。

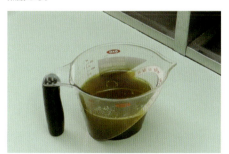

e 粗熱をとる。

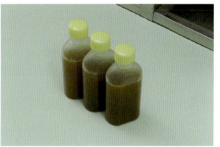

f 患者が服用するまで冷蔵保管する。当院では1回内服分に分けて保管している。

3章 内用剤の調剤と服薬指導

図10　膠飴
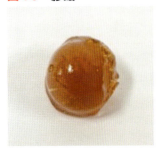

図11　阿膠
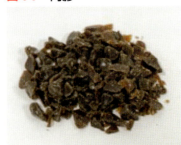

漢方薬の効果

漢方薬の効果については，症状のイメージと結びつけて暗記するとよい。婦人科系であれば当帰芍薬散，桂枝茯苓丸，上部消化管であれば六君子湯，大腸であれば大建中湯，しびれや下肢の疾患に牛車腎気丸，咳に麦門冬湯などである。患者と症状をイメージすることは，証を考えることに近い。製薬会社のホームページなどに掲載されている患者イメージ図も理解の助けとなる。

4　漢方薬の服薬指導

● それぞれの剤形が有効性を発揮する服用方法を指導する

服用方法

それぞれの剤形ごとに，適切な服用方法を患者に説明する。

■ **エキス顆粒剤**

そのまま服用してもよいが，できるだけ**煎じた状態に近づける**とよい。エキス顆粒剤をコップなどにいれ，半分弱の熱湯を注いでよく顆粒剤をつぶす（図12）。少し水を加えるか，そのまま冷まして温度が下がりきらず温かいうちに服用する。一度に飲み干さずにゆっくり服用してもよい。

漢方薬の香りや味による身体の反応も含めて効果の範疇と考える。香りによるアロマセラピー治療や，辛いものを食べると発汗が促されることなどを例にして説明すると患者の理解が得られやすい。

エキス顆粒剤は，悪心・嘔吐がある場合，鼻血など出血傾向がある場合などは温めずに服用するよう指導することがある。

■ **煎じ薬**

煎じたものを交付する場合，**内服前に電子レンジなどで温めて服用する**とより効果が得られやすいことを伝える（図13）。煎じ薬はあまり

図12　エキス顆粒剤の服用方法

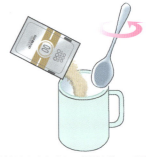

エキス顆粒剤を溶かすために，熱湯を注いで顆粒剤をつぶす。

日持ちしないことが多いため，通常は調剤後の生薬を分包した状態で交付することが多い。煎じ方は構成生薬によって異なり，それらに対応した水の量や煎じる時間などを説明する。

煎じ薬はエキス顆粒剤と同様に，悪心・嘔吐がある場合，鼻血など出血傾向がある場合などは温めずに服用するよう指導することがある。

■ 丸剤・散剤

交付したそのままの状態で服用する。丸剤は噛みながら飲み込んでよい。散剤は，水で服用する。

服用のタイミング

■ 食前（空腹時）服用

食時によって変化する胃内pHの成分吸収への影響を回避し，また食物や他薬剤との相互作用を回避する目的で**食前（30分以上前）**や**空腹時（食間）**の服用が基本となる。ただし飲み忘れを防止する目的や，空腹時内服による胃部不快感などを回避するために，場合によっては食後内服を考慮したほうがよいこともある[7]。

漢方薬の副作用

漢方薬も当然のことながら副作用が存在する。西洋薬と違い多数の成分が作用していることが特徴であるが，漢方薬を構成する**生薬に着目**すると注意すべき副作用を把握することができる。

図13　煎じ薬の内服方法

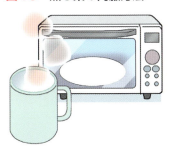

煎じ薬は，電子レンジなどで温める。

■ 地黄

地黄は，瘀血に対して使用する八味地黄丸，芎帰膠艾湯などの漢方に含まれていることが多い。**胃もたれ**，**下痢**などの消化器症状に注意する。服用開始時に，症状が現れた際には服用を中止し，早めに報告するように患者に伝える。

■ 麻黄

麻黄は麻黄湯，葛根湯などに含まれている。**エフェドリン**を含有するため，その作用が副作用として強く現れることがある。**胃もたれ**，**心窩部痛**，**食欲不振**，**下痢**などの消化器症状，血圧上昇，不眠に注意する。

■ 黄芩

黄芩は黄連解毒湯，小柴胡湯などに含まれている。**薬剤性肝炎**，**薬剤性間質性肺炎**などのアレルギー反応に注意する。グルタミン酸オキサロ酢酸トランスアミナーゼ（GOT），グルタミン酸ピルビン酸トランスアミナーゼ（GPT）などは肺炎，発熱や咳嗽などは間質性肺炎の徴候を把握するために定期的に聴取し，症状が現れた際には胸部X線などで確認する必要がある。

■ 甘草

甘草は，エキス顆粒剤の約70％に含まれてい

> **実践!!　臨床に役立つアドバイス**
>
> **古典的剤形とエキス顆粒剤との違い**
>
> エキス顆粒は生薬の浸出液を濃縮したものであり，その過程で加熱処理されている。エキス顆粒剤は，加熱処理によって，本来効果を発現すると考えられる揮発性成分含量が低下することが考えられる。有効性は煎じ薬や丸剤など古典的な剤形のほうが得やすいことが予想されるが，エキス顆粒剤の利点は携帯しやすく，また煎じる手間がなく簡便であるためコンプライアンスが得られやすいことである。それぞれの特性を理解し，有効性を最大に得られるように患者に説明する。

---

* GOT：glutamic oxaloacetic transaminase　　* GPT：glutamic pyruvic transaminase

る。芍薬甘草湯などが該当する。1日の含有量が多い場合や服用期間が長い場合，また高齢者の場合も副作用発現に重要な要素となる。**低カリウム血症，血圧上昇，四肢の脱力**などの**偽アルドステロン症**に注意する。投与開始初期は月に1回程度，長期でも半年は空けずに血清カリウム値を測定することが望ましい。

■烏頭，附子

アコニチンなどによる**動悸，のぼせ，口唇や舌のしびれ，悪心**などの副作用症状に注意する。

相互作用

■甘草

チアジド系高圧利尿薬，ループ系利尿薬，グリチルリチン製剤，インスリンを投与されている場合には低カリウム血症に注意が必要である。

■麻黄

エフェドリン類含有製剤，モノアミン酸化酵素阻害剤，甲状腺製剤，カテコールアミン製剤，キサンチン系製剤などの併用で副作用症状が増強する可能性があるため注意する。

■小柴胡湯

インターフェロンとの併用は間質性肺炎が現れる場合があるため禁忌である。

妊婦への漢方薬

妊婦に用いる際に注意すべき生薬とともに投与できる漢方薬を把握することは，治療の選択肢を増やし，患者にとって有益な結果にもつながる（**表7**）。

表7 妊娠中に投与しやすい漢方薬と注意すべき生薬

症状	機序	使用しやすい漢方薬	使用を避ける生薬
便秘	妊娠中は，プロゲステロンによる腸蠕動抑制になりやすい。また，妊娠後期には子宮が腸を圧迫し便秘になりやすい。	桂枝加芍薬湯，小建中湯など	大黄などの瀉下剤
悪阻	いわゆるつわりであり，古くは漢方薬が使用された。温めずに冷服するとよい場合がある。	小半夏加茯苓湯，半夏厚朴湯，六君子湯，五苓散など	半夏の長期使用
貧血	鉄分が胎児の血液として使用されるため，母体では不足しやすい。	当帰芍薬散，十全大補湯，加味帰脾湯など	—
その他	桃仁，牡丹皮，紅花，牛膝，附子，烏頭，麻黄などは，投与に慎重を期すべきである。また，特に麻黄に注意する。証があり使用するとしても，短期間に留める。		

まとめ

- 煎じ薬やエキス顆粒剤の効果が得られやすい服用方法を説明せよ（☞p.139）。**実習**
- 麻黄，甘草の注意すべき副作用，相互作用に注意する西洋薬を挙げよ（☞p.139）。**実習 試験**
- 妊娠中に使用を控えたほうがよい生薬を挙げよ（☞p.140）。**試験**

【引用文献】
1) 厚生労働省：第十八改正日本薬局方. (https://www.mhlw.go.jp/content/11120000/000788359.pdf) (2024年2月時点).
2) 地野充時：漢方診療のイロハ. 治療, 6(91)：1641-1643, 2009.
3) 寺澤捷年：症例から学ぶ和漢診療学, 第3版, 医学書院, 2012.
4) 日本消化器病学会関連研究会, ほか 編：慢性便秘症ガイドライン2017, 南江堂, 2017.
5) 頭痛の診療ガイドライン作成委員会 編：頭痛の診療ガイドライン2021, (日本神経学会, ほか 監), 医学書院, 2021.
6) 日本消化器病学会 編：機能性消化管疾患診療ガイドライン2021―機能性ディスペプシア (FD), 改訂第2版, 南江堂, 2021.

第4章

外用剤の調剤と服薬指導

4章 外用剤の調剤と服薬指導

1 軟膏剤・クリーム剤・ゲル剤・外用液剤

1 軟膏剤・クリーム剤

POINT
- 軟膏剤やクリーム剤は，主薬と基剤の組み合わせにより性状が異なる
- 基剤の特徴を理解することで，軟膏剤・クリーム剤の適正使用につながる

軟膏剤・クリーム剤の特徴

■軟膏剤

軟膏剤は皮膚に塗布する外用薬として代表的な剤形であり，臨床で汎用されている。軟膏剤は，主に皮膚に塗布する 有効成分（主薬）と基剤 から成り，主薬を基剤中に溶解または分散させた半固形製剤である。軟膏剤には，油脂性軟膏剤 および 水溶性軟膏剤 がある。

■クリーム剤

クリーム剤は，皮膚に塗布する半固形製剤である。クリーム剤は主薬を乳剤性基剤と混合し，水中油（O/W）型 または 油中水（W/O）型 に乳化した製剤である（図1）。一般的に，クリーム剤は軟膏剤やゲル剤と比較して 皮膚透過性が高い とされている。

軟膏剤・クリーム剤の基剤

■軟膏剤とクリーム剤の基剤の分類

軟膏剤およびクリーム剤の物理化学的性状や主薬の皮膚透過性などは，用いた基剤により異なる。そのため，皮膚外用薬の適切な選択および効果的な薬物治療のためには，適用となる皮膚疾患の状態だけではなく 軟膏剤・クリーム剤の組成（主薬と基剤の組み合わせ）についても考慮する必要がある。

軟膏剤・クリーム剤に用いられる基剤の物理化学的性状による分類および特徴を 表1 に示す。

> **基礎へのフィードバック**
> **レオロジー**
> 軟膏剤やクリーム剤の使用感（硬さ，のび，肌触り，チューブからの押し出しやすさなど）は，その製剤の硬度，比重，降伏値，粘度，流動性などを評価することで調べることができる。これら物理化学的性状を定量的に解析する学問が，製剤学の分野で学ぶ レオロジー である。

■代表的な基剤

白色ワセリン

石油から得た炭化水素類の混合物を脱色して精製した油脂性基剤である。中性で刺激性がなく，

図1　O/W型およびW/O型クリーム剤のイメージ

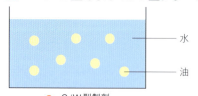

a O/W型製剤
外相が水で内相が油である。

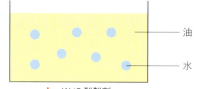

b W/O型製剤
外相が油で内相が水である。

表1 軟膏剤・クリーム剤・ゲル剤の基剤の分類

剤形	分類			代表的な基剤	特徴	適用皮膚疾患
軟膏剤	疎水性基剤	油脂性基剤	鉱物性	ワセリン，パラフィン，プラスチベース，白色軟膏	・皮膚の被覆，保護作用がある。 ・軟化作用がある（かさぶたを軟化して自然に脱落させる）。 ・適応範囲が広い。 ・刺激性が低い。 ・皮膚透過性が低い。 ・使用感がよくない。 ・水洗除去が困難である。	乾燥〜湿潤型
			動植物性	植物油，ろう類，単軟膏，豚脂，ミツロウ		
クリーム剤	親水性基剤	乳剤性基剤	水中油(O/W)型	親水クリーム，バニシングクリーム	・使用感がよい。 ・水分を皮膚に供給する作用がある。 ・水洗除去が容易である。 ・皮膚保護作用は弱い。 ・若干刺激があり，ときに接触アレルギーが発生する。 ・湿潤面では分泌物の再吸収により症状を悪化させる。	
			油中水(W/O)型 水相を欠く	親水ワセリン，精製ラノリン	・性状・使用感は油脂性基剤と類似している。 ・水分を加えるとW/O型乳剤となる。 ・湿潤面では分泌物の再吸収により症状を悪化させる。	乾燥型
			油中水(W/O)型 水相を有する	吸水クリーム，加水ラノリン，親水プラスチベース，コールドクリーム	・性状・使用感は油脂性基剤とO/W型入剤性基剤の中間程度である。 ・水分を多く含むため，塗布部位にやや冷感を与える。 ・刺激性がある。	
ゲル剤	水溶性基剤			マクロゴール類，ソルベース	・外観が整っている。 ・水性分泌物を吸着除去するため，湿潤面を乾燥させる作用がある。 ・水洗除去が容易である。 ・長期連用すると皮膚が過度に乾燥し，カサカサになる。	湿潤型

（文献1を基に作成）

4章 外用剤の調剤と服薬指導

軟膏基剤として汎用されている。白色ワセリンは，創面の保護や水分喪失を防ぐ効果があるが，吸水性に乏しく，滲出液の吸収・保持能は極めて低い。

プラスチベース

流動パラフィンに分子量21,000のポリエチレン樹脂を5％加えて加熱し，ゲル化した油脂性基剤である。白色ワセリンと比較して液相の流

動性が高いことから，患者に適用する際の使用感がよいことが知られている。また，プラスチベースは，温度による稠度変化が少ない性質を有している。

親水クリーム

親水クリームは白色ワセリンをベースとし，可塑剤としてステアリルアルコール，乳化剤としてポリオキシエチレン硬化ヒマシ油60とモノステアリン酸グリセリンなどを加えて，製するO/W型乳剤性基剤である。親水クリームは，外相が水相であることから，水分が蒸散しやすく，冷却・消炎・止痒効果を有する。

吸水クリーム

吸水クリームは白色ワセリンをベースとし，可塑剤としてセタノール，乳化剤としてソルビタンセスキオレイン酸エステルとラウロマクロゴールなどを加えて，製するW/O型乳剤性基剤である。外相が油相であるため，滑らかで塗布しやすいが，水洗で除去しにくい。

マクロゴール

マクロゴール（プロピレングリコール）は，酸化エチレンと水との付加重合体であり，代表的な水溶性基剤である。重合度により性質が異なり，平均分子量が1,000未満のものは液体，1,000以上のものは固体である。そのため，分子量の異なるものを配合し，平均分子量を変化させることで稠度を調節して用いる。吸湿性は分子量の増加とともに減少するが，水への溶解性は分子量にかかわらず極めて高いため，皮膚からの分泌物の吸収に優れており，漿液性びらんに有効である。

> **補足**
>
> **親水性親油性バランス（HLB）**
> 親水クリームや吸水クリームのような乳剤性基剤を製する場合には，乳化剤として界面活性剤（非イオン性のものが多い）を用いる。界面活性剤の性質を示す指標として，**親水性親油性バランス（HLB）** がある。このHLB値は0～20で規定され，HLB値が大きいほど親水性が高いことを示している。HLB値に応じて，水に対する挙動が変化し，その特性に応じたW/O型乳化あるいはO/W型乳化が生じる。
>
> **亜鉛華軟膏と亜鉛華単軟膏は似て非なるもの**
> 亜鉛華軟膏と亜鉛華単軟膏は名称が類似しており，効能・効果も同じであるため，混同されやすい軟膏の1つである。しかし，水の吸収能など両者の特性は大きく異なるため，注意が必要である。亜鉛華軟膏は基剤として**白色軟膏**を使用しており**水の吸収能があるが**，亜鉛華単軟膏は**単軟膏**を基剤としているため**水をほとんど吸収しない**。そのため，皮膚からの分泌物が多い部位には，亜鉛華単軟膏よりも亜鉛華軟膏のほうが適している。

2　ゲル剤

● ゲル剤は基剤により分類され，それぞれ異なる性状を示す

ゲル剤の特徴

ゲル剤は，主にゲル状の基剤に主薬を含有し，外用薬として使用される製剤である。ゲル剤は半流動性をもち，**塗りやすく，皮膚に密着しやすい**特徴がある。ゲル剤には，**水性ゲル剤**および**油性ゲル剤**がある。

■ 水性ゲル剤

水性ゲル剤は，**ヒドロゲル**ともよばれる。カーボポール，メチルセルロースなどの高分子にエタノール，水などを配合した透明感のあるゲル基剤が用いられる。水性ゲル剤は，塗布時にエタノールが揮発することにより急速に乾燥する

＊HLB：hydrophilic lipophilic balance

ため，清涼感や爽快感がある。

■ 油性ゲル剤

　油性ゲル剤は，主に油性成分を基剤としてゲル化剤や増粘剤を加えて製造されるゲル状の製剤である。この組み合わせにより，半流動性をもちつつも油分が凝集してゲル状態を形成する。油性ゲル剤は水分を吸収しやすく，乳剤性基剤と油脂性基剤の中間的な性質を有している。

ゲル基剤

■ ゲル基剤の分類

　ゲル剤に用いられる基剤は，ヒドロゲル基剤とリオゲル基剤などの懸濁性基剤が用いられる。ゲル剤に用いられる基剤を**表2**に示す。

> **臨床に役立つアドバイス**
>
> **ゲル剤の活用**
> 　一部の医療用ゲル剤は，皮膚疾患の治療に対して用いられる以外に，医療機器と組み合わせて使用されている。例えば，超音波検査の際に使われる導入剤として，ゲル剤が採用されている。これにより，超音波の伝達効率が上がり，診断の精度向上に貢献している。

■ ゲル基剤の特徴

ヒドロゲル基剤

　ヒドロゲル基剤は，ゲルの網目構造に水を入れて膨潤させており，主薬がその網目構造のなかに入り込むことで懸濁状態を形成している（**図2**）。ヒドロゲル基剤は，皮膚表面に密着することで**密封療法（ODT）のような効果**が期待できるが，主薬の皮膚浸透力は弱い。しかし，エタノールなどを含有する製剤はエタノールによる主薬の溶解性改善だけではなく吸収促進作用ももたらすことから，主薬の皮膚浸透性が高い。

FAPG

　FAPGはプロピレングリコール（PG）溶液に，ステアリルアルコールやセチルアルコールのよ

表2　ゲル剤に用いられる基剤

分類		代表的な基剤
ヒドロゲル基剤	無機性	ベントナイト，ビーガム
	有機性	カーボポール，アルギン酸ナトリウム，アラビアゴム末，ポリアクリル酸ナトリウム，メチルセルロース
リオゲル基剤		FAPG

図2　ヒドロゲル基剤の構造

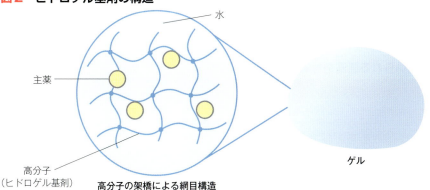

（文献2を基に作成）

用語解説　FAPG　脂肪族アルコールとプロピレングリコールを混合した基剤の名称である。

＊FAPG：fatty alcohol propylene glycol　＊ODT：occlusive dressing technique　＊PG：propylene glycol

うな脂肪族アルコール（FA）を懸濁させた，水層を欠く半固形の基剤である．FAPG中のFAの含量を増加させることで，FAPGの粘度が上昇する性質をもつ．FAPGを使用した製剤は主薬の浸透性は高いが，含有されているアルコールなどにより刺激感があるため注意する．

3 外用液剤

- 外用液剤は，リニメント剤とローション剤に分類される
- 外用液剤は液状であり，頭皮などへの塗布にも適した剤形である

外用液剤の特徴

外用液剤は，皮膚または爪に塗布する液状の製剤である．外用液剤は液状であるため，頭皮にも使用しやすい．外用液剤には，**リニメント剤**および**ローション剤**が含まれる．

■ リニメント剤

リニメント剤は，皮膚に擦り込んで用いる液状または泥状の外用液剤である．「第十八改正日本薬局方」には，フェノール・亜鉛華リニメントやジフェンヒドラミン・フェノール・亜鉛華リニメントが収載されている[3]．リニメント剤は，皮膚に擦り込んで用いる製剤である．ただし，小児の汗疹や水疱瘡などの治療に用いられるフェノール・亜鉛華リニメントは，患部に擦り込まずに，綿棒などを用いて塗布する．リニメント剤にはフェノールがわずかに含まれており皮膚刺激性を有するため，損傷皮膚や粘膜には用いない．

■ ローション剤

ローション剤は主薬を水性の液に溶解または，乳化・分散させた外用液剤である．ローション剤は水分含量が高いため，リニメント剤と比較して流動性が大きい．また，液状であることから，皮膚だけではなく**毛髪部の皮膚にも塗布しやすい．**ローション剤の添加剤として，速乾性と冷却作用を期待してエタノールを用いたり，保湿と患部への定着性向上を目的としたグリセリンやプロピレングリコールなどを用いることがある．ローション剤は物理化学的特性により，**懸濁性ローション剤**と**乳濁性ローション剤**に分類される．各ローション剤に用いられる懸濁剤および乳化剤を**表3**に示す．

表3 ローション剤に用いられる懸濁剤および乳化剤

分類			代表例
懸濁剤			アラビアゴム，アルギン酸ナトリウム，カルメロースナトリウム，メチルセルロース，ヒドロキシプロピルセルロース，ヒドロキシメチルセルロース，ポリビニルアルコール
乳化剤（界面活性剤）	陰イオン性	O/W型	ラウリル硫酸ナトリウム
	非イオン性		ポリソルベート80（Tween80），ラウロマクロゴール
		W/O型	モノステアリン酸グリセリン，ソルビタンセスキオレイン酸エステル

＊FA：fatty alcohol

臨床に役立つアドバイス

同一成分でも性状の異なる外用剤に注意

皮膚外用剤において，使用されている添加剤の違いにより，同一成分であっても製薬企業によって性状に違いが生じることがある（**図3**）。そのため，同一成分の処方であっても**使用感が異なる**場合があるため，注意する。

図3　同一成分で性状が異なる医薬品

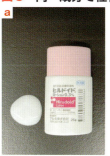
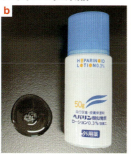

aは白色の乳液状であるが，**b**は無〜微黄色の澄明な液状である。

> **補足**
> **日本初のシャンプー製剤の登場**
>
> 以前は，頭部の尋常性乾癬の治療において，毛髪部の皮膚に塗布するためステロイドのローション剤が使用されていた。毛髪部の皮膚は薄く，経皮吸収性が高いことから，皮膚萎縮などの局所性副作用が懸念されていた。また，ローション剤を頭部に塗布することでベタつきなどの不快感が生じ，使用満足感の低さに伴うアドヒアランスの低下が課題となっていた。しかし近年，**シャンプー様外用液剤**という剤形のクロベタゾールプロピオン酸エステルを主薬とするシャンプー製剤が登場した。本剤を短時間（15分間）塗布し，シャンプー感覚で洗い流すため，ローション剤で課題となっていた塗布後の不快感やステロイドの皮膚への短時間接触に伴う副作用の軽減が期待できる。

4　軟膏剤などの調剤・混合

- 軟膏剤などの調剤では剤形の特徴，用量，使用部位などに注意する
- 軟膏剤などの混合では基剤の相性，混合後の主薬の安定性などに注意する

軟膏剤などの調剤のポイント

軟膏剤・クリーム剤・ゲル剤などの調剤は計数調剤が一般的であるが，計量調剤や混合調剤などもある。軟膏剤などの調剤を行う際に注意すべきポイントを以下に示す。

■ 剤形

同一成分の医薬品でも，軟膏剤・クリーム剤・ローション剤など，複数の剤形が販売されているものがある（**図4**）。必ず成分名や規格だけではなく，**剤形**にも注意して調剤を行う。

図4　複数規格・剤形のある薬品

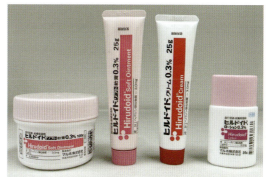

■ 用量

軟膏剤・クリーム剤・ゲル剤などの用量は，総量で処方箋に記載される（**図5a**）。一方で，タク

4章　外用剤の調剤と服薬指導

149

ロリムス水和物軟膏やマキサカルシトール軟膏のように**使用制限量が規定**されているものもある。

■ 使用部位・使用回数および混合指示の確認

処方箋に，軟膏剤などの**使用部位**や**使用回数**が記載されていることを確認する（**図5b**）。使用部位や使用回数の記載がない場合には，診療録などの記載や指示の確認，および医師への疑義照会を行う。また，複数の軟膏剤などが同一処方箋に記載されている場合，混合の指示の有無を確認する。その際，処方薬の混合の可否について検討する。

図5　処方箋の記載例

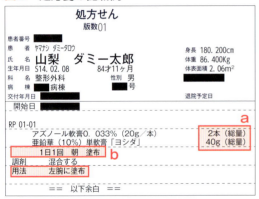

（山梨大学医学部附属病院の許諾を得て掲載）

軟膏剤などの混合

皮膚疾患の治療において，複数の皮膚外用剤を使用するケースがしばしばある。そのため，患者の症状や状態に応じ，**服薬コンプライアンスや使用感の向上**，**副作用の軽減**などを目的として，軟膏剤などを混合・希釈して使用することが多くある。軟膏剤などの混合においては，混合する軟膏剤の性状（油脂性・水溶性など）や使用されている基剤，混合後の主薬および基剤の安定性などを考慮し，混合の可否を判断することが重要である。

用語解説　液滴分散法　主薬を溶媒で溶解した後，基剤に分散させて作製する方法。

■ 各基剤との相性

軟膏剤・クリーム剤・ゲル剤などに用いられる基剤として，油脂性・乳剤性・水溶性・懸濁性基剤が挙げられる。それぞれの組み合わせによる混合の可否について**表4**に示す。

表4　軟膏剤などの混合における基剤別混合可否

		油脂性	乳剤性 O/W型	乳剤性 W/O型	水溶性	懸濁性（ゲル）
油脂性		○	×	△	×	×
乳剤性	O/W型	×	△	×	△	×
	W/O型	△	×	△	×	×
水溶性		×	△	×	○	×
懸濁性（ゲル）		×	×	×	×	×

○：可能，△：組み合わせによっては可能，×：不可

（文献4を基に作成）

油脂性基剤

油脂性基剤は薬物透過性が低いが，皮膚透過性の高い乳剤性基剤と混合すると油脂性基剤に含まれる**主薬の透過性が上昇する**ことがあるため注意する。油脂性基剤同士の混合は可能であるが，**液滴分散法**などの特殊な製法で調製されたものは混合には適さない。

乳剤性基剤

乳剤性基剤には，O/W型およびW/O型基剤がある。乳剤性基剤（特にO/W型基剤）は，混合することで乳化状態が破壊されやすく，空気が混入しやすい。原則として，混合可能なデータがあるもの以外は混合すべきではない。

水溶性基剤

水溶性基剤は水溶性基剤同士の混合は可能であるが，ほかの基剤との混合は性状が異なることから，混合可能なデータがあるもの以外は避けたほうがよい。

ゲル基剤

ゲル基剤は混合することにより，pHの原価，塩や界面活性剤の添加，温度変化などにより相分離が生じ，粘度が低下することがある。そのため，混合可能なデータがあるもの以外は避けたほうがよい。

■ 混合後の主薬の安定性

軟膏剤などの混合において，主にステロイド外用薬との組み合わせが多く処方される。ステロイドは，混合時の衝撃・刺激やpH変化により**エステル転移**が生じ，含量が低下する。主に含量が低下するとされるステロイド構造として，17位にエステル基，21位に水酸基を有するモノエステルタイプがある。また，先発医薬品と後発医薬品との比較において，安定性が異なるものがあるため注意する。安定性データについては，製薬企業からのデータや成書などを参考にするとよい。

軟膏剤の混合調剤手順

軟膏剤の混合調剤の一般的な手順は，処方鑑査，秤量，混合，容器への充填，薬品名の記載・ラベルの貼付である。

■ 調剤準備

軟膏の混合調剤を行ううえで，主に使用するものを**図6**に示す。軟膏板や軟膏へら，乳棒・乳鉢，滅菌されていない軟膏壺はアルコール綿で清拭し，使用する。

図6　軟膏調剤時に準備・使用するもの

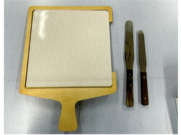
a　軟膏板，軟膏へら

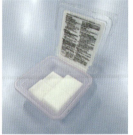
b　アルコール綿

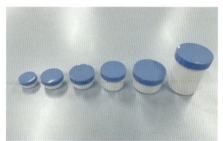
c　軟膏壺

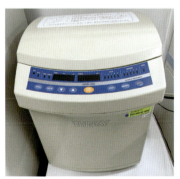
d　軟膏調剤・製剤ミキサー

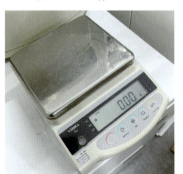
e　天秤（電子天秤）

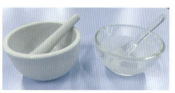
f　乳棒，乳鉢（磁製，ガラス製）

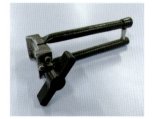
g　軟膏絞り器

用語解説　エステル転移　エステルとアルコールを反応させた際に，それぞれの主鎖部分が入れ替わる反応のこと。

■ 軟膏剤の混合

軟膏剤の混合方法として，乳棒，乳鉢を使用した方法，軟膏板を用いた方法，軟膏調剤・製剤ミキサーを用いた方法などがある。いずれの方法においても，**クロスコンタミネーション**に注意して調剤を行う。

乳鉢，乳鉢を使用した方法

軟膏剤などを乳棒，乳鉢で混合する場合，磁製の乳鉢は多孔性で洗浄や混合した軟膏などの回収が難しいことから，うわぐすりの付いたものやガラス製のものを使用するとよい。乳棒，乳鉢での混合は，水分を多く含む基剤でも蒸発しにくいことや混合の個人の技術差が出にくいことが長所として挙げられる。一方で，均一な混合に時間を要することや空気が混入しやすいことが短所である。

軟膏板，軟膏へらを使用した方法

軟膏板，軟膏へらを使用した方法では，空気が混入しにくいことが長所として挙げられる。一方で，水分を多く含む基剤では軟膏板に広げすぎると水分が蒸発してしまうこと，混合操作に個人差が生じやすいことが短所として挙げられる。**図7**に手順を示す。

図7 軟膏板・軟膏へらを使用した混合調剤手順　動画1

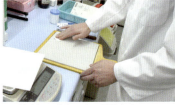 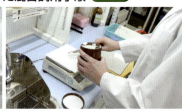

a 軟膏板，軟膏へら，軟膏壺をアルコール綿で清拭する。処方箋の用量に従い，天秤を用いて秤量する。

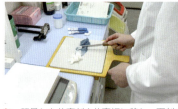 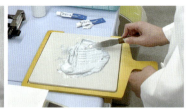

b 秤量した軟膏剤を軟膏板に移し，両剤を少量ずつ均等に取って軟膏板中央で軟膏へらで押しつぶすように等量混合する。軟膏へらは波状に使うとよい。

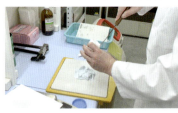 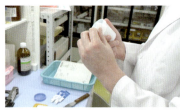 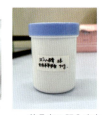

c 混合した軟膏剤を軟膏壺に充填する。その際，空気が入らないように，まずは少量の軟膏を軟膏壺の底の隅に行き渡るように充填し，その後，空気を抜きながら軟膏剤を充填する。空気抜きの際は，調剤台の上などでタッピングするとよい。

d 軟膏壺の外側に付着した軟膏剤などをペーパータオルなどで拭き取った後，アルコール綿で清拭する。

e 薬品名の記入または薬品名を記載したラベルを軟膏壺本体側に貼付する。

> **用語解説　クロスコンタミネーション**　散剤や軟膏などの調剤を行う際，使用した調剤器具や容器などに付着していた別の医薬品成分が意図せず混入してしまうこと。

軟膏調剤・製剤ミキサーを使用した方法

　軟膏調剤・製剤ミキサーは，軟膏剤などが入った容器を自転・公転させることで生まれる遠心力を利用し，混合する方法である。機械による混合のため個人の技術差が出にくく，遠心力によって混合するため脱泡が可能であり，空気が混入しにくいことが長所である。短所としては，混合具合が確認しにくいことや過剰に混合すると乳化状態が破壊される可能性があることが挙げられる。図8に手順を示す。

臨床に役立つアドバイス

軟膏調剤・製剤ミキサーの混合原理

　軟膏調剤・製剤ミキサーの混合原理として，遠心力を利用している。そのため，より効率よく混合するには，**比重の小さい軟膏剤を先に入れ**，比重の大きい軟膏剤は後から入れるとよい。また，**粘度の低い軟膏剤を先に入れ**，粘度の高い軟膏剤は後から入れるとよい。

図8　軟膏調剤・製剤ミキサーを使用した混合調剤手順

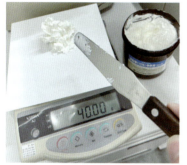

a　軟膏へら，軟膏壺をアルコール綿で清拭する。処方箋の用量に従い，天秤を用いて秤量する。

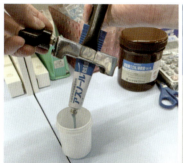

b　秤量したすべての軟膏剤を絞り出し，軟膏壺に入れて蓋をする。

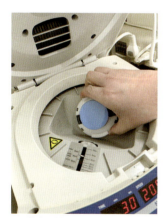

c　軟膏調剤・製剤ミキサーに装填する。軟膏壺の総重量を基にバランスを調整した後，混合を開始する。

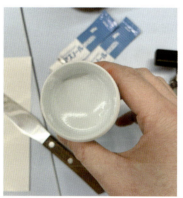

d　混合が完了した後，軟膏壺を取り出す。軟膏壺の蓋を開け，混合具合を確認する。

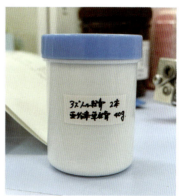

e　薬品名の記入または薬品名を記載したラベルを軟膏壺本体側に貼付する。

5 軟膏剤などの服薬指導

POINT
- 軟膏剤などの薬物の皮膚吸収率は，薬物の特性，身体の部位，年齢によって異なる
- 身体の部位における軟膏剤の使用量目安などを理解する
- 軟膏剤などの使用上の注意点を理解し，軟膏剤などの適正使用を目指した服薬指導を実践する

軟膏剤などの服薬指導における知識

軟膏剤などの適正使用に向けた服薬指導を行ううえで，薬物の皮膚吸収率の違いや使用量の目安などを理解しておくことが重要である。

■ 軟膏剤などの薬物の皮膚吸収率の違い

皮膚からの薬物の吸収は，薬物の物性，角質層の厚さなどの皮膚構造の違いにより異なる。

身体の部位による吸収率の違い

身体の部位により，角質層の厚さは異なる。角質層の厚さに伴い，薬物の皮膚透過性が異なる。図9は，ヒドロコルチゾンの部位別の皮膚吸収率の違いを示している。

図9 ヒドロコルチゾンの皮膚吸収率の比較

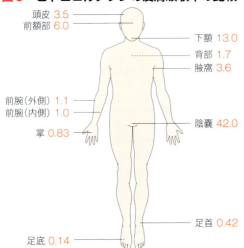

頭皮 3.5
前額部 6.0
下顎 13.0
背部 1.7
腋窩 3.6
前腕(外側) 1.1
前腕(内側) 1.0
陰嚢 42.0
掌 0.83
足首 0.42
足底 0.14

数値は，前腕内側からの皮膚吸収を1.0とした場合の各部位の吸収比を示す。

（文献5を基に作成）

基礎へのフィードバック
皮膚透過性の違いを利用したタクロリムス水和物軟膏

皮膚には角質層があり，外的因子から身体を守るバリア機能を果たしている。薬物が皮膚を透過するには，角質層のバリア機能を突破する必要がある。薬物の皮膚透過性は薬物の分子量に依存しており，分子量500より大きい分子は健常成人の皮膚を透過しづらい。皮膚疾患により，炎症および掻破などにより損傷した皮膚はバリア機能が低下するため，分子量900以下の大きさの薬物は通過するとされている。タクロリムスは分子量約822であることから，病変のない部位ではタクロリムスは皮膚吸収されず，病変部位のみに吸収される特性をもっている。そのため，タクロリムス水和物軟膏は，注射や内服しているときのような治療薬物モニタリング（TDM）による投与量調節などの厳密な管理が必要なく，使用することができる。

年齢による吸収率の違い

小児や高齢者の皮膚の性質および薬物の皮膚透過性は，成人とは異なる（表5）。

表5 成人と比較した小児・高齢者における皮膚吸収率の違い

項目	特徴
小児	角質層が薄く角質細胞も小さいことから，一般的に吸収率が高い。
高齢者	皮膚表面の皮脂や角質層の水分量が低下するため，一般的に吸収率が低い。

これらの性質から，ステロイド外用薬が治療として用いられる疾患（アトピー性皮膚炎など）では，年齢や皮膚吸収率に応じてステロイドの強さを変えて使用する。

＊TDM：therapeutic drug monitoring

専門分野へのリンク

ステロイドのランク

日本では一般に，ステロイド外用剤の抗炎症効果に強さによってストロンゲスト（Ⅰ群），ベリーストロング（Ⅱ群），ストロング（Ⅲ群），ミディアム（Ⅳ群），ウィーク（Ⅴ群）の5段階に分類される。一般に作用の強いものほど副作用が出やすいことから，皮膚吸収率の高い部位には，ミディアム以下のステロイド外用剤が選択される。

外用剤の副作用に注意する

一般に外用剤の局所投与による全身性副作用は，経口投与や経静脈投与等の全身投与に比べて軽度であるが，外用剤を大量かつ長期間使用することにより生じることがある。ステロイド外用剤では，ストロング（Ⅲ群）の0.12％ベタメタゾン吉草酸エステル軟膏10g/日の外用，単純塗布ではその20g/日の外用により，副腎機能抑制（成長障害やクッシング症候群等）が生じるおそれがあるため，長期かつ連用する場合には十分な経過観察が重要である。

■ 軟膏剤などの使用量の目安

皮膚外用薬は患者自身が秤取して塗布するため，投与量にばらつきが生じて十分な治療効果を得られないことや副作用が発現する可能性がある。そのため，適切な使用量を指導することが重要である。

FTU

軟膏剤などの使用量を基準として，**FTU**という単位を用いることがある。FTUは，成人の人差し指の先から第一関節まで軟膏剤をまっすぐ押し出したときの軟膏剤の量である。**口径5mmのチューブの場合，1FTU＝約0.5gに相当**する。1FTUで塗布可能な皮膚面積は，おおよそ**成人の両掌分**である（**図10a**）。身体の部位別に塗布可能な皮膚面積をFTUで示す（**図10b**）。

軟膏剤などの服薬指導の実践

■ 軟膏剤などを使用する際の注意点

軟膏剤などを塗布する際には適切な使用のため，以下の注意点を患者に指導するとよい。

使用前

手と塗布する部位をよく洗い，清潔にする。このとき，濡れたままの状態で軟膏剤などを塗布すると，塗布した部位に十分に付着しない可能性がある。そのため，手と塗布する部位の水分をしっかり拭き取る。

図10　FTUの定義および部位別塗布皮膚面積

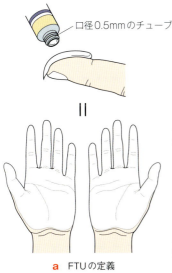

口径0.5mmのチューブ

口径5mmのチューブは，一般的に25gチューブの場合とされている。ステロイドなどが充填されているチューブの多くは5gおよび10gのものが使用されており，口径が小さいことから，1FTU＝0.5gよりも少ない量となる可能性があることに留意する。5gチューブでは1FTU＝約0.2g，10gチューブでは1FTU＝0.3gである。

a　FTUの定義

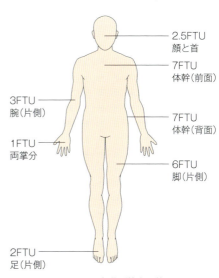

2.5FTU 顔と首
7FTU 体幹（前面）
3FTU 腕（片側）
7FTU 体幹（背面）
1FTU 両掌分
6FTU 脚（片側）
2FTU 足（片側）

b　FTUでの部位別塗布面積
（文献6を基に作成）

＊FTU：finger tip unit

使用時

軟膏剤などを塗布する部位に合わせて適量を取り，患部に塗布する。使用量はFTUなどを用いると適切な使用量を塗布できるため，患者に活用してもらうとよい。

複数の軟膏剤などを使用する場合，順序に注意して使用するよう指導する（表6）。

使用後

ステロイドが付着した手で目をこするなどすると，副作用を生じる可能性がある。そのため，塗布した際に手などには付着した軟膏剤などを洗い落とす。

患者へ軟膏剤などの使用方法について指導を行う際には口頭だけではなく，製薬企業作成および書籍掲載の指導資材などを活用したり（図11），指導時に患者に軟膏剤などを塗布す

表6 複数の軟膏剤を使用する場合の注意点

注意が必要な場合	使用方法	理由
同一の部位に複数の軟膏剤などを塗布する	塗布部位が広い軟膏剤などを先に使用する	塗布部位が狭い軟膏剤などから塗布すると，広範囲塗布する軟膏剤などを使用した際に塗り拡げられ，患部での効果が減弱してしまう可能性がある。
異なる強さのステロイド外用薬を使用する	効果の弱いものから先に使用する	効果の強い軟膏剤などを使用してしまうと，指などに残った薬剤が弱い軟膏剤などを使用する部位に付着し，副作用が生じる可能性がある。

る手技を実際に行ってもらうなど工夫を実践すると質の高い服薬指導につながる。

図11 服薬指導用の指導資材

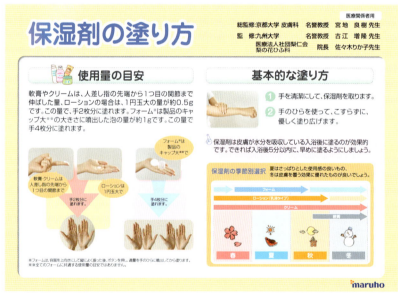

a 保湿剤の塗り方

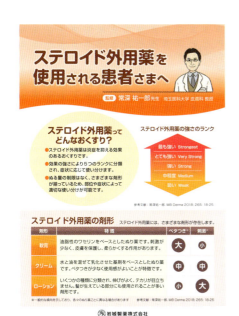

b ステロイド外用薬に関する資材

(a：©Maruho Co., Ltd. All rights reserved. 引用元：マルホ株式会社資料，
b：岩城製薬株式会社から許諾を得て転載)

まとめ

- 軟膏剤・クリーム剤・ゲル剤・外用液剤の特徴を基剤の特性を含めてそれぞれ説明せよ（☞p.144，146）。 試験
- 軟膏剤の混合調剤における注意点および手順について説明せよ（☞p.149〜153）。 実習
- 軟膏剤などの服薬指導における注意点および指導内容について説明せよ（☞p.154〜156）。 実習

【引用文献】
1) 医療情報科学研究所 編：皮膚などに適用する製剤．薬がみえる，vol.4，2020．
2) Chamkouri H, et al. : A Review of Hydrogels, Their Properties and Applications in Medicine. Am J Biomed Sci & Res, 11(6)：485-493, 2021.
3) 厚生労働省：第十八改正日本薬局方（https://www.mhlw.go.jp/content/11120000/000788359.pdf）（2024年7月時点）．
4) 大谷道輝，ほか 監：軟膏・クリーム配合変化ハンドブック，第2版，じほう，2015．
5) Feldman RJ, et al. : Regional variation in percutaneous penetration of 14C cortisol in man. J Invest Dermatol, 48(2)：181-183, 1967.
6) Long CC, et al. : The finger-tip unit--a new practical measure. Clin Exp Dermatol, 16(6)：444-447, 1991.

【参考文献】
1. 日本薬剤師会 編：皮膚などに適用する製剤．第十四改定 調剤指針，薬事日報社，2018．
2. 堀内正義（原著）：剤形別の調剤［2］外用剤．調剤学総論，改訂14版，（調剤学総論編集委員会 改訂），南山堂，2022．
3. 鈴木豊史：皮膚などに適用する薬剤．臨床製剤学，改訂第5版，（内田享弘，ほか 編），南江堂，2022．
4. 大谷道輝：亜鉛華軟膏と亜鉛華単軟膏．スキルアップのための皮膚外用剤Q&A，改訂2版，南山堂，2012．
5. 大谷道輝，ほか：知っておきたい主な軟膏剤・クリーム剤とその特徴．軟膏・クリーム配合変化ハンドブック，第2版，じほう，2015．

4章 外用剤の調剤と服薬指導

2 貼付剤・経皮吸収型製剤

1 貼付剤

- 貼付剤には，局所作用型製剤および全身作用型製剤がある．また，貼付剤はパップ剤とテープ剤に分類される
- パップ剤は局所作用型として用いられる
- テープ剤はプラスター剤（局所作用型）と経皮吸収型製剤（全身作用型）に分類される

貼付剤の歴史

貼付剤とは皮膚を介して薬効を発揮する製剤である．その歴史は古く，紀元前1000年ごろの古代バビロニアの記録に，現在の英語でパップ剤を意味する「poultice」の記載が残されている[1]．始まりは，痛みのある部位に貼る消炎鎮痛目的の**局所作用型**の貼付剤であった．現在では，皮膚を通じて薬物を全身循環血流に送達する**全身作用型**の経皮吸収型製剤も多数開発されている．

貼付剤の種類と構造

貼付剤は，**パップ剤**および**テープ剤**に分類される．

■ パップ剤

水を多く含む**水溶性基剤**を膏体（粘着層）として使用する貼付剤である（**図1**）．

■ テープ剤

テープ剤は，局所作用型の**プラスター剤**（硬膏剤）と全身作用型の**経皮吸収型製剤**に分けられる．テープ剤では，ほとんど水を含まない**親油性基剤**を膏体（粘着層）として使用している（**図2**）．

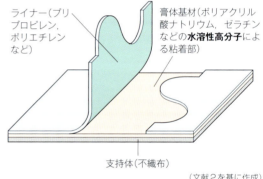

図1 パップ剤
ライナー（ポリプロピレン，ポリエチレンなど）
膏体基材（ポリアクリル酸ナトリウム，ゼラチンなどの**水溶性高分子**による粘着部）
支持体（不織布）
（文献2を基に作成）

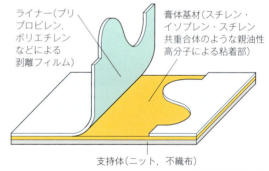

図2 テープ剤
ライナー（ポリプロピレン，ポリエチレンなどによる剝離フィルム）
膏体基材（スチレン・イソプレン・スチレン共重合体のような親油性高分子による粘着部）
支持体（ニット，不織布）
（文献2を基に作成）

局所作用型貼付剤の特徴

パップ剤とテープ剤を比較した特徴を**表1**に示す．

表1　局所作用型貼付剤の特徴

分類	パップ剤	テープ剤（プラスター剤）
定義	水を含む基材を用いる貼付剤である。	水をほとんど含まない基材を用いる貼付剤である。
特徴	・プルプルとした感触である。 ・厚みがある。 ・特有の匂いがある。 ・冷たさを感じる冷感パップ，温かさを感じる温感パップがある。	・薄く伸縮性が高い。 ・独特な匂いが少ない。
適応	・消炎鎮痛	・消炎鎮痛 ・局所麻 ・化膿性疾患 ・皮膚疾患など
長所	・冷感タイプは清涼感，温感タイプは温かな使用感があり疼痛のマスキング効果がある。	・伸縮性が高く粘着力が強いため，関節などの可動部位に使いやすい。 ・匂いが少なく使用に抵抗感が少ない。
短所	・独特の匂いがあり，使用に抵抗を感じることがある。 ・粘着力がテープ剤と比較して弱く，剥がれやすい。	・清涼感が少ない。 ・剥がす際に皮膚に強い力がかかる。

■ パップ剤の特徴

　現在は，パップ剤すべてが局所作用型の消炎鎮痛剤として使用されている。プルプルとした感触であり，テープ剤と比較して粘着力が弱いもののかぶれにくい。その特徴から，腰や肩など動きが少ない部位に使用することが多い。**冷感パップ**と**温感パップ**に分類され，冷感パップはl-メントールが配合されているため冷たく感じる。一方，温感パップはトウガラシエキス（カプサイシン）が配合されており，血流が促進され貼付部位が温かく感じる。

■ テープ剤の特徴

　局所作用型のテープ剤（プラスター剤）には，麻酔薬，副腎皮質ホルモンなどの薬効を有する種類が存在する（**表2**）。また，パップ剤と比較して薄く伸縮性があり粘着力が強いため，関節などの可動部位への貼付がしやすく，独特の匂いも少ない。

表2　主な局所作用型貼付剤

薬効分類	薬剤例
経皮鎮痛消炎剤 （パップ剤）	インドメタシン
	フルルビプロフェン
	フェルビナク
	ケトプロフェン
	ジクロフェナクナトリウム
	ロキソプロフェンナトリウム水和物
	エスフルルビプロフェンハッカ油
	サリチル酸メチルdl-カンフルカプサイシン
	サリチル酸メチルdl-カンフルl-メントール
皮膚疾患用密封療法剤 （テープ剤）	フルドロキシコルチド
化膿性疾患用剤	フラジオマイシン硫酸塩
貼付用局所麻酔剤 （テープ剤）	リドカイン

臨床に役立つアドバイス

冷感パップと温感パップの使い分け

　冷感パップと温感パップは，実際にはどちらも含有水分により皮膚表面温度を低下させる。配合されている成分によって，温度を低下させるのと同時に冷たく感じさせたり，温かく感じさせている。一般的に冷感パップは急性期の痛み，温感パップは慢性の痛みに使用することが多い。また，患者の好みに応じて使い分けてもよい。

> **補足**
> **粘着力の測定**
> 　貼付剤の皮膚への粘着力はピール粘着力試験法やボールタック試験法で測定されており，一部薬剤を除いて各薬剤のインタビューフォームに記載されている．

2　経皮吸収型製剤

- 経皮吸収型製剤は全身作用型の貼付剤である
- 全身作用型の経皮吸収型製剤は，マトリックス型とリザーバー型に分類される

　薬剤が皮膚を透過して毛細血管から全身血流に到達し，全身への作用を示すテープ剤を経皮吸収型製剤という．鎮痛薬以外に狭心症，喘息，高血圧症，パーキンソン病などさまざまな疾患に適応をもつ（**表3**）．

> **補足**
> **経皮吸収型製剤**
> 　経皮吸収型製剤はtransdermal therapeutic systemの頭文字をとってTTS製剤ともよばれる．

表3　主な経皮吸収型製剤

適応症	薬剤例
がん性疼痛，腰痛症など	ジクロフェナクナトリウム
慢性疼痛	ブプレノルフィン
がん性疼痛，強い慢性疼痛	フェンタニル
狭心症	硝酸イソソルビド
	ニトログリセリン
気管支喘息	ツロブテロール
更年期障害，生殖補助医療など	エストラジオール
アルツハイマー型認知症	リバスチグミン
	ドネペジル
本態性高血圧症	ビソプロロール
統合失調症	ブロナンセリン
パーキンソン病	ロピニロール塩酸塩
	ロチゴチン
過活動膀胱	オキシブチニン塩酸塩
禁煙補助	ニコチン

経皮吸収型製剤の種類

　全身作用型の経皮吸収型製剤は**マトリックス型**と**リザーバー型**に分類される．

■マトリックス型

　マトリックス型は，膏体である薬物含有層（マトリックス層）のなかで薬物が添加剤と混合され，溶解および分散して放出が制御されている（**図3**）．マトリックス型はリザーバー型と比較して柔らかい素材で構成されており，皮膚密着性が高い．

図3　マトリックス型の経皮吸収型製剤

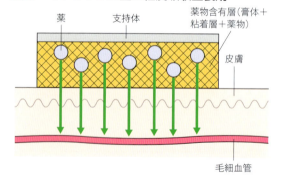

■リザーバー型

　リザーバー型は粘着層，薬物の放出制御膜，薬物貯蔵層（リザーバー），支持体からなる（**図4**）．放出制御膜はエチレン酢酸ビニル共重合体などの高分子化合物で構成され，放出制御膜の隙間

＊TTS：transdermal therapeutic system

から速度が調整された薬物が放出される。

経皮吸収型製剤の薬物放出速度
マトリックス型製剤から薬物が放出される速度は，皮膚における薬物濃度分布によって決定される。一方，リザーバー型製剤は放出制御膜により薬物の放出速度が調節されており，薬物貯蔵層内の薬物が飽和濃度に保たれているとき，定常状態での薬物の放出制御膜透過速度はFickの第1法則（フィック）に従うため，薬物放出速度は一定である。

図4 リザーバー型（膜制御型）の経皮吸収型製剤

経皮吸収型製剤の特徴

経皮吸収型製剤は適用方法が簡便であり，安定した血中濃度を保つことが可能である。そのため錠剤などを嚥下することが困難な小児や高齢者も使用しやすい。また，服用状況が視認できることからアドヒアランスの向上も期待できる（表4）。

表4 経皮吸収型製剤の利点と欠点

利点	・初回通過効果の影響がない。 ・安定した血中濃度が得られる。 ・剥がすことで投与を中止できる。 ・直感的に使用でき，投与が簡便である。 ・服用状況が目に見えるためアドヒアランスが向上する。 ・嚥下困難な小児や高齢者も使用しやすい。
欠点	・皮膚に対する刺激性がある。 ・貼付部位により吸収過程の変化がある。 ・温度や汗の影響を受けることがある。

3 貼付剤・経皮吸収型製剤の経皮吸収性と薬物移行性

- 薬物の経皮吸収には，皮膚の水分量や薬剤の脂溶性など多くの因子が影響する
- 局所作用型の貼付剤は経口投与などに比べて血中濃度を急激に上昇させず，緩やかに患部の薬物濃度を上げることができる

皮膚の構造と薬物の経皮吸収経路

皮膚は体表面から内部に向かって，角質層を含む表皮，真皮，皮下組織から構成される。貼付剤は角質層を含む表皮を通過し，真皮以下の各組織へ拡散する（図5）。さらに，全身作用型の薬剤は真皮以下に存在する毛細血管から全身循環系に入ることで薬効を発揮する。

薬剤の経皮吸収率に影響を及ぼす因子

表皮層に存在する角質層は，生体内への異物侵入を防ぐためのバリアとして働く。角質層を通過する過程には薬剤の脂溶性や分子量，生体の水分量など種々の因子が影響するため，貼付剤には多くの製剤学的な工夫がなされている（表5）。

基礎へのフィードバック
皮膚の透過
薬剤の皮膚の透過には角質細胞の隙間を通る**細胞間経路**，角質細胞実質を通る**細胞内経路**，毛嚢や汗腺を通過する**経付属器官経路**が存在する。経付属器官経路は表面積が小さく吸収への寄与率は非常に低い。

図5 皮膚の構造と薬物の吸収経路

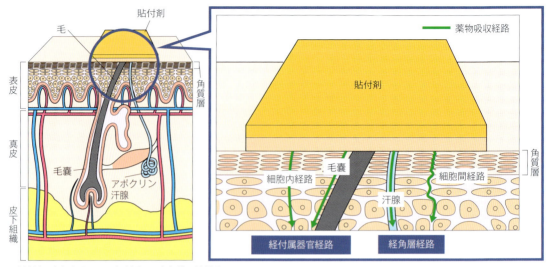

貼付剤は表皮を通過し，真皮以下の各組織へ拡散する。

(文献3を基に作成)

表5 貼付剤の経皮吸収率に影響を及ぼす因子

	因子	概要
薬剤側	脂溶性	角質層は脂溶性が高いため，同じ性質の薬剤が角質層を透過しやすい。
	融点	薬物の融点が低いほど角質層へ溶解しやすく，皮膚透過性が上昇する。
	分子量	分子量が小さいほうが物理的に角質層を透過しやすい。
生体側	角質層の水分量	高齢者では角質層の水分量が低下する。
	皮膚のpH	**pH分配仮説**に従い，分子型薬物の透過性が高い。
	体温	皮膚温度が高いと皮膚透過性が上昇する。

基礎へのフィードバック

pH分配仮説

一般に弱酸性や弱塩基性の薬物は分子型薬物とイオン型薬物の平衡状態にあり，角質層を通過するのは疎水性が高い分子型薬物である。薬物が存在する組織のpHによって分子型薬物とイオン型薬物の比率（**分子型分率**）が変化し，薬物の吸収率が変化することをpH分配仮説という。

局所作用型貼付剤と全身作用型貼付剤（経皮吸収型製剤）の薬物動態

■局所作用型貼付剤

局所作用型の貼付剤は薬物が全身循環血流にほとんど移行しないため，薬物の血漿中濃度の上昇はわずかである。従って，例えば非ステロイド性抗炎症治療薬（NSAIDs）では，消化管障害などの副作用発現率を低減しつつ治療効果が期待できる。

図6では，ケトプロフェンを経口投与および貼付して14時間経過後の血漿中および組織の薬物濃度の比較を示している。治療ターゲットとなりうる腱や筋では経口投与と貼付投与で濃度に大きな差がないが，血漿中濃度は貼付投与においてほとんど上昇していないことがわかる。すなわち血漿中濃度の上昇が抑制できることは，全身性の副作用発現率を低下させることにつながる。

■全身作用型貼付剤（経皮吸収型製剤）

経皮吸収型製剤は経口投与に比べ吸収速度が緩やかであるため，血中濃度の立ち上がりが遅い。一方，最高血中濃度に達した後は血中濃度の振れ幅が小さく長時間一定に保つことが可能である（**図7**）。

＊NSAIDs：non-steroidal anti-inflammatory drugs

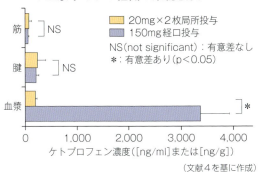

図6 ケトプロフェンの経口および貼付投与後の血漿中および組織の薬物濃度

（文献4を基に作成）

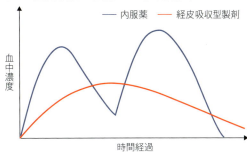

図7 経皮吸収型製剤の血中濃度推移

臨床に役立つアドバイス

ウェアリングオフ現象への対応

パーキンソン病ではウェアリングオフ現象（薬が効かない時間）が生活に大きな影響を及ぼすため，経皮吸収型製剤で血中濃度を一定に保つことが有効である。

---

4 貼付剤・経皮吸収型製剤使用時の注意点

- 貼付剤は切断して使用する場合があるが，薬剤ごとに切断可否を考慮する必要がある
- 薬剤によっては貼付部位が指定されているため注意が必要である
- 局所作用型の貼付剤でも全身性の副作用を起こすことがある

貼付剤・経皮吸収型製剤の切断

貼付剤からの単位時間当たりの薬物放出量は貼付面積に比例するため，切断することで投与量を調整する場合がある。しかし，リザーバー型の貼付剤はゲルに溶解した薬剤が切断面から漏出して吸収速度が増加するため，切断することができない。また，マトリックス型薬剤であっても「有効性が担保できない」や「剥離しやすくなる」「投与量が変動する」などの理由で切断が推奨されない製品がある（表6）。

臨床に役立つアドバイス

切断が推奨されない薬剤での調整

切断が推奨されない薬剤は医療用ポリウレタンフィルムなどで貼付面を半分被覆した状態で貼付することがある。ただし，正確に期待する量が投与されるとは限らないことに注意する。

表6 切断できない貼付剤例

薬剤名	理由
ニコチン	リザーバー型であるため切断面から薬剤が漏れ出し，急激に血中濃度が上昇する可能性がある。
ツロブテロール	切った端が鋭角になることによって剥がれやすくなることがある。
ブプレノルフィン	薬剤を含む粘着層（弱い粘着）と含まない粘着層（強い粘着）に分かれており，切断することで剥がれやすくなる。

経皮吸収型製剤の貼付部位

貼付剤は，適応する部位によって吸収率に差がある（**表7**）。従って，添付文書で指定された部位以外へ貼付すると薬物の血中濃度が上がり過ぎたり，期待された効果が得られない可能性がある。また，刺激や炎症を避けるために同じ部位に貼り続けず，少しずつ貼付部位をずらすのがよい。

表7 貼付部位ごとの定常状態におけるロチゴチン製剤1mg当たりの血中濃度曲線下面積（AUC）

部位	AUC [ng・hr/mL]
肩	1.33
上腕	1.18
脇腹	1.16
股関節	1.03
腹部	1.01
大腿部	0.92

（文献5を基に作成）

貼付剤の副作用

全身作用型の経皮吸収型製剤は内服薬や注射剤と同様，全身循環血流に薬剤が移行し薬効を発揮するため，全身性の副作用が現れやすい。一方で，局所作用型製剤は接触性皮膚炎や光線過敏症などの貼付部位に限局した副作用が現れやすい。しかし，局所作用型製剤でも**皮膚粘膜眼症候群（SJS）**や**中毒性表皮壊死融解症（TEN）**，**アナフィラキシーショック**などの全身性の致死的な副作用が発現する場合があり，薬剤師はその可能性を常に考慮すべきである。

貼付剤使用時の火傷

ニコチン，ブプレノルフィン，ニトログリセリンなど一部の貼付剤では，内容物に金属が含まれている。そのため，磁気共鳴画像（MRI）検査や自動体外式除細動器（AED）の使用で製剤が加熱され火傷を引き起こす可能性がある。これらの機器の使用前には，必ず貼付剤を剥がしておく必要がある。

5 貼付剤・経皮吸収型製剤の服薬指導

- 貼付剤は使い方が簡便であると患者は感じやすいが，使い方によっては重篤な副作用を引き起こすことがある

貼付剤の貼り方とその注意点

貼付剤の貼り方と注意点を**表8**に記載する。

貼り方の工夫

局所作用型消炎鎮痛薬を肘，肩，膝，足首などの大きく可動する部位に貼付する場合は，切れ目を入れると動いても剥がれにくくなる（**図8**）。また，角を丸く切断することで剥がれにくくすることもできる。ただし，経皮吸収型製剤は薬物動態が変化する可能性があるので，患者自身の判断で切断しないように指導する。

剥がし方の工夫

貼付剤周辺の皮膚を手で抑え，端をめくったら反対方向に引っ張り，ゆっくりと剥がす。体毛のある部位は毛の流れに沿って剥がすとよい。2通りの剥がし方のコツを**図9**に示す。

貼付剤を皮膚と垂直に剥がす場合と，180°折

---

* AUC : area under the blood concentration time curve
* SJS : Stevens-Johnson syndrome * TEN : toxic epidermal necrolysis
* MRI : magnetic resonance imaging * AED : automated external defibrillator

表8 貼付剤の貼り方と注意点

手順	注意点
①患部を清潔にする。	・汗や水分はきれいに拭き取る。 ・傷や湿疹がないことを確認する。
②フィルムを剥離し，指定の部位に貼付する。	・貼付日時を書き留めることで，貼り替え時期がわかりやすくなる。 ・効果の減弱や副作用の増強が懸念されるので自己判断で切断しない。 ・部位によって吸収率が異なる。
③指定された時間で適切に貼り替える。	・長時間同じ部位に貼り続けると，かぶれや湿疹を引き起こす可能性がある。
④粘着面を内側にして廃棄する。	・廃棄時に手指が薬剤面へ触れないように注意する。

図8 膝に貼付する場合の切断例

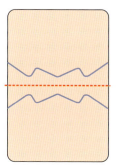 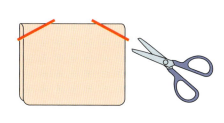 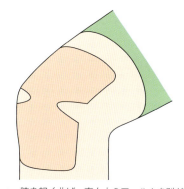

a 点線に沿って二つ折りにする。

b 両端を斜めに少し切り取る。膝は可動域が広いので，切り込むより切り取るほうが剥がれにくくなる。

c 膝を軽く曲げ，真ん中のフィルムを剥がして切り込み部分が可動域にあたるように貼る。次に，残りのフィルムを剥がしながら患部に沿って貼る。

（文献6を基に作成）

図9 剥がし方のコツ

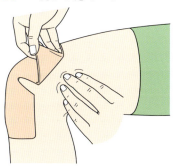 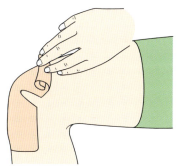

a 剥がそうとする部位の周辺の皮膚を押さえながら，ゆっくりと剥がす。

b テープの端を少し剥がして，くるくると丸めながら剥がす。剥がしにくい場合には，濡れたタオルやぬるま湯でテープを湿らせてから剥がす。

（文献6を基に作成）

り曲げる方向に剥がすのでは必要な力が異なるので，剥がしやすく痛みが出にくい方向にゆっくりと剥がすとよい[7]。また，高齢者の皮膚は水分量が減少し非常に脆弱で，貼付剤の剥離による皮膚裂傷が問題となりやすいため特に注意する。

貼付剤が剥がれた場合

局所作用型の貼付剤が剥がれた場合は，粘着力が残っていれば貼り直しを行うが，粘着力が残っていない場合は新しい薬剤を貼り直してよい。

全身作用型貼付剤は製剤ごとに対応が異なる。例えば，硝酸イソソルビドの貼付剤は粘着力の落ちにくい製剤であるため，よく水分を拭き取り皺を伸ばしてから貼り直すことができる[8]。一方で，24時間ごとに貼付するツロブテロールの貼付剤は貼付後12時間でおよそ85％の薬物が皮膚へ移行しているため，12時間経過後に剥がれた場合は基本的に再貼付が推奨されない[9]。このように製剤ごとに対応が異なるため，服薬指導を行う前に添付文書を確認する。

貼付剤使用中の入浴

パップ剤を使用中に入浴すると吸水ポリマーが膨潤し，薬物が流出してしまうため，入浴前に剥がすことが推奨される。

経皮吸収型製剤は入浴により剥がれやすくなるものの，貼付したままで入浴できる製剤が多い。しかし，フェンタニルクエン酸塩やエストラジオール，ロピニロール塩酸塩のように入浴を推奨しない貼付剤も存在する。特にフェンタニルクエン酸塩は加温により血中濃度が急上昇し呼吸抑制が起こりうるため，高温での入浴をしないよう添付文書の警告欄に記載されている。

補足
経皮吸収型製剤と加温の危険性

経皮吸収型製剤は入浴だけではなく，外部熱源（電気毛布，サウナ，こたつ，日光浴，湯たんぽなど）への長時間の接触により吸収が促進される場合がある。電気毛布の使用が呼吸抑制を誘発した例や，高熱のためにフェンタニル中毒を発症したことが疑われる例などが報告されている。

光アレルギー性接触皮膚炎

薬剤を外用した後，紫外線に曝露することで生じる接触性皮膚炎を**光アレルギー性接触皮膚炎**とよぶ。その症状はほとんどが貼付部位，外用剤塗布部位に発現し，発疹・発赤・紅斑・瘙痒感などが生じる。多くは使用後1週間以内に発現するが，使用後4週間後に発症する例もある。予防には衣服での被覆や日焼け止めの使用などが効果的である（**図10**）。

特に，消炎鎮痛外用剤に配合されるケトプロフェンは光アレルギー性接触皮膚炎を引き起こしやすい。

図10 光アレルギー性接触皮膚炎の予防

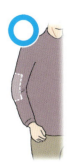
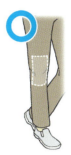
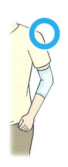

a　使用部位を覆う
使用部位を紫外線が通りにくい衣服（長袖，長ズボン），サポータなどで紫外線を当てないように覆う。

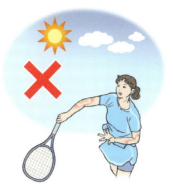

b　紫外線に注意する
屋外スポーツや屋外活動を避け，紫外線に当たる機会を少なくする。

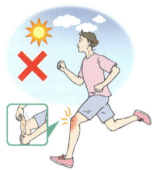

c　4週間は注意する
使用後少なくとも4週間は，引き続き紫外線を当てないように注意する。

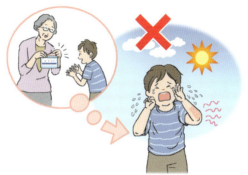

d　譲り渡さない
ほかの人が使用すると思わぬ副作用が出現したり，期待した効果が発揮されない可能性があるため，ほかの人に譲り渡さない。

（文献10を基に作成）

まとめ

- 代表的な局所作用型貼付剤と全身作用型貼付剤を挙げよ（☞p.159，160）。試験
- 経皮吸収型製剤の利点および欠点を挙げよ（☞p.161）。試験
- 貼付剤・経皮吸収型製剤の服薬指導で注意するべき点を挙げよ（☞p.163～167）。実習

【引用文献】
1) 大井一弥 監：第2回 貼付剤の歴史，マルホ医療関係者向けサイト．（https://www.maruho.co.jp/medical/articles/penles/patch/history.html）（2024年1月時点）．
2) 外用製剤協議会：教えて！ ハルコさん パップ剤・テープ剤Q＆A．（http://www.gaiyokyo.org/tekisei/special_qa/index.html）（2024年1月時点）．
3) 大谷道輝 監：経皮吸収のメカニズム 皮膚を中心に．（https://www.hisamitsu-pharm.jp/assets/img/tdds/pdf/pamphlet05.pdf）（2024年1月時点）．

4) Sekiya I, et al. : Ketoprofen absorption by muscle and tendon after topical or oral administration in patients undergoing anterior cruciate ligament reconstruction. AAPS Pharm Sci Tech, 11(1): 154-158, 2010.
5) Elshoff JP, et al. : Steady-state plasma concentration profile of transdermal rotigotine : an, integrated analysis of three, open-label, randomized, phase I multiple dose studies. Clin Ther, 34 (4): 966-978, 2012.
6) 河合栄蔵 監：ロキソプロフェンNa「トーワ」の上手な貼り方例．(https://med.towayakuhin.co.jp/medical/product/fileloader.php？id=32005＆t=0＆f=指導せん_ロキソプロフェンNaテープ50mg_100mg_上手な貼り方_C-002457_01.pdf)(2024年1月時点)．
7) Nozawa M, et al. : Generic selection criteria for safety and patient benefit [VIII] : Comparing the physicochemical and pharmaceutical properties of brand-name and generic diclofenac sodium tapes. Drug Discov Ther, 13(3): 150-156, 2019.
8) トーアエイヨー株式会社：フランドルテープ40mgよくあるご質問．(https://med.toaeiyo.co.jp/products/frandoltape/faq-ftp.html)(2024年1月時点)．
9) ヴィアトリス製薬株式会社：ホクナリン®テープ．(http://hokunalin.jp/patient/)(2024年1月時点)．
10) 上出良一 監：光接触皮膚炎発現後の注意 光接触皮膚炎を悪化させないために，久光製薬安全性情報 特集編, 2022.(https://www.hisamitsu.co.jp/medical/data/hisamitsu-anzentokusyuu.pdf)(2024年1月時点)．

【参考文献】
1. 大井一弥, ほか：そこが知りたい！ 貼付剤：皮膚特性に応じた適正使用. 講談社, 2014.
2. 清水 宏：あたらしい皮膚科学, 第3版, 中山書店, 2018.
3. Hisamitsuサポートウェブ：TDDS製剤とは，領域別情報．(https://www.hisamitsu-pharm.jp/tdds/)(2024年1月時点)．
4. 日本薬剤師会：第十四改訂調剤指針. 薬事日報社, 2018.
5. 厚生労働省：第十八改正日本薬局方．(https://www.mhlw.go.jp/content/11120000/000788359.pdf)(2024年1月時点)．

4章 外用剤の調剤と服薬指導

3 点眼薬・点鼻薬・点耳薬

1 点眼薬調剤

- 点眼薬は薬効と剤形によって分類される
- 点眼薬の調剤では用法・用量や疾患による併用禁忌薬処方の有無などを確認する

点眼薬の特徴

点眼薬は，眼科領域における薬物療法の中心的薬剤である。眼の表面は角膜と結膜で構成されているが，弱く鋭敏な組織である（**図1**）。このため，無菌的な調製，衛生的な使用，適切な保管が点眼薬には必要とされる。

図1 眼の表面構造

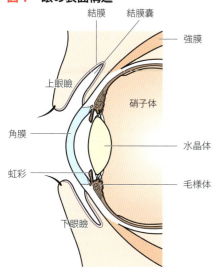

表1 薬効による点眼薬の分類

薬効	薬剤例
散瞳薬	・アトロピン硫酸塩水和物 ・トロピカミド
角膜治療薬	・コンドロイチン硫酸エステルナトリウム ・精製ヒアルロン酸ナトリウム
ドライアイ治療薬	・ジクアホソルナトリウム ・レバミピド
抗炎症薬	・プラノプロフェン ・ジクロフェナクナトリウム ・ベタメタゾンリン酸エステルナトリウム ・フルオロメトロン
緑内障治療薬	・ラタノプロスト ・チモロールマレイン酸塩 ・カルテオロール塩酸塩 ・ドルゾラミド塩酸塩 ・ブリモニジン酒石酸塩 ・ピロカルピン塩酸塩 ・リパスジル塩酸塩水和物
白内障治療薬	・ピレノキシン
抗菌薬，抗ウイルス薬	・レボフロキサシン水和物 ・オフロキサシン ・アシクロビル（眼軟膏）
抗アレルギー薬	・トラニラスト ・オロパタジン塩酸塩
眼精疲労治療薬	・シアノコバラミン

点眼薬の種類

■ 薬効による分類

点眼薬は，検査やさまざまな疾患の治療に用いられる。主な点眼薬の薬効および薬剤の例を**表1**に示す。

■ 剤形による分類

点眼薬は製剤的特徴により，**表2**のように分類される。

表2 剤形による点眼薬の分類

分類	外観	特徴
水溶性点眼薬		一般的な点眼薬で，薬剤が溶解されている。使用法も簡便であり，最も多く使用されている。
懸濁性点眼薬	使用方法が記載されている。	有効成分が水に溶解しにくいため，薬剤の小さな粒子が分散された状態の点眼薬である。使用時にはよく振ってから点眼する必要がある。
用時溶解する点眼薬	溶解液　薬剤の粉末	薬剤に溶解液が添付されており，用時溶解するタイプの点眼薬である。溶解後の保管方法や使用期限が設定されている。
点眼後ゲル化する点眼薬	（写真提供：参天製薬株式会社）	結膜嚢内の滞留時間を延長させるため，眼の表面でゲル化する基剤を配合した点眼薬である。
使い切りタイプの点眼薬		1回分の使用量ごとに個包装された点眼薬である。使用の際に生じた残薬は廃棄する。
眼軟膏		結膜嚢などの眼組織に使用する軟膏剤である。一般的に作用発現は緩やかで長時間薬効が保たれる。

臨床に役立つアドバイス

配合剤使用のメリット・デメリット

　緑内障治療では，複数の成分を含有する配合剤の点眼薬が繁用される。配合剤を使用することは単剤を複数使用する場合と比較して，点眼の回数が減ることによるアドヒアランスの向上，添加剤による副作用の軽減，コストの削減といったメリットが期待できる。一方，患者個々に合わせて処方の調整が難しいというデメリットもある。

点眼薬調剤の手順と注意事項

■ 処方監査

点眼薬は，原則的に本数単位での処方が望ましい。院内製剤や計量，分割が必要な場合はクリーンベンチ内で無菌的に調製する。

用法・用量（「1日○回」，「○眼」のように点眼回数や左右または両眼の記載）を確認する。点眼の回数は点眼薬ごとに決まっており，異なる用法で使用すると副作用の発現や薬効の低下を招くおそれがある。

処方箋全体（他科処方も含めて）を見渡し，疾患による併用禁忌薬が処方されていないかを確認する（図2）。例えば，閉塞隅角緑内障患者には抗コリン作用のある向精神薬や抗ヒスタミン薬は禁忌である。他科の処方については，電子カルテやお薬手帳などを活用して確認する。

■ 薬袋・薬剤情報提供書の発行

患者氏名，用法・用量を確認する。また「冷所保管」「溶解後冷所保管」などの必要な記載を確認する。薬剤情報提供書を準備し，複数の点眼薬を併用する場合は薬袋を分けて作成する（図3）。

■ 薬剤の取り揃え

薬剤の取り揃えで必要なものを図4に示す。

用時溶解が必要な点眼薬については原則として調剤時に溶かさないこととする。用時溶解を正しく実施できない患者に対しては，最初の1本目のみを患者の前で溶解するなどして対応する。

■ 調剤鑑査

処方箋の内容と薬袋の記載事項，調剤薬，薬剤情報提供書を再度確認する。

図2　点眼薬調剤における処方監査

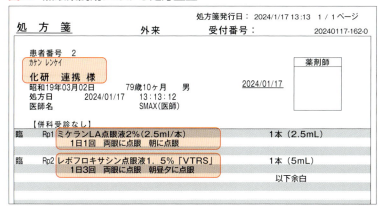

患者氏名，薬剤名，用法・用量などを確認する。カルテなど参照し，疾患，禁忌薬を確認する。

実践!! 臨床に役立つアドバイス

点眼薬の院内製剤

点眼薬の院内製剤の例として，重症のドライアイ治療に使用される自己血清点眼液が挙げられる。血清中の成分による角結膜障害の治療効果を期待したものである。患者本人の血清を遠心分離（3,000回転，30分間）した上澄液に生理食塩液を加えて混合し，メンブレンフィルター（0.22μm）で濾過後，滅菌済の点眼容器に充填する。調製操作は，クリーンベンチ内で無菌的に行う。

学習の要点 緑内障と抗コリン作用

閉塞隅角緑内障患者に投与禁忌の薬物として，抗コリン作用を有する薬剤が挙げられる。具体的には，抗ヒスタミン薬，抗不安薬，催眠鎮静薬，抗パーキンソン病薬が該当する。抗コリン作用による散瞳のため隅角が狭くなることから，緑内障を悪化させる可能性がある。調剤時に注意するとともに，患者がどの病型の緑内障であるのかを処方監査や薬剤交付時に確認する。

図3 点眼薬調剤における薬剤情報提供書と薬袋

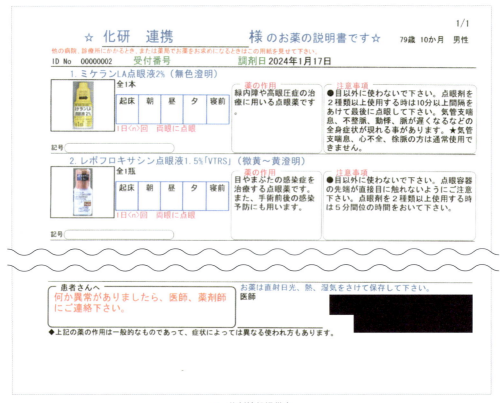

a 薬剤情報提供書

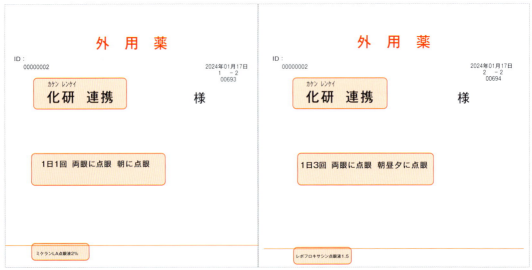

b 薬袋

患者氏名，薬剤名，用法・用量などを確認する。

図4　点眼薬の取り揃え

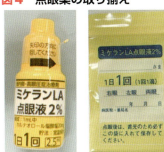

a　点眼薬
薬剤を必要本数取り揃える。ラミネートははがさずに調剤する。

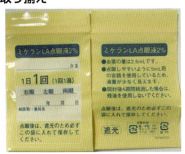

b　専用の保管袋
専用の保管袋を本数分添付する。

c　使用の説明書
説明書があれば添付する。

2　点眼薬のpH・浸透圧・添加物

● 点眼薬には，等張化剤，緩衝剤，防腐剤，安定化剤，粘稠剤などの添加物が含まれる

点眼薬の添加物

点眼薬には主薬以外に有効性や安全性を確保する目的で，種々の添加物が含まれている。点眼薬に含まれる主な添加物の種類と役割を**表3**に示す。

> **基礎へのフィードバック**
>
> **点眼薬と添加物**
>
> 各種点眼薬には，有効かつ安全に適用できるよう製剤上の工夫が施されている。例えば，リズモン®TGは熱応答ゲル製剤である。配合成分のメチルセルロースが眼表面温度付近でゲル化することで滞留性の向上が期待でき，1日1回のみの投与を可能としている。このように，生理学，物理化学，生化学といった基礎薬学で学んだ知識を製剤学，衛生薬学などの専門領域の内容と結び付けて理解を深める。

表3　点眼薬の添加物の種類

種類	特徴	代表例
等張化剤	点眼時の刺激感などの不快感を軽減させるため，点眼薬の浸透圧を可能な限り涙液と等しくする目的で用いられる。	・塩化ナトリウム ・グリセリン ・塩化カリウム
緩衝剤	薬液のpHを適正に保ち，点眼薬の有効性および安全性を向上させるために添加される成分である。点眼薬のpHは中性付近が最も刺激が少なく「しみる」と感じにくい。また，主薬の安定性や薬効を確保するために，適正なpH管理を必要とする薬剤に用いられる。	・リン酸 ・ホウ酸
防腐剤	点眼薬は無菌的に調製された製剤であるが，開封後の一定期間継続した使用により，微生物に汚染される可能性がある。これを防止する目的で添加される。近年は防腐剤の眼表面への毒性を考慮し，防腐剤非添加の点眼薬も販売されている。	・ベンザルコニウム塩化物 ・パラベン類 ・ソルビン酸
安定化剤	点眼薬の薬液中の成分が，加水分解や酸化分解されることを防ぐ目的で添加される。	・エデト酸ナトリウム ・ポリソルベート80
粘稠剤	薬液に粘稠性を加えるために添加される。点眼時の結膜嚢での滞留性や薬効の持続性，組織への移行性を向上させる役割がある。	・ヒドロキシエチルセルロース ・ヒプロメロース ・メチルセルロース

173

3 点眼薬の服薬指導 動画1

● 服薬指導では，点眼薬の薬効，副作用，正しい使い方，保管方法を伝える

点眼薬は使用開始後に一定期間継続使用することが多いため，薬効や副作用以外に**衛生的な管理の仕方**や**薬効を適正に発揮できるような使用方法**を患者に説明する必要がある。具体的には使用量，回数，点眼薬の正しい使用手順，保管方法などである。

薬効，用法の説明

処方箋に従い，処方薬の薬効，使用回数，両眼か左右いずれかの点眼指示を説明する。患者の自己判断で医師の指示が守られなかった場合，点眼薬の薬効が十分に発揮されないことや副作用が発現するおそれがある。

> **実践!!**
>
> **臨床に役立つアドバイス**
>
> **点眼薬の1回に滴下する滴数**
>
> 点眼薬1滴は約50μLである。結膜嚢の容量は30μLで，そこに涙液が約7μL存在する。このため，点眼薬は1滴の滴下で十分である。2滴以上さしてしまうと，眼から溢れ出た薬液による眼瞼炎，鼻涙管を介した全身性副作用を引き起こす可能性がある。

点眼薬の使い方

点眼薬の使い方を**図5**に示す。

眼軟膏の使い方

眼軟膏の使い方を**表4**に示す。

図5 点眼薬使用手順

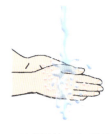

a 手を石けんでよく洗う。

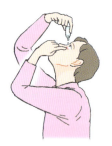

b 下瞼を指で軽くひいて，容器の先がまつ毛や眼に触れないように注意して1滴点眼する。

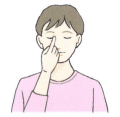

c 点眼した後はまばたきをせずに，静かに眼を閉じる。軽く眼頭を押さえるようにすると効果的である。

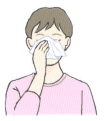

d 眼からあふれた薬液は，清潔なティッシュやガーゼで拭く。

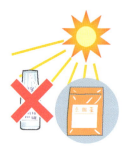

e 使い終わった点眼薬は添付の袋に入れて保管する。薬剤ごとの適切な保管方法を指導する。

表4 眼軟膏の使用手順

①使用する前に，手をきれいに洗う。
②鏡を見ながら下瞼を下にひいて，容器の先端が眼に触れないように瞼の内側に軟膏を注入する。
③注入後に眼を閉じたら，軟膏が全体にいきわたるように少し待つ。
④余分な軟膏を清潔なティッシュなどで拭き取る。

副作用の説明

点眼薬は，内服薬と比較して局所における副作用（刺激感，充血，眼痛，搔痒感，霧視など）が多い。しかし，点眼薬の成分が吸収されて全身性の副作用が発現することもある。主な点眼薬に特有な副作用とその症状を**表5**に示す。

> **専門分野へのリンク**
>
> **病態，薬物療法，作用機序の活用**
>
> 処方監査を行う際に禁忌を確認したり，患者への服薬指導時に薬効や副作用を説明するうえで，病態と薬物療法，各薬物の作用機序への理解は不可欠である。例えば，緑内障治療薬であるβ遮断剤点眼薬は喘息患者に禁忌であり，他の作用機序を有する薬剤への変更が必要となる。その際に，薬物治療学や薬理学の学習で得た知識が活用できる。

複数の点眼薬を使用する場合

点眼薬の製剤的特徴を考慮し，滴下順序，間隔を指導する。懸濁性点眼薬は水に溶けにくく，吸収されにくいため水溶性点眼薬よりも後に点眼する。点眼後ゲル化する点眼薬は結膜嚢内の滞留時間を延長するように設計されているため，ほかの点眼薬に影響を及ぼす可能性があることから，通常水溶性・懸濁性点眼薬の投与後に点眼する。眼軟膏は水分をはじきやすいため，すべての点眼薬滴下後に使用する。以上をまとめると，**①水溶性点眼薬，②懸濁性点眼薬，③点眼後ゲル化する点眼薬，④眼軟膏の順**に使用する。

点眼薬は，点眼後3～5分で眼内に移行する。そのため，複数の点眼薬を続けて使用する際には原則として，**5分以上**間隔を空けて点眼するよう指導する（**図6**）。また，点眼後ゲル化する点眼薬を先に点眼した場合は**10分以上**間隔を空ける必要がある。

表5 主な点眼薬の副作用と症状

薬効	薬剤例	副作用	症状
ステロイド	・フルオロメトロン	眼圧上昇	眼が痛い，見えにくい，かすんで見える，頭痛，悪心
		感染症	眼が痛い，見えにくい，異物感，充血，腫れ，涙が出る，目やに
		白内障	かすんで見える，まぶしい
プロスタグランジン系薬	・ラタノプロスト	眼瞼色素沈着	眼の周りが黒ずむ
		虹彩色素沈着	黒目の色が濃くなる
		眼瞼の多毛症	眼の周りが多毛となる
β遮断薬	・カルテオロール塩酸塩 ・チモロールマレイン酸塩	徐脈	脈が遅くなる
		気管支喘息	咳，呼吸困難，息苦しい
		眼類天疱瘡	眼が赤くなる，まつ毛が内に向く，眼が濁る
コリン作動薬	・ピロカルピン塩酸塩	縮瞳	暗黒感
		流涎	よだれが出る

図6 複数の点眼薬の使用間隔

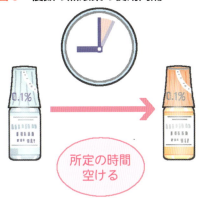

複数の点眼薬を使う場合には5分（薬剤によっては10分）以上間隔を空けて点眼する。

保管方法

点眼後は蓋を閉め，添付袋がある場合には入れて保管する。室温で保管する点眼薬がほとんどであるが，医薬品添付文書に冷所保管の指示がある薬剤は冷蔵庫で保管する。特に保存条件の指定がない点眼薬は直射日光を避け，涼しい場所に保管するよう指導する。また，用時溶解するタイプの点眼薬は，設定されている溶解後の保存条件，使用期限を伝える（**表6**）。

表6 溶解後の保管条件，期限が設定されている用時溶解型点眼薬の例

薬剤名	保存条件	使用期限
ピレノキシン	冷所	3週間以内
セフメノキシム塩酸塩	冷所	7日以内

コンタクトレンズ使用患者への指導

点眼薬には，一般的に防腐剤が含有されている。防腐剤はコンタクトレンズに吸着されるため，レンズの性状に影響を及ぼす可能性がある。

コンタクトレンズは，**ソフトコンタクトレンズ**と**ハードコンタクトレンズ**に大別される。ソフトコンタクトレンズは薬物を吸着しやすいため，点眼時にはずすよう医薬品添付文書に記載されている薬剤がある。一方，ハードコンタクトレンズでも酸素透過性が高いものなど種類によっては吸着が起こりやすく，注意を要する。点眼後に再装着する場合，医薬品添付文書を参照のうえ十分な時間を空けるよう指導する。

4　点鼻薬調剤

- 点鼻薬は薬効によって分類される
- 点鼻薬の調剤では1日の点鼻回数や噴霧回数などに注意する

点鼻薬の特徴と種類

点鼻薬は，鼻腔または鼻粘膜に投与する製剤である。点鼻薬の多くは鼻腔内に直接作用し，アレルギー性鼻炎などに対して局所作用を目的として用いられる。また，中枢性尿崩症や子宮内膜症・子宮筋腫治療薬として全身作用を目的とした点鼻薬もある。主な点鼻薬の薬効および薬剤の例を**表7**に示す。

表7 薬効による点鼻薬の分類

薬効	薬剤例
血管収縮薬	・ナファゾリン硝酸塩 ・トラマゾリン塩酸塩
ステロイド	・フルチカゾンプロピオン酸エステル ・モメタゾンフランカルボン酸エステル水和物 ・フルチカゾンフランカルボン酸エステル
抗アレルギー薬	・ケトチフェンフマル酸塩 ・レボカバスチン塩酸塩
片頭痛治療薬	・スマトリプタンコハク酸塩
中枢性尿崩症治療薬	・デスモプレシン酢酸塩水和物
子宮内膜症・子宮筋腫治療薬	・ブセレリン酢酸塩 ・ナファレリン酢酸塩水和物
低血糖処置薬	・グルカゴン

点鼻薬調剤の手順

点鼻薬調剤の手順を図7に示す。

図7 点鼻薬調剤の手順

処方監査	薬袋・薬剤情報提供書の発行	薬剤の秤取，取り揃え	調剤鑑査	交付・服薬指導
1日の点鼻回数や噴霧回数など，用法・用量や処方量（○本あるいは○mL）を確認する。	患者氏名，用法・用量（「1日○回」，「1回○噴霧」の記載）を確認する。	薬剤の瓶より小分けする点鼻薬は，必要量を点鼻容器に秤取する。本数単位での処方薬は，必要本数を取り揃える。専用の保管袋や説明書があれば添付する。	処方箋の内容と薬袋の記載事項，調剤薬，薬剤情報提供書を再度確認する。	

5 点鼻薬の服薬指導

● 点鼻薬の服薬指導では薬効，副作用，正しい使い方を伝える

点鼻薬は点眼薬のように滴下するタイプと鼻に噴霧するタイプがある。後者は薬剤によってさまざまなデバイスがある（図8）。薬効，用法・用量，副作用以外に各薬剤の適切な使用法についても指導する。

 専門分野へのリンク

バイオアベイラビリティ

鼻粘膜は薬物の吸収が良好である。局所作用を期待する点鼻薬は，全身性の副作用に注意が必要であることから，**バイオアベイラビリティ**が低い薬剤が望ましい。バイオアベイラビリティとは，投与された薬物のうち，どれだけの量が全身循環血中に到達するかを示す指標である。バイオアベイラビリティなど，薬物の体内動態（吸収，分布，代謝，排泄）を学ぶことで，さまざまな剤形の薬剤の特徴を理解できる。

図8 点鼻薬のさまざまなデバイス

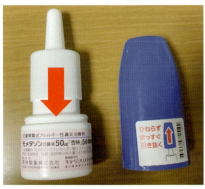
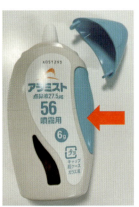
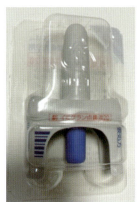

a まっすぐに噴霧器を押すタイプ　　b 横に噴霧ボタンを押すタイプ　　c 1回使い切りタイプ

噴霧するタイプの点鼻薬の使い方

点鼻薬の使い方を**図9**に示す。

点鼻薬の副作用

鼻の刺激感，出血，痛み，鼻が乾くなどの局所的な副作用がある。全身性の副作用として，抗アレルギー薬では眠気，血管収縮薬では血圧上昇，頻脈などが認められる場合がある。ステロイドの点鼻薬はバイオアベイラビリティが低く，安全性は高い。

図9 点鼻薬使用手順

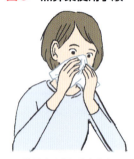

a 使用する前に鼻をかんで，鼻の通りをよくする。

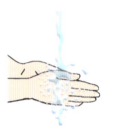

b 手をよく洗う。

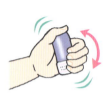

c 容器をよく振る[※1]。

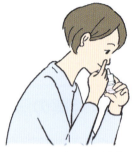

d うつむき加減にし，点鼻薬の容器の先端を片方の鼻の中に入れ，鼻から息を吸い込みながら噴霧する。同様に反対側の鼻にも噴霧する。

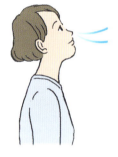

e 噴霧後は薬が奥までいきわたるように，上を向いて数秒間鼻で呼吸をする[※2]。

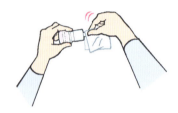

f 使用後は容器の先をティッシュで拭いて蓋をして保管する。

※1：点鼻薬のデバイスによっては，使い始めに確認のための噴霧が必要な薬剤がある。
※2：1回2噴霧の場合は**d**，**e**の操作をもう一度行うよう説明する。

6 点耳薬調剤

- 点耳薬は，外耳または内耳に投与する
- 点耳薬の調剤では，1日の点耳回数，滴下数や指示内容を確認する

点耳薬の特徴と種類

耳は外耳，中耳，内耳の3つの部分から構成されている。点耳薬は，**外耳または中耳**に投与する薬剤である（**図10**）。薬剤を患部に直接適用することで，患部以外の副作用を軽減できるメリットがある。点耳薬には，抗菌薬やステロイド含有製剤が多い。主な点鼻薬の薬効および薬剤の例を**表8**に示す。

点耳薬調剤の手順

点耳薬調剤の手順を図11に示す。

図10 耳の構造

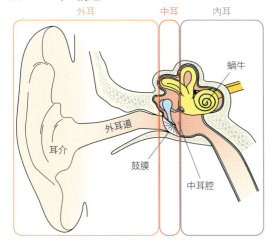

表8 薬効による点耳薬の分類

薬効	薬剤例
抗菌薬	・セフメノキシム塩酸塩 ・ホスホマイシンナトリウム ・オフロキサシン ・クロラムフェニコール
ステロイド	・ベタメタゾンリン酸エステルナトリウム
ステロイド・抗菌薬配合剤	・ベタメタゾンリン酸エステルナトリウム・フラジオマイシン硫酸塩
耳垢除去薬	・ジオクチルソジウムスルホサクシネート

図11 点耳薬調剤の手順

処方監査: 1日の点耳回数, 1回の滴下数など, 用法・用量や指示内容(点耳あるいは耳浴)を確認する。

→ **薬袋・薬剤情報提供書の発行**: 患者氏名, 用法・用量(「1日○回」,「1回○滴」), 指示内容(点耳あるいは耳浴)の記載を確認する。

→ **薬剤の秤取, 取り揃え**: 処方薬を必要本数取り揃える。専用の保管袋や説明書があれば添付する。

→ **調剤鑑査**: 処方箋の内容と薬袋の記載事項, 調剤薬, 薬剤情報提供書を再度確認する。

→ **交付・服薬指導**

4章 外用剤の調剤と服薬指導

7 点耳薬の服薬指導

●点耳薬の服薬指導では, 薬効や副作用に加え, 点耳の方法と点耳後の姿勢についても指導する

　点耳薬の指導に際しては, 薬効や副作用に加え, 点耳後の姿勢についても伝える。耳の中に直接薬剤を投与後, 点耳指示であれば**2～3分**, 耳浴の場合は**約10分**そのままの姿勢を維持するよう指導する。

点耳薬の使い方

点耳薬の使い方を図12に示す。

用語解説　耳浴　患側を上にして薬剤を耳の中に留めておくこと。

補足　耳垢除去薬の使い方
　綿棒などで外耳に薬液を塗布して耳垢を除去する。除去困難の場合は, 用量を滴下後5～20分後に微温湯(37℃)で洗浄する。

点耳薬の副作用

　点耳薬の副作用として, 発疹, 蕁麻疹, 痒みなどの薬剤過敏症に注意する。また, 冷えた状

図12 点耳薬使用手順

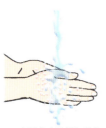

a 点耳をする前に手をきれいに洗う。

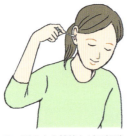

b 耳の中を綿棒などで掃除する。

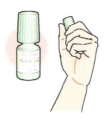

c 点耳薬を手で温めて、体温程度の温度にする。

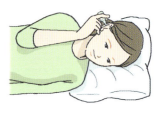

d 点耳するほうの耳を上にして、横向きに寝る。容器の先が直接耳に触れないように気を付けて、医師に指示された滴数の点耳薬を滴下する。

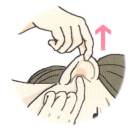

e 滴下した後に耳たぶを後ろに引き上げてゆすると液が中まで到達しやすくなる。

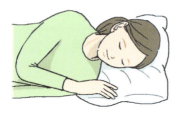

f 点耳後は決められた時間(点耳指示：2～3分、耳浴：約10分)そのままの姿勢でいる。

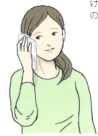

g 清潔なティッシュやガーゼなどを耳に当てて起き上がり、耳の外に流れ出た薬液を拭き取る。

態で点耳すると、めまいを起こすことがあるため、体温程度に温めてから使用するよう指導する。

まとめ

- 点眼薬の調剤において確認する項目，服薬指導の際に患者に指導する内容を挙げよ（☞p.171）。 実習 試験
- 点眼薬の添加剤の種類とその役割，代表例を挙げよ（☞p.173）。 試験
- 点鼻薬の種類とその用途，患者に服薬指導を行う際の要点を説明せよ（☞p.176～178）。 実習
- 点耳薬の種類とその用途，患者に服薬指導を行う際の要点を説明せよ（☞p.178～180）。 実習

【参考文献】
1. 伊賀立二，ほか：くすりの地図帳，p.64-67，講談社，2007．
2. 舘田一博，ほか：今日の治療薬 解説と便覧（川合眞一，ほか 編），p.1056-1090，南江堂，2023．
3. 田中良子，ほか：薬効別 服薬指導マニュアル，第9版（木村 健 編），p.197-245，じほう，2018．
4. 日経ドラッグインフォメーション 編：日経DIクイズ 服薬指導・実践編10，p.20-23，日経BP社，2008．
5. 点眼剤研究会，ほか：点眼剤の適正使用ハンドブック－Q＆A－，p.1-20，日本眼科医会，2011．
6. 日本病院薬剤師会：病院薬局製剤，第5版，p.69，薬事日報社，2003．
7. 厚生労働省：抗コリン薬の禁忌「緑内障」等の見直しについて．医薬品医療機器等安全性情報，364，p.8-11，2019．
8. 長井紀章：点眼薬の製剤設計と薬物挙動．日本白内障学会誌，33：32-36，2021．

4章 外用剤の調剤と服薬指導

4 吸入剤

1 吸入剤の種類と特徴

- 吸入剤は，有効成分を直接肺や気道に到達させることができる
- 経口剤と比べて全身性の副作用のリスクが低い

吸入剤

　吸入器や噴霧器などを用いて有効成分をエアロゾルとして吸入し，気管支または肺に作用する製剤である。主に気管支喘息や慢性閉塞性肺疾患（COPD）などの呼吸器疾患の薬物療法に使用される。

　吸入剤は，**有効成分を直接肺や気道に到達させる**ことから，効果の発現が早い，経口剤と比べ投与量が少なく全身性の副作用のリスクが低い，肝臓での初回通過効果を受けないなどの特徴がある。また，吸入が可能であれば小児から高齢者まで使用可能で，妊娠期でも安全に使用できる。一方で，経口剤と比べ**手技が煩雑**であり，正しく使用されないと期待される効果が得られないだけでなく，**嗄声や口腔内カンジダ症（鵞口瘡）**など吸入剤特有の副作用が現れることもあるため注意する（**表1**）。正しく使用してもらうためには服薬指導が重要であり，個々の患者背景に合わせて適切なデバイスや吸入方法を選択し，手技の習得を行う必要がある。

粒子径による特徴

　吸入剤の粒子径は，吸入された有効成分が目的部位に到達し沈着する際の重要な因子である。治療目的に合った適切な粒子径を選択することが，高い治療効果を得るうえで必要となる。一般には，粒子径が20μm前後のものは主に口腔や咽頭に沈着してしまうため，末梢気道に到達する薬剤量が少なくなる。一方で，粒子径が0.5μm以下では，肺胞まで到達はするが大半が沈着できず呼気中に排出されてしまう。細気管支から肺胞へ到達・沈着させるために**最適な粒子径は0.5〜5μm程度**とされている（**表2**，**図1**）[1]。

表1　吸入剤の利点・欠点

利点	・直接局所に作用させるため，効果発現が早い（静脈内注射とほぼ同等）。 ・少ない用量で治療効果を発揮できる。 ・肝臓での初回通過効果を受けない。 ・消化管内での分解を受けない。 ・全身性の副作用が少ない。 ・錠剤などの嚥下が困難な患者（小児や高齢者）でも使用が可能である。 ・妊娠期にも使用できる。
欠点	・吸入手技が煩雑である。 ・手技が正しく行われないと，期待される効果が十分に得られない。 ・嗄声や口腔内カンジダ症（鵞口瘡）など特有の副作用がある。 ・経口剤と比べると，アドヒアランスが不良になりやすい傾向がある。

エアロゾル　気体中に分散浮遊している固体や液体の微粒子のこと。

＊COPD：chronic obstructive pulmonary disease

表2 粒子径による到達部位の違い

粒子径[μm]	生体内沈着部位
30〜70	鼻腔
20〜30	咽頭
8〜10	気管
5〜8	気管支
2〜5	細気管支
0.5〜2	肺胞

（文献1を基に作成）

図1 粒子径と到達部位

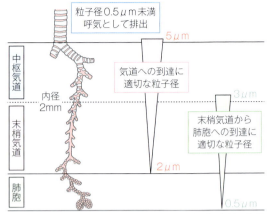

（文献1を基に作成）

基礎へのフィードバック

肺胞の構造と特徴

肺胞は約3〜6億個存在し，肺胞上皮表面積は約70〜200 m²にも達する．また，肺胞腔と毛細血管を隔てる上皮細胞層の厚さは約0.5〜1.0 μmと薄いため，水溶性薬物および高分子化合物の透過性が高く，薬物の吸収部位として適している．

2 吸入剤の分類とデバイスの種類

POINT
- 吸入剤は，主に吸入エアゾール剤，吸入粉末剤，吸入液剤に分類される
- 吸入剤の分類に従って，それぞれの製剤の特徴に適合した吸入器（デバイス）が選択される

吸入剤は**吸入エアゾール剤，吸入粉末剤，吸入液剤**に大別され，それぞれ吸入に使用する吸入器（デバイス）が異なる．

吸入エアゾール剤

吸入エアゾール剤は，有効成分を溶解または懸濁化した製剤である．容器に充填した噴射剤とともに一定量の有効成分を噴霧する**加圧式定量噴霧吸入器（pMDI）**を用いて吸入を行う．懸濁化製剤では，有効成分の均一化のために吸入前に振盪が必要となる．

放出されるエアロゾルの粒子径が小さく末梢気道への到達率が高い，吸入力が低い患者でも適しているなどの特徴があるが，吸入時は**吸気と薬剤噴霧のタイミングの同調が重要**となる．同調がうまくできない場合は，口腔や咽頭内に薬物が沈着してしまい十分な効果が得られないばかりか，副作用の発生リスクを高めてしまう．

吸入エアゾール剤は粒子径が小さいため，吸入後に息止めを行うことで肺内沈着率を高めることができる．

■ pMDIのデバイス

pMDIのデバイスは種類が少なく**操作手順がほとんど共通している**ため，薬剤変更をしても誤操作の危険性が低い．pMDIを使用する際，吸入時の同調が困難な場合や，握力が弱くボンベが十分に押せない場合はスペーサーや補助器

＊pMDI：pressurized metered-dose inhaler

具の使用を考慮する(図2, 表3)。

吸入粉末剤

吸入粉末剤は，乾燥粉末状の有効成分を患者の吸気でエアロゾル化して吸入する製剤である。**ドライパウダー吸入器(DPI)** を用いて吸入を行う。

DPIはpMDIと異なり**患者自身の吸気で吸入**するため，噴射剤による刺激がなく，吸気と薬剤噴霧のタイミングとの同調を必要としない。一方で，5歳未満の小児や高齢者，重度のCOPD患者などで**吸気流速が十分でない場合は使用する**ことができない。一般に30〜60 L/min程度の吸気流速が必要であり，30 L/min未満の場合は末梢気道への薬物到達率が低下する。

■ DPIのデバイス

多種多様なデバイスが使用されており，それぞれ手技も異なる(図3, 表4)。デバイスの操作が複雑な場合もあるため，手技が理解可能かを確認しておく必要がある。また，デバイスに応じた吸気流速が必要となるため，吸入指導用トレーナーなどでの事前のチェックが重要となる(図4)。

図2　pMDIデバイスと吸入補助器具

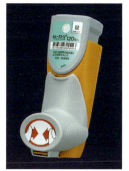
a　エアロスフィア®

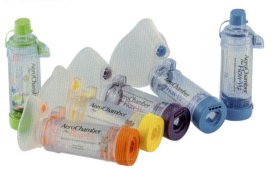
b　エアロチャンバープラス®静電気防止型

(a：アストラゼネカ株式会社，b：株式会社アムコより許諾を得て転載)

表3　pMDIのデバイス別製剤一覧

	吸入ステロイド剤	長時間作用性 β_2刺激薬	長時間作用性抗コリン薬	短時間作用性 β_2刺激薬	短時間作用性抗コリン薬
pMDI	シクレソニド				
	ベクロメタゾンプロピオン酸エステル			プロカテロール塩酸塩水和物	
	フルチカゾンプロピオン酸エステル			サルブタモール硫酸塩	イプラトロピウム臭化物水和物
	サルメテロールキシナホ酸塩・フルチカゾンプロピオン酸エステル			フェノテロール臭化水素酸塩	
	フルチカゾンプロピオン酸エステル・ホルモテロールフマル酸塩水和物				
pMDI (エアロスフィア®)		グリコピロニウム臭化物・ホルモテロールフマル酸塩水和物			
	ブデソニド・グリコピロニウム臭化物・ホルモテロールフマル酸塩水和物				

＊DPI：dry powder inhaler

図3 DPIのデバイス例

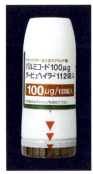

a タービュヘイラー®

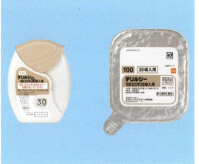

b エリプタ

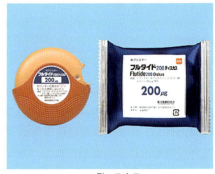

c ディスカス

（a：アストラゼネカ株式会社，b・c：グラクソ・スミスクライン株式会社より許諾を得て転載）

表4 DPIのデバイス別製剤一覧

	吸入ステロイド剤	長時間作用性 β_2刺激薬	長時間作用性 抗コリン薬	短時間作用性 β_2刺激薬	短時間作用性 抗コリン薬
タービュヘイラー®	ブデソニド	ホルモテロールフマル酸塩水和物			
	ブデソニド・ホルモテロールフマル酸塩水和物				
ディスカス	フルチカゾンプロピオン酸エステル	サルメテロールキシナホ酸塩			
	サルメテロールキシナホ酸塩・フルチカゾンプロピオン酸エステル				
ハンディヘラー®			チオトロピウム臭化物水和物		
スイングヘラー®				プロカテロール塩酸塩水和物	
ツイストヘラー®	モメタゾンフランカルボン酸エステル水和物				
ブリーズヘラー®		インダカテロールマレイン酸塩	グリコピロニウム臭化物		
		インダカテロールマレイン酸塩・グリコピロニウム臭化物			
	インダカテロール酢酸塩・モメタゾンフランカルボン酸エステル				
	インダカテロール酢酸塩・グリコピロニウム臭化物・モメタゾンフランカルボン酸エステル				
エリプタ	ビランテロールトリフェニル酢酸塩・フルチカゾンフランカルボン酸エステル	ウメクリジニウム臭化物			
	フルチカゾンフランカルボン酸エステル	ウメクリジニウム臭化物・ビランテロールトリフェニル酢酸塩			
	フルチカゾンフランカルボン酸エステル・ウメクリジニウム臭化物・ビランテロールトリフェニル酢酸塩				
ジャヌエア®			アクリジニウム臭化物		

吸入液剤

吸入液剤は有効成分に溶剤や等張化剤，pH調整剤などを加えて混和し，溶解または懸濁した製剤である。ソフトミスト吸入器（SMI）やネブライザーを用いて吸入を行う。

■ SMI

噴霧剤を使用せず，バネの力で噴霧された液剤を吸入するデバイスであり，アルコール非含有のためアルコール臭がしない。また，噴霧速度が緩やか（約1.5秒）なのである程度同調できれば吸入力が弱くても使用できるという特徴がある。

粒子径は二峰性を示すため，中枢気道から末消気道まで到達させることができる（図5，表5）。

■ ネブライザー

専用の機器を用いて有効成分を霧状に噴霧する医療機器であり，マスクなどを用いて自然呼吸下で吸入ができる。そのため吸入努力や吸入のタイミングを調節する必要はなく，乳幼児や呼吸機能が低下している高齢者でも確実に使用できる。一方で，ほかのデバイスに比べて吸入に時間がかかる，吸入機器が大きく携帯に適さない，使用時に電力を必要とするなどの欠点もある。一般に，ほかのデバイスが適さないときに使用を考慮する。

図4 DPIのデバイスごとの吸気抵抗

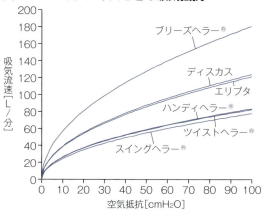

（文献2を基に作成）

基礎へのフィードバック

粒子径

粒子径が小さいと付着凝集性が高くなり，粒子同士が凝集してしまう。吸入粉末剤は有効成分に乳糖などを付着し，粒子径を増大させた二次粒子である。粒子径を増大させることで，付着凝集性を低下させて薬物粒子同士の凝集を防いでいる。そして，吸入時の患者自身の吸気によってデバイス内で乱気流を発生させ，二次粒子から一次粒子（乳糖が離れた薬物粒子のみの状態）が形成するように設計されている。

図5 SMIのデバイス

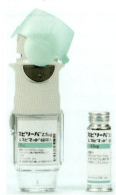

（日本ベーリンガーインゲルハイム株式会社より許諾を得て転載）

表5 SMIのデバイス別製剤一覧

	吸入ステロイド剤	長時間作用性 β_2刺激薬	長時間作用性 抗コリン薬	短時間作用性 β_2刺激薬	短時間作用性 抗コリン薬
レスピマット®			チオトロピウム臭化物水和物		
		チオトロピウム臭化物水和物・オロダテロール塩酸塩			

＊SMI：soft mist inhaler

3 デバイスの選択

- 使用するデバイスによって，噴霧と吸気との同調や必要な吸入力，手技の理解力など患者に求められる項目が異なる

　吸入剤を用いた薬物療法を適切に行うためには，患者に合わせたデバイスの選択が重要となる。選択を行う際は，**適切な吸気流速での吸入ができるか，吸気と噴霧の同調ができるか，吸入操作の理解が可能か**などを考慮する（図6）。薬物療法開始前や薬剤交付時には，これらのポイントを確認する。

図6　デバイスの選択手順

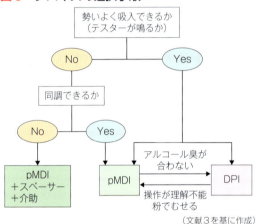

（文献3を基に作成）

計数調剤時の注意
　吸入剤は，規格が異なっていてもデバイスや大きさが同一な場合が多いため，計数調剤時は細心の注意を払う。また，同成分でほかの規格へ代替する必要がある際は，含有されている用量を確認し，過量投与とならないように注意する。特にβ_2刺激薬には注意が必要である。

4 吸入剤の服薬指導

- 吸入手技の習得が効果発現に直結するため，服薬指導が重要である
- 長期管理を目的にする薬剤と発作の症状改善を目的とする薬剤があるため，使用する意義を正しく指導する必要がある

　吸入剤は正しい手技で使用することで初めて効果を発揮する薬剤であり，服薬指導が重要である。**吸入療法の開始時や開始後も数カ月に1回（高齢者であれば薬剤交付ごと）は図7**の内容を参考に，正しく使用されているかを確認・指導する。

吸入療法に用いられる薬剤の特徴と注意点

　吸入剤として用いられる成分には**表6**のものがある。臨床現場ではしばしばSABA（サバ），LABA（ラバ）のようによばれている。

＊SABA：short-acting β-agonists　＊LABA：long-acting β-agonists

図7 吸入指導の進め方・確認の仕方

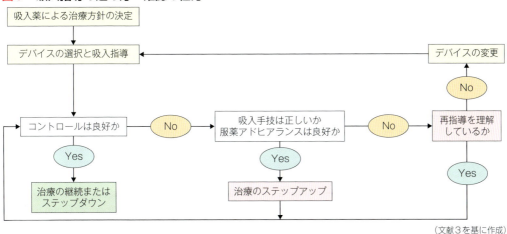

（文献3を基に作成）

表6 吸入剤として用いられる成分

- 短時間作用性β₂刺激薬（SABA）
- 長時間作用性β₂刺激薬（LABA）
- 短時間作用性抗コリン薬（SAMA）
- 長時間作用性抗コリン薬（LAMA）
- 吸入ステロイド薬（ICS）

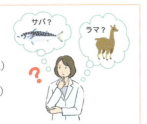

吸入ステロイド薬（ICS）の特徴と指導のポイント

ICSは，好酸球や肥満細胞などの炎症細胞に対して強力な抗炎症作用を示し，気道の炎症を抑制する。気管支喘息治療では第一選択薬であり，COPDにおける長期管理でも重要な薬剤である。症状の増悪予防のために**症状がなくても毎日規則正しく使用**するよう指導する。

ICSで**全身性の副作用が問題となることはまれ**であり，口腔内や喉に薬剤が残ることで引き起こされる**嗄声**や**口腔内カンジダ症（鵞口瘡）**など，局所的な副作用が中心である。これらの予防として，**吸入後のうがいの徹底**を繰り返し指導する。うがいが困難な場合は口腔内をすすぐように指導する（拭き取りでも可）。

> **補足**
> **嗄声**
> 嗄声の副作用は，DPI製剤よりpMDI製剤のほうが少ないとの報告がある[4]。患者の状況（副作用の程度・日常生活での支障の程度）によってはデバイスの変更を検討する。

β₂刺激薬（SABA・LABA）の特徴と指導のポイント

β₂刺激薬は，気管支平滑筋β₂受容体を刺激して細胞内cAMP産生を増加させることで気管支拡張作用を示す。作用時間によりSABAとLABAに分類され，**SABAは発作時の症状改善，LABAは長期管理**を目的に使用される。

経口剤と比べて副作用の発現頻度は少ない。一方で，頻脈や手指振戦など**全身性の副作用**が認められているため，吸入後のうがいや**過度の使用の危険性**を指導する。

＊SAMA：short-acting muscarinic antagonist　＊LAMA：long-acting muscarinic antagonist
＊ICS：inhaled corticosteroid

抗コリン薬（SAMA・LAMA）の特徴と指導のポイント

抗コリン薬は，気管支平滑筋のムスカリン受容体を拮抗することで気管支拡張作用を示す。β_2 刺激薬と比べ気管支拡張効果は弱く，効果発現時間もやや遅いが，COPD治療では第一選択薬である。長期管理が目的のため，**症状がなくても毎日規則正しく使用**するよう指導する。また，**閉塞隅角緑内障患者や排尿困難な前立腺肥大症の患者には禁忌**（開放隅角緑内障患者には使用可能）であるため，薬剤交付前の病歴聴取が重要となる。

副作用には口渇や排尿障害，眼圧上昇などがあるため，吸入後のうがいの指導をする（必須ではない）。

臨床に役立つアドバイス

医師の指示がなく，2種類以上の吸入薬を同時に使用する場合

最初に気管支拡張作用のある β_2 刺激薬，次に抗コリン薬，最後にステロイド薬の順で吸入を行う。これは気管支を拡張させてからICSを吸入することで，末梢気道への到達率を向上できるためである。吸入の間隔は5～10分程度空けるようにする。

まとめ

- 経口剤と比べた吸入剤の特徴を挙げよ（☞p.181）。 実習 試験
- 吸入剤の分類と使用されるデバイスの種類について，その特徴を説明せよ（☞p.182～186）。 実習 試験
- 吸入療法に用いられる薬剤の特徴と副作用について説明せよ（☞p.186～188）。 実習 試験

【引用文献】

1) No authors listed：Aerosol consensus statement. Consensus conference on aerosol delivery. Chest, 100(4)：1106-1109，1991.
2) 近藤哲理，ほか：ドライパウダー吸入器および吸入指導用トレーナーの吸気抵抗とその臨床的意義．アレルギー，63(10)：1325-1329，2014.
3) 喘息予防・管理ガイドライン2021作成委員：喘息予防・管理ガイドライン2021，（日本アレルギー学会喘息ガイドライン専門部会 監），協和企画，2021.
4) 岡田 章，ほか：吸入ステロイド薬の副作用である嗄声発現の要因解析．医療薬学，40(12)：716-725，2014.

【参考文献】

1. 日本薬剤師会：第十四改訂 調剤指針，薬事日報社，2018.
2. 堀岡正義 原著：調剤学総論 改訂14版（調剤学総論編集委員会 改訂），南山堂，2022.

4章 外用剤の調剤と服薬指導

5 坐剤

1 坐剤の種類と特徴

- 坐剤は直腸中下部で吸収されるため，肝臓での初回通過効果を回避でき，効果の発現も早い

坐剤

有効成分を基剤に均等に混和して適当な形状にした製剤であり，肛門または腟に適用する。体温によって溶解，または分泌液で徐々に溶解・分散し有効成分が放出される。坐剤には**肛門坐剤**と**腟用坐剤**があり，軟膏型・カプセル型・錠剤型の坐剤もある。

■ 肛門坐剤

通例では，肛門坐剤は円錐形または紡錘形の製剤で，挿入したときに自然に直腸内に入って再排出しにくい形になっている（**図1**）。肛門坐剤には，肛門や直腸・尿道などの局所作用を目的とするものと，直腸粘膜から有効成分を吸収させることで全身作用を目的とするものがある（**表1**）。

■ 腟用坐剤

通例では，腟用坐剤は球形または卵形の製剤である（**図2**）。抗炎症薬や抗真菌薬，ホルモン製剤など主に局所作用を目的として用いられる。

図2　腟用坐剤の形状

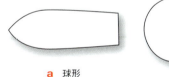 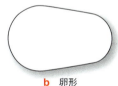

a 球形　　b 卵形

坐剤の特徴

坐剤は直腸内で溶解・分散し，有効成分が吸収される。この際，有効成分の大部分は直腸中下部で吸収され，主に中直腸静脈または下直腸静脈から下大静脈を経て，全身循環に入る。そのため，**肝臓での初回通過効果を回避できる**。一方，上直腸静脈から吸収されると門脈を経由し全身循環に入るため，肝臓で初回通過効果を受ける（**図3**）。一般に坐剤は，肝臓での初回通過効果をほとんど受けないため**吸収は早い**（**図4**）。坐剤の利点・欠点を**表2**に示す。

図1　肛門坐剤の形状

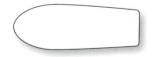

表1　肛門坐剤の適応部位別の種類

作用分類	代表的な薬剤
局所作用	・便秘治療薬 ・潰瘍性大腸炎治療薬 ・痔治療薬
全身作用	・解熱鎮痛薬 ・消炎鎮痛薬 ・制吐剤 ・催眠鎮静薬 ・抗痙攣薬

189

図3 直腸粘膜からの吸収経路

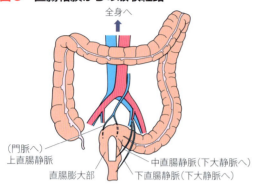

表2 坐剤の利点・欠点

利点	・乳幼児や経口投与が困難な高齢者などでも投与が可能である。 ・悪心・嘔吐や痙攣などの症状がある場合も投与が可能である。 ・経口剤と異なり，消化管でのpHや消化酵素の影響を受けない。 ・食事やほかの経口剤との相互作用がなく，いつでも投与が可能である。 ・肝臓での初回通過効果をほとんど受けない。 ・胃腸への直接の刺激がなく，胃腸障害が軽減できる。 ・苦味や臭いのある薬剤の投与に適している。
欠点	・下痢をしている患者には使用しづらい。 ・挿入時の直腸粘膜刺激により便意を生じ，薬剤が排出されてしまうことがある。 ・挿入する際の環境に配慮が必要である（個室など）。 ・携行にやや適さない（35℃以上で融解してしまう可能性がある）。 ・1日に何度も投与するような薬剤には適さない。

図4 投与経路別の薬物吸収速度の違い

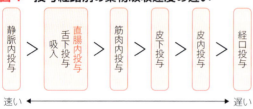

2 坐剤に用いられる基剤の特徴

● 坐剤の基剤には油脂性基剤と水溶性基剤があり，有効成分を放出する条件が異なる

坐剤は主に有効成分と基剤からなり，必要に応じて乳化剤や懸濁化剤などの添加剤が加えられている。基剤は主に**油脂性基剤**と**水溶性基剤**の2つに分類され，有効成分を放出する条件が異なる（表3）。

表3 基剤ごとの性質

基剤	性質
油脂性基剤	直腸内へ投与後，**体温**で速やかに基剤が溶解して有効成分を放出する。
水溶性基剤	直腸内へ投与後，**直腸分泌液**によって基剤が徐々に溶解し，有効成分を放出する。

油脂性基剤

■ カカオ脂

カカオの種子から得られる脂肪である。体温で速やかに融解して刺激性が少ないため，以前は汎用されていた。しかし，天然脂質であることから酸敗しやすく，また，異なるトリグリセリド成分の混合物（**結晶多形**）であることから，一度融解してしまうと短時間では安定な融点にもどらないなどの欠点があるため，近年はあまり用いられていない。カカオ脂の融点は31～35℃，凝固点は45～50℃である。

> **基礎へのフィードバック**
> **結晶多形**
> 　基剤に複数の結晶構造（結晶多形）があると，融解によって結晶構造が転移を起こすことがある。転移が起きて不安定な結晶構造になると融点が変化し，より低温でも基剤が融解してしまい，薬品としての品質管理が困難となる。カカオ脂では，一度融解してしまうと安定な結晶構造にもどるには1〜4日を要する。

■ ハードファット（ウイテプゾール）

　C_{12}〜C_{18}の直鎖飽和脂肪酸をエステル化したモノ・ジ・トリグリセリドの混合物に，乳化剤（脂肪酸モノグリセリド）を添加した半合成基剤である。カカオ脂のような結晶多形がないため化学的に安定しており，有効成分の放出性もよい基剤である。

　融点と凝固点の温度差が少なく，坐剤型に充填後速やかに硬化する。一方で，急冷すると割れやすいという欠点もある。ハードファットの融点は33.5〜35.5℃，凝固点は32.5〜34.5℃である。

水溶性基剤

■ マクロゴール

　エチレンオキシドと水の付加重合体で，分子量400，1,500，4,000，6,000のものがある。分子量により液体から固体まで性状が異なる。分子量が大きくなるのに伴い「液体→半固体→固体」となり，また比重・粘度が増加して凝固点が上昇する。

　融点が50〜60℃と高温であるため直腸内では融解せず，直腸分泌液によって溶解して有効成分を放出する。

■ グリセロゼラチン

　グリセリン，ゼラチン，精製水を加熱処理することによって生じるゲル状の半固体である。主に持続的な局所作用を目的として，腟用坐剤の基剤として用いられる。直腸または腟内の分泌液で溶解し，有効成分を放出する。

3 坐剤の服薬指導

- 肛門括約筋は膝の伸展で収縮・弛緩するため，坐剤投与時はこれを利用すると挿入しやすい
- 油脂性坐剤は室温で融解してしまうため，冷所で保管する必要がある

　坐剤は経口剤と比較して使用方法や保管方法がやや特殊であるため，ポイントを押さえた指導が必要となる。

使用方法

　まずは，包装から取り出して坐剤の後部を持つ。次に，肛門内に先のとがったほうから挿入する。挿入後の20〜30分間は激しい運動は避ける。

■ 成人の場合

　中腰の姿勢で肛門内深くに入れ，4〜5秒間肛門を押さえてから立ち上がる（図5）。

■ 立位をとれない患者の場合

　患者を側臥位にして脚を曲げ，坐剤を肛門内深くに入れる。4〜5秒間肛門を押さえてから脚を伸ばす。

■ 小児の場合
　仰臥位に寝かせ，両足の膝が曲がるように支える。坐剤を肛門に挿入し，そのまま肛門を押さえながら膝を伸ばす（**図6**）。

■ 用量調整の指示がある場合
　図7のように包装の上から清潔なハサミなどで切った後に包装を剥がし，上部のとがった部分を挿入する。

図5　成人の坐剤挿入方法

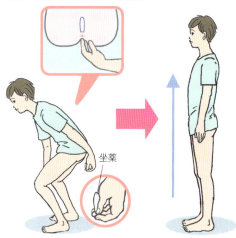

図6　小児の坐剤挿入方法

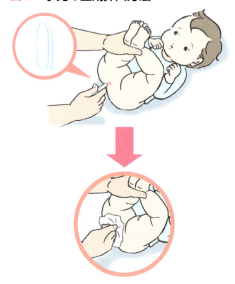

指導のポイント

　使用・保管方法に関して指導する際のポイントを**表4**に示す。

臨床に役立つアドバイス

坐剤が挿入後に排出された場合の対処法
　坐剤挿入時の直腸粘膜刺激により排便が誘発され，坐剤が排出されてしまうことは珍しくない。その場合は排出された坐剤の形状を確認し，坐剤が固形の形を保っている場合は，排出された坐剤の再挿入を指導する。一方，坐剤が溶けている場合は有効成分が吸収されている可能性が高いため，再挿入はせずに患者の様子を見るように指導する。

図7　用量調整の方法

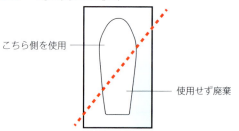

表4　指導のポイント

方法	ポイント
使用	・坐剤の使用前には，可能な限り排便を済ませておく。 ・挿入困難な場合は坐剤を体温で温めたり，水またはぬるま湯で先端を濡らしたり，白色ワセリンなどで覆うと挿入しやすい。 ・坐剤が冷たいままだと，直腸粘膜刺激により便意を生じることがある。その場合は使用前に体温で少しだけ温めてから使用する。 ・肛門括約筋は膝を曲げることで弛緩し，膝を伸ばすと収縮するのでこの原理を利用すると挿入しやすい。
保管	・油脂性坐剤の場合，室温やそれ以上の温度で軟化や融解したり，有効成分の放出速度に変化を起こす可能性があるため，冷所での保管が望ましい。なお，水溶性坐剤の場合は，必ずしも冷所での保管は必要ない。 ・油脂性坐剤が融解後に再固化した場合，保管状況によっては再固化後の形状が変化したり，有効成分の均一な分布が担保できなくなる可能性があるので，分割使用においては特に注意が必要である（**図8**）。

図8 坐剤の融解・再固化

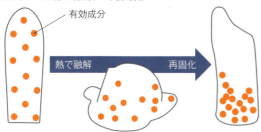

水溶性坐剤を先に投与し30分以上間隔を空けてから脂溶性坐剤を投与する。先に油脂性坐剤を使用してしまうと，直腸内に油脂性基剤が残留する。その残留基剤に水溶性坐剤の有効成分が分配し，吸収量が減少してしまう。

■ 坐剤併用時の指導のポイント

坐剤は通常単独で使用することが多いが，小児では解熱剤と制吐剤，解熱剤と抗痙攣薬などの組み合わせでしばしば併用されることがある。坐剤を併用する場合は，それぞれの基剤（**表5**）を確認する。

水溶性基剤と油脂性基剤を併用する場合は，

表5 代表的な坐剤の基剤特性

基剤特性	成分名
油脂性基剤	・アセトアミノフェン ・ジクロフェナクナトリウム ・フェノバルビタールナトリウム ・サラゾスルファピリジン ・モルヒネ塩酸塩水和物
水溶性基剤	・ドンペリドン ・ジアゼパム ・抱水クロラール

まとめ

- 油脂性基剤と水溶性基剤の特徴を挙げよ（☞p.190）。 実習 試験
- 坐剤の使用方法の指導のポイントを挙げよ（☞p.191～193）。 実習 試験
- 油脂性坐剤と水溶性坐剤を同時に使用する場合の挿入順序を説明せよ（☞p.193）。 実習 試験

【参考文献】

1. 日本薬剤師会：第十四改訂 調剤指針，薬事日報社，2018.
2. 堀岡正義 原著：調剤学総論 改訂14版（調剤学総論編集委員会 改訂），南山堂，2022.

第5章

注射剤・輸液の調剤と服薬指導

5章 注射剤・輸液の調剤と服薬指導

1 注射剤

1 注射剤調剤の考え方

- 注射剤は，意図したほぼ全量を体内へ直接投与できる
- 注射剤の種類や投与方法の特徴を理解する

注射剤調剤の特徴

注射剤は内用薬，外用薬と並ぶ大まかな剤形分類の1つであり，注射針を使って薬液を血管内や皮下，皮内，筋肉内など**組織中へ直接投与できる**ことが特徴である。

注射剤の投与は侵襲的な方法であるが，意識障害時や消化管障害時，嚥下機能低下時など内服が困難な状況でも投与可能である。また，経口投与時のような消化管内での分解や腸管壁および肝臓での**初回通過効果**による生物学的利用率の低下を回避でき，意図したほぼ全量を体内に投与可能である。

逆にいえば確実に体内へ全量が移行するため，適切な投与設計や調剤，処方鑑査，正確な調製を行わなければ，患者への影響も確実に生じてしまう（**表1**）。従って，各注射剤の特性や基本情報を把握し，安全な投与となるよう適切な**処方鑑査**を行うことが特に重要となる。

注射剤調剤に必要な主な情報

注射剤の調剤を行う際には**表2**のような医薬品情報が必要となり，添付文書やインタビューフォームなどから情報を入手して活用する。

> **基礎へのフィードバック**
> **医療薬学領域の知識の活用**
> 注射剤の安全な投与のためにチェックするべき項目は多い（**表2**）。必要な医薬品情報の項目を理解するためには**生理学**や**生化学**，**有機化学**などの基礎薬学のほかに**製剤学**，**薬物動態学**などをはじめとした医療薬学領域の知識を活用する必要がある。

表1 注射剤の利点と欠点

分類	特徴
メリット	・確実かつ速やかに体内へ投与可能である。 ・経静脈投与では吸収過程がなく，経口投与時のような消化液による分解，吸収率の問題，代謝（初回通過効果）の影響がない。 ・意識障害時や経口投与不可の状態でも投与可能である。 ・栄養成分，電解質，水分を大量に投与可能である。 ・投与量や投与速度の調整により，狙った血中濃度推移を得ることが可能である。
デメリット	・作用の発現が早い一方で，誤投与があった場合は除去が困難である。 ・溶解，希釈などの作業が必要である。 ・溶解後，希釈後の安定性に注意が必要である。 ・他剤との配合変化に注意が必要である。 ・注射針を用いるので侵襲的な投与であり，患者に苦痛が生じる。 ・穿刺に関連する合併症が生じうる（神経損傷，迷走神経反射など）。 ・注射部位反応や静脈炎が生じうる。 ・細胞毒性がある成分などでは血管外漏出の影響が大きい。

表2 注射剤調剤に必要な医薬品情報

項目	内容
組成・性状	1アンプル（バイアル，バッグなど）中の有効成分含量または力価，容量（液剤の場合），性状，pH，浸透圧，添加剤の種類
製剤の安定性	溶解後，希釈後の安定性，pH変動試験や他剤との配合変化情報
投与経路	静脈内投与・筋肉内投与・皮下投与などの投与方法
投与速度，投与間隔	静注，（持続）点滴，休薬期間など
調製法	溶解に用いる溶媒やその量，混合方法など

注射処方箋の調剤と鑑査の考え方

医学や薬学の進歩に伴い医薬品も進歩しているが，同時に医薬品の有効性や安全性にかかわる情報，取り扱い方法，適応疾患なども非常に複雑化しているものが多い。そのため，薬剤師が調剤する過程から適切な業務を行い，患者個々の薬物療法に用いる医薬品を供給することが重要である。

特に注射剤については，医薬品が関係する医療事故においてその影響が重大になることが容易に推測される。日本医療安全調査機構の報告でも注射剤による医療事故が数多く取り上げられている[1]。

また，薬剤管理指導料の算定に関し「薬剤管理指導料は，当該保険医療機関の薬剤師が医師の同意を得て薬剤管理指導記録に基づき，直接服薬指導，服薬支援その他の**薬学的管理指導**（処方された薬剤の投与量，投与方法，投与速度，相互作用，重複投薬，配合変化，配合禁忌などに関する確認ならびに患者の状態を適宜確認することによる効果，副作用などに関する状況把握を含む）を行った場合に週1回に限り算定できる」と通知されていることからも，注射剤の安全管理が薬剤師の業務において重要視されていると改めて認識できる[2]。

> **実践!! 臨床に役立つアドバイス**
>
> **投与方法の重要性**
>
> 注射剤調剤の具体的手順や注意点は後述するが，1つの事例として注射用カリウム製剤を挙げる。注射用カリウム製剤はいわゆるハイリスク薬の代表例としても知られ，希釈して一定量以下の投与量（投与速度）で適切かつ持続的に投与を行えば目的どおりのカリウム補充となる。一方で，急速静注すると不整脈や心停止を引き起こし，死に至りうる極めて危険な投与となる。このように1日投与量が同じであってもその投与法により，まったく異なる影響を与えるのが注射剤の怖さでもある。

2 注射剤調剤の流れ

- 注射剤調剤の流れを理解し，リスクマネジメントにつなげる
- 各工程における業務内容を理解し，薬剤師の専門性を発揮できるようにする

注射剤調剤は，まず医師がオーダした注射処方箋内容について適切なチェックを行うことが重要となる。全体の大まかな流れは**図1**のようになる。

注射処方箋発行

図2に注射処方箋に記載されている基本項目を示す。

図1 注射剤調剤の流れ

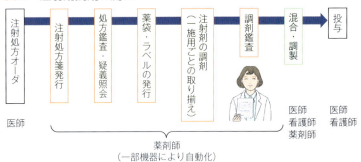

図2 処方箋で確認すべき内容

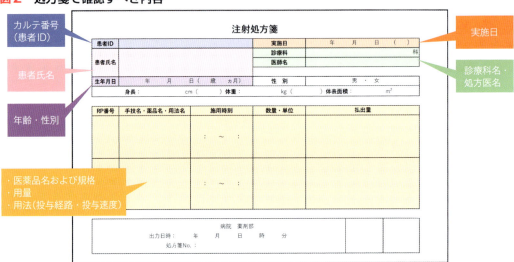

※上記項目のほか，身長・体重などの情報が処方鑑査に必要となるためカルテなどから情報を入手する。

処方鑑査・疑義照会・調剤鑑査

図2の項目で不備あるいは疑わしい点があれば，疑義照会により内容が適切かどうかの確認を必ず行い，そのうえで調剤を行う。ほかにも確認が必要な事項を表3に挙げる。さらに，がん化学療法においては前投薬の有無やレジメンに沿ったオーダとなっているかなどについても確認する。

表3 処方鑑査・疑義照会での確認事項

- 腎機能など，患者の状態に応じた用量調節が適切になされているか確認する。
- 休薬期間が必要な医薬品の場合には，前回投与日（期間）を確認する。
- 配合変化の可能性の有無を確認する。
- 溶解液の選択が適切か確認する。
- 電解質量，総カロリーなどを確認する。

薬剤の払い出し・交付

最近では注射剤の自動払出装置の普及が進んでいる（図3）。機械化によりオーダリング情報に沿った患者ごとのトレーに注射剤やラベル（図4）が払い出され，輸液と合わせて1回施用ごとの注射剤調剤が基本となっている。これにより，病棟での取り揃え業務の軽減や，薬品の取り間違い防止に役立っている。

図3 注射剤自動払出装置と1回施用ごとの供給

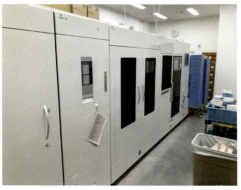
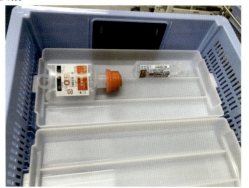

a　注射剤自動払出装置　　　b　1回施用ごとの供給

図4 注射剤ラベル

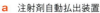

（山梨大学医学部附属病院より許諾を得て掲載）

3 注射剤の種類

● 注射剤は，投与方法，容器，性状によって分類される

投与方法による分類

注射剤の投与方法を**表4**，**図5**に示す。

容器による分類（図6）

■ アンプル（プラスチックアンプル含む，図6a）

アンプルは，薬剤を充填した後に先端部が熔封された**完全密閉型**の製剤である。使用時はアンプルの首部分からカットして使用する。ガラスアンプルの場合は通常カット方向の目印がマークされており，プラスチックアンプルはねじり切る。ガラスアンプルはカット時にガラス片の混入の可能性があり，必要に応じて**フィルター針**を使用する。

■ バイアル（図6b）

バイアルは，ガラス容器に薬剤を充填後にゴム栓を巻き締めされた形の製剤である。ゴム栓の穿刺部位を変えれば**複数回**針を刺すことも可

表4 注射剤の投与方法

方法	特徴
静脈内注射	血管内に急速に投与したり，点滴などで持続的に注入したりすることができる．薬物血中濃度を急速に上昇させたり，持続的に精密な投与が可能である．
中心静脈栄養（TPN）注射	心臓に近く太い血管である中心静脈から投与する方法である．TPNは糖や電解質を高濃度で投与するため，末梢静脈から投与すると血管痛や静脈炎を起こす．中心静脈（上大静脈）は太く血流が多いため，投与された高濃度の高カロリー輸液は瞬時に多量の血液で希釈されるので，これらの問題が少ない．
皮下注射	皮膚と筋肉の間にある皮下組織に注射して薬剤を投与する方法である．ワクチンやインスリンをはじめ，抗体製剤など多くの薬剤がこの方法で投与可能である．一般には吸収が緩徐で持続的な作用が期待できるが，超速効型インスリン製剤のように速く吸収されるものもある．
筋肉内注射	筋肉内に注射する方法である．筋肉組織内は血流が豊富なので，皮下注射より吸収が速い．主な投与部位は三角筋（上腕部）や中臀筋（臀部）である．筋肉注射は油性や懸濁液の投与が可能である．
動脈内注射	動脈に薬剤を直接注入する方法である．慢性炎症に伴って生じる異常な血管を塞栓する疼痛治療や，動脈の中にカテーテルを入れて抗がん薬を注入する動注化学療法などの投与方法がある．

図5 注射剤の投与部位

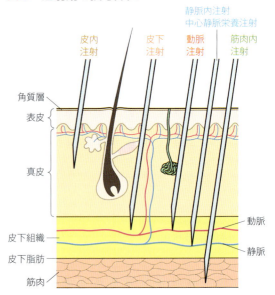

図6 容器による注射剤の分類

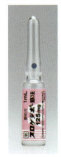 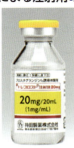 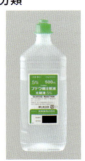 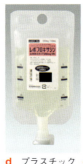 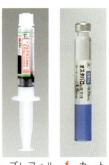 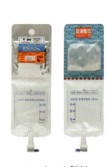

a アンプル　b バイアル　c プラスチックボトル　d プラスチックバッグ　e プレフィルドシリンジ　f カートリッジ　g キット製剤

(a, b：持田製薬株式会社，c, d：光製薬株式会社，e：テルモ株式会社，f：帝人ファーマ株式会社，g：株式会社大塚製薬工場より許諾を得て転載)

能であるため，一定条件の下で分割使用が可能である．ゴム栓に針を刺す場合は，注射針により一部が削り取られた結果，**コアリング**が生じることがあるので注意する．

■ **プラスチックボトル（図6c），プラスチックバッグ（図6d）**

ある程度容量が多い製剤については，プラスチックボトルやプラスチックバッグが用いられる．

用語解説　コアリング　ゴム栓に対して斜めに針を刺すと，針のあご部でゴム線が削り取られてしまうこと．

* TPN：total parenteral nutrition

簡便な投与に役立つ一方，成分によっては**酸素透過性**などが問題となる。そのため，バッグ自体を**脱酸素剤**を入れた外袋に封入するなどの対策が取られているものもある。

■ プレフィルドシリンジ(図6e)

薬液をあらかじめシリンジに充填した状態で製品となっているものである。**調製不要**で投与あるいは混注に用いることができる。

■ カートリッジ(図6f)

薬液(溶液，懸濁液など)を充填した製剤であり，専用の注入器にセットして使用するものである。

■ キット製剤(図6g)

キット製剤は1つの容器に**2つ以上の薬剤を2つ以上の室に分けて**製造されており，使用時に混合，溶解して使用するものである。粉末状の薬剤と溶解液の組み合わせ，あるいは薬液同士を使用時に連結部を解放して混合する。抗菌薬や高カロリー輸液などに用いられている。

製剤による分類

■ 溶液性注射剤

成分が水溶性か否かでいくつかの種類(**水性注射剤**，**油性注射剤**，**水性懸濁注射剤**，**油性懸濁注射剤**，**乳濁性注射剤**)に分けられる(**表5**)。

■ 用時溶解する注射剤

溶液状態での長期間安定性が確保できない成分の注射剤である。粉末状，凍結乾燥などがある。

表5　性状による注射剤の分類

分類	特徴
溶液性注射剤	薬物が完全に溶解している注射剤である。水溶性の注射剤と油性の注射剤があり，油性注射剤は血管内に直接投与することはできない。
懸濁性注射剤	溶液中に薬物粒子が懸濁した状態となっており(粒子径は通常150μm以下)，薬物が徐々に溶解することで持続的な作用が期待できる。血管内や脊髄内には直接投与できない。
乳濁性注射剤	薬物が溶液中に**エマルジョン**(粒子径は通常7μm以下)として分散している状態の製剤である。
用時溶解する注射剤	薬物が凍結乾燥，または粉末化されており用時溶解して使用する注射剤である。溶液の状態では不安定な薬物の場合に用いられる剤形である。

> **注射剤の特徴**
> 　注射剤は容器だけでなく，中身の性状にも多くの種類がある。注射剤は成分が溶解した状態でしか投与できないため，難溶性成分の場合に溶液とするためには特殊な添加剤やアルコールの溶媒を使用するなどの工夫が必要となる。それらを理解するためには薬物(成分)の構造やpH，溶解性などの物理化学的性質の要点を把握する必要がある。

4 注射剤の混合と配合変化

- 注射剤の混合には主に，混注法，側管注法，ピギーバック法，タンデム法がある
- 注射剤の配合変化の要因は，物理的機序と化学的機序に大別される

混合

注射剤は単独で用いられることもあるが，ほかの注射剤や輸液などと混合して投与される場合もある。注射剤の混合には主に，**混注法**，**側管注法(I.V. push法)**，**ピギーバック法**，**タンデム法**がある(**表6**)。

表6 注射剤を混合する方法

分類	特徴	投与図
混合しない方法	2つ以上の薬剤をそれぞれの投与速度で投与できる。時間をずらして投与するかルートを複数確保する必要がある。	
事前に混合して投与する方法	必要な薬剤を混注して投与する方法である。配合変化が問題とならない場合に用いる。	
I.V. push法	三方活栓などの側管から点滴ルート内へ直接投与する方法である。点滴中にほかの薬剤を静注可能となる。	
ピギーバック法	三方活栓などの側管からメインの薬剤と別の薬剤の輸液セットを並行して投与する方法である。主に100 mL以上の注射剤の投与時などに用いられる。	
タンデム法	2つ以上の薬液を連結管で並列に接続して投与する方法である。この投与法では内圧差による薬液の移動が必要なためソフトバッグ製剤には使用できない。	

臨床に役立つアドバイス

配合変化を起こさない注射剤の混合方法

点滴投与前に混合する方法では,配合変化が起きていないか投与前に確認できる。一方で,点滴投与時に混合する方法では,混合変化が起きた場合もそのまま患者に投与されてしまうため,注意が必要である(**表6**)。

配合変化

注射剤は混合して投与されたり,投与時にルート内で混ざることもある。その際に混濁したり,分解などにより含量低下が生じることがある。配合変化を生じると治療効果に影響する場合や混濁によるルート閉塞などのリスクもあり,可能な限り注射剤の処方鑑査時に指摘して回避することが必要である。配合変化の機序は,**物理**

的機序と化学的機序に大別される。配合変化の機序の詳細はp.215～『輸液』を確認してほしい。

■ 物理的機序による配合変化

物理的機序による配合変化は，主に溶解度が変化して成分が析出することに起因する。成分の構造や化学的性質により溶解がpH依存的である場合，ほかの注射剤と混合されてpHが変化することで溶解性が低下する。また，難溶解性の薬物を成分とした注射剤の場合，溶解補助剤として溶解性を高めるため比較的多量の添加剤を使用したり，アルコール類などの非水性溶媒を用いていることがある。この場合も他剤や輸液との混合によって希釈されると析出してしまうことが多い。

■ 化学的機序による配合変化

化学的機序による配合変化は，注射剤中の成分または添加物が化学変化を起こすことで生じる。具体的には，難溶性塩の形成，加水分解など化学反応による分解，酸化還元反応による変化がある。さらに，光や酸素，温度なども影響を及ぼす要因となる。

基礎へのフィードバック
pH変動スケール

pH変動スケールとは，対象とする注射液に酸（0.1 mol/L塩酸）またはアルカリ（0.1 mol/L水酸化ナトリウム）を加えて肉眼的変化を生じる変化点を求めたものである（図7）。変化点は上記の酸またはアルカリを最大10mLまで加え，混濁や沈殿，着色などの外観変化が認められたpHとなる。これを基にして直接混合すると配合変化を起こす組み合わせをある程度予測可能となる。

図7　pH変動スケール

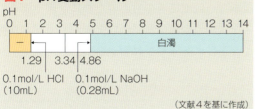

（文献4を基に作成）

■ 配合変化の例
メイラード反応

メイラード反応とは，ブドウ糖などの還元糖とアミノ化合物（アミノ酸，ペプチドおよびタンパク質）が非酵素的に反応し，褐色物質（メラノイジン）を生みだす反応のことである。こんがりと焼けたパンの色や肉の焼き色などの褐色は，食品に含まれる糖とタンパク質が加熱されて生じたメラノイジンによるものである。このような反応は常温でも起こり，医薬品においても例外ではない。

代表的な例は，糖やアミノ酸が多量に含まれる末梢静脈栄養や中心静脈栄養の製剤である。現在，このような製剤は保管時のメイラード反応を防止するため隔壁で仕切られたダブルバッグ（またはトリプルバッグなど複数の部屋に分かれた製剤）を用いる。アミノ酸と還元糖が接触しない形で充填され，使用の直前まで長期的に安定性を保てるようになっている。

コロイド粒子の凝析・塩析

コロイドとは，ある物質が直径1～100nm程度の大きさの粒子となって液体・気体・固体などの媒体中に均一に分散している状態を指す。注射剤にもコロイド状態の製剤がある。

例えば，鉄欠乏性貧血で使用される含糖酸化鉄は，ショ糖を用いて水酸化第二鉄をコロイド化してる。この状態ではコロイド粒子が正または負に帯電し，粒子間で電気的な反発が生じることで沈殿せず分散している。また，電解質が含まれる生理食塩液を混合するとコロイドの電荷が中和されてしまい粒子が結合し，沈殿が生じてしまう。これを防ぐために希釈時は生理食塩液のような電解質を含むものではなく，ブドウ糖液などを用いる必要がある。ほかにもアムホテリシンBの注射剤なども代表的な例である。

■配合変化の対策

注射剤の配合変化への対策では，処方鑑査や調剤時に適切に把握して疑義照会することが肝要である。しかし，機序を理解していたとしても，臨床では2種類以上の薬剤の混合がしばしばみられ，さらに複雑になる。また，配合変化には量的要因や時間的要因を含め予測にも限界がある。医薬品のインタビューフォームや一部の製品では配合変化表が作成されていることもあるので，それらの情報も活用し，対策する。

ただ，薬剤同士の組み合わせや影響を与える要因により，配合変化は無限のケースが考えられる。従って，可能な限り医薬品の物理化学的性質を理解し，pH変動試験や構造から化学的な安定性を推測するなど，医薬品の基礎的な情報を把握しておく必要がある。

5 自己注射の服薬指導

● 自己注射での服薬指導では，使用方法や保管上の注意などの説明が必要である

注射剤の投与は，原則的に医療機関で医師や看護師から行われる必要があるが，自己注射の承認を得た一部の注射剤は患者自らが投与を行うことが認められている。代表的なものは糖尿病に対する**インスリン**であるが，近年ではその対象は**ホルモン治療**や**関節リウマチ**，**潰瘍性大腸炎**，**片頭痛**，**骨粗鬆症**，**アレルギー疾患**など幅広い分野に広がっている。従って，薬剤師は患者や家族が各自己注射製剤の使用方法，保管方法，副作用所見が認められた際の対応などを十分に理解できるよう，丁寧に説明する必要がある。

自己注射剤の例としてインスリンとアドレナリンの服薬指導について紹介する。

インスリン

インスリン製剤の種類は豊富で，**速効型**，**超速効型**，効果持続時間が長い**中間型**や**持効型**の製剤がある。さらにはそれらの混合型製剤などもあり，血糖の状態や患者のライフスタイルなどに合わせた使用量の調節や製剤選択が行われる。

剤形に関しても**キット製剤**（インスリン製剤と注入器が一体となったディスポーザブルタイプ），**カートリッジ製剤**（専用のペン型注入器と組み合わせて使用するタイプ），**バイアル製剤**（持続注入型機器にセットして使用，あるいは注射器で吸引して使用するタイプ）があり，用途などによって選択される。それぞれの製品は販売する製薬企業によってデバイスが異なるため，使用している薬剤を確認して説明する。

すべてのインスリン製剤は冷所保管が必要なため，使用開始前の各製剤は**凍結を避け冷蔵庫（2〜8℃）に遮光して保管する**ことを説明する。使用開始後の製剤は使い切るまでの1カ月程度であれば室温（30℃以下）で保管可能である。しかし，その場合でも直射日光には当てない，車内など高温になるところに置かない等の基本的な注意事項を併せて説明する。

また，低血糖時の対応のために家族や周りの人を含め低血糖症状について説明し，ブドウ糖などを必ず携帯するよう伝える。

アドレナリン注射剤（エピペン®）

エピペン®はアナフィラキシーの症状が出現し

た際に使用し，症状悪化を抑えるための補助治療剤である。重篤なアレルギーリスクを有する患者，過去に致死的なアナフィラキシーの発症歴がある患者に処方される。アナフィラキシーを疑う場合には，できるだけ早くエピペン®を使用することが重要である。そのため，注射を判断するための症状などについても説明し，速やかに投与に至ることができるよう指導する。

エピペン®は，筋肉内注射にて太もも投与する薬剤である。使用法に不安があれば製薬会社が練習用器具を用意しているため，それを利用してトレーニングしておくとよい。また，緊急時に使用する薬剤のため，自宅では手の届くわかりやすい場所に置き，外出時は常に携行するよう指導する。

アナフィラキシーの原因は食物，医薬品，昆虫刺傷などさまざまであるが，小児においては食物によるものが特に多い。そのため，自宅だけでなく学校などでも発症する可能性がある。アレルギー症状が出現した際の対応について，あらかじめ教職員と相談しておくよう指導する。なお，保育所および学校において緊急の場に居合わせた関係者が，エピペン®を使用できない状況にある本人の代わりに注射することは「医師法」の違反とはならない[5]。

まとめ

- 注射剤の利点，欠点を説明せよ（☞p.196）。 実習 試験
- 注射処方箋で確認すべき項目を挙げよ（☞p.197，198）。 実習 試験
- 注射剤にはどのような投与方法があるか。また，それぞれの注意点は何か（☞p.200）。 実習 試験
- 注射剤の配合変化はどのような機序で起こるか説明せよ（☞p.202～204）。 実習 試験

【引用文献】
1) 日本医療安全調査機構：医療事故の再発防止に向けた提言 第15号，2022．（https://www.medsafe.or.jp/uploads/uploads/files/teigen15.pdf）（2024年6月時点）．
2) 医学通信社 編：診療点数早見表 2024年度版，p.324-325，医学通信社，2024．
3) 厚生労働省：医事法制における自己注射に係る取扱いについて，2005．（https://www.mhlw.go.jp/shingi/2005/03/dl/s0330-7b.pdf）（2024年6月時点）．
4) パズクロス®点滴静注駅300/500/1000mg添付文書・インタビューフォーム（2020年9月改訂）．
5) 厚生労働省：医師法．（https://laws.e-gov.go.jp/law/323AC0000000201）（2024年7月時点）．

5章 注射剤・輸液の調剤と服薬指導

2 輸液

1 輸液療法の目的・概要

● 輸液療法には体液補充と栄養補充の2つの目的がある

輸液療法には**体液補充**，**栄養補充**の2つの目的がある。体液補充とは，水・電解質を補給することである。栄養補充とは，ブドウ糖やアミノ酸などの栄養物質を補給することである。

輸液療法では，市販されている製品の特性をよく理解し，使い分けや組み合わせを検討する。組み合わせる際は，体液補充や透析のために細胞内外の電解質バランスを考慮して処方設計する。また，栄養補充の面では，Na^+やK^+など各成分の1日量の目安，1日に必要なエネルギー量，細胞内・細胞外の電解質バランスなどを把握して処方設計する。輸液や透析液の1日投与量や電解質濃度，浸透圧比などを比較することで製剤の理解が深まる。

基礎へのフィードバック

浸透圧

細胞膜は脂質二重膜であり，小さな分子や疎水性の分子は通るが，ほとんどの分子やイオンを通らない半透膜である。薄い濃度の液と濃い濃度の液を細胞膜で隔てると，分子量が小さい水は半透膜を自由に移動するが電解質イオンなどは通さないため，濃度の低い方から濃度の高い方に水が移動する。この濃度を一定に保とうと水が移動する力が**浸透圧**である（**図1**）。

浸透圧は溶媒中（容量）の溶質数で表し，細胞内液と細胞外液の浸透圧が同じ場合は，細胞外液と細胞内液で水分の移動はない。細胞外液の浸透圧が細胞内液よりも低い場合には，水分が細胞内に入る。

図1 浸透圧の仕組み

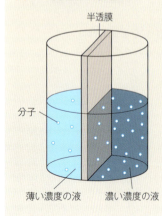
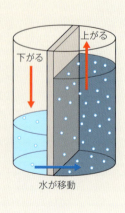
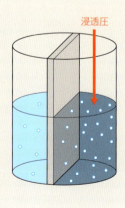

用語解説 浸透圧比　生理食塩液の浸透圧に対する比を指す。

2 輸液の種類

- 適正な輸液療法のため，市販されている製品の特徴をよく理解する
- 輸液は，末梢輸液，高カロリー輸液の2つに大別される

末梢輸液

末梢静脈からの点滴では輸液製剤の浸透圧が高くなるほど，血管痛や静脈炎の発生頻度も高くなる。そのため，末梢静脈から投与できる輸液濃度の目安は**浸透圧比3以下**とされる[1]。

末梢輸液の多くが体液補充目的で使用される。栄養補充目的の輸液もあるが浸透圧比の点から末梢静脈からの輸液だけで十分な栄養を投与することはできない。

末梢輸液として市販されているものとしては，**生理食塩液，等張電解質輸液（細胞外液補充液），低張電解質輸液（維持液類），糖質輸液，栄養輸液，特殊輸液**などがある（**表1**，**図2**）。それぞれ細胞外，細胞内への水分補給効果が異なり，血漿

表1 末梢輸液の種類と特徴

分類		一般名	商品例	Na$^+$濃度 [mEq/L]	Cl$^-$濃度 [mEq/L]	K$^+$濃度 [mEq/L]	特徴
細胞外液補充液		生理食塩液	・大塚生食注	154	154	0	細胞外液とほぼ等張である。アルカリ化剤を含まない。
		リンゲル液 乳酸リンゲル液 酢酸リンゲル液 重炭素リンゲル液	・ラクテック®注 ・ソルラクト輸液	130〜140	109〜113	4	細胞外液とほぼ等張であり，アルカリ化剤として乳酸，酢酸，重炭酸などが配合されている。
低張電解質輸液（維持液類）	維持輸液1号液	開始液	・ソルデム1輸液 ・KN1号輸液	77〜90.8	70〜77	0	病態不明時の輸液として活用される。K$^+$を含まない。
	維持輸液2号液	脱水補給液	・ソルデム2輸液 ・KN2号輸液	60〜84	49〜66	20〜30	Na$^+$とK$^+$をあわせて投与できる。
	維持輸液3号液	維持液	・ソルデム3A輸液 ・KN3号輸液	35〜50	28〜50	10〜35	2,000mL投与することで水分，電解質（Na$^+$，Cl$^-$，K$^+$）の1日必要量を補給できるよう設計されている。
	維持輸液4号液	術後回復液	・ソルデム6輸液 ・KN4号輸液	30	20	0	電解質濃度が低くK$^+$を含まない。細胞内への水補給割合が大きい。
糖質輸液	5％ブドウ糖液	ブドウ糖	・大塚糖液50％	0	0	0	細胞外液とほぼ等張であるが，ブドウ糖は体内で速やかに代謝されるため細胞内液を含む体液全体に水分を補給する。

※各電解質濃度は，販売されている製品の濃度範囲として記載している。

（文献2〜13を基に作成）

浸透圧にはNa⁺濃度が大きく影響する。

生理食塩液や細胞外液補充液を投与すると細胞外（血管内，組織間）に水分が分布する。特にNa⁺濃度を含む各電解質濃度について血清中濃度と製品濃度を比較すると理解しやすい。

ブドウ糖液は等張の浸透圧であっても投与後に体内で代謝されるため，結果的に体液よりも浸透圧が低い輸液を用いたことになる。そのため，投与により体内全体に水分が分布する。血糖値を100 mg/dL，製品の糖濃度の単位をmg/dLとして比較すると理解しやすい。

特殊輸液として，血漿増量輸液や浸透圧性利尿輸液がある。

■ 栄養補給輸液

末梢栄養輸液として，脂肪乳剤，アミノ酸輸液，

図2　輸液ソフトバッグ

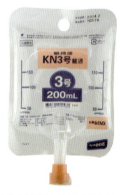

（株式会社大塚製薬工場より許諾を得て転載）

糖電解質輸液＋アミノ酸配合製剤，糖電解質輸液＋アミノ酸＋水溶性ビタミン配合製剤，糖電解質輸液＋アミノ酸＋水溶性ビタミン＋脂肪乳剤配合製剤が販売されている（表2）。

アミノ酸製剤には，総合アミノ酸製剤，肝性脳症改善アミノ酸製剤，腎不全用アミノ酸製剤，小児用アミノ酸製剤などがある（表3）。

脂肪乳剤として日本で発売されている製剤にはリノール酸，α-リノレン酸が含まれる。静脈栄養施行時には必須脂肪酸欠乏症予防，肝機能障害・脂肪肝の発生を予防するため，投与する必要がある[14]。浸透圧比は1に調整されている。配合変化の観点から単独投与が推奨されるが，高カロリー輸液の側管から投与することは可能である。

高カロリー輸液

高カロリー輸液用基本液製剤（表4）にアミノ酸輸液製剤，総合ビタミン製剤，微量元素製剤を混注して脂肪乳剤と組み合わせて高カロリー輸液療法を行う。

キット製剤としては，高カロリー輸液用基本液＋アミノ酸配合輸液，高カロリー輸液用基本液＋アミノ酸＋総合ビタミン配合輸液，高カロリー輸液用基本液＋アミノ酸＋総合ビタミン＋微量元素配合輸液，高カロリー輸液用基本液＋アミノ酸＋脂肪乳剤配合輸液が販売されている

表2　末梢静脈栄養用アミノ酸加糖電解質液の種類と特徴

一般名	商品例	糖質	アミノ酸	電解質	ビタミン
総合アミノ酸製剤（ブドウ糖加）	・プラスアミノ®輸液	7.5%（ブドウ糖）	3%	Na⁺，Cl⁻が各約34 mEq/L配合されている。	ー
アミノ酸・糖・電解質	・ツインパル®輸液			Na⁺，Cl⁻，K⁺に加えてMg²⁺，Ca²⁺，P³⁻，Zn²⁺なども配合されている。	
アミノ酸・糖・電解質・ビタミン	・ビーフリード®輸液 ・パレセーフ®輸液				ビタミンB₁
アミノ酸・糖・電解質・ビタミン	・パレプラス®輸液				水溶性ビタミン9種

（文献15〜19を基に作成）

（表5）。

キット製剤は栄養バランスを考慮して製剤化されているが，電解質，ビタミン，微量元素は，エルネオパ®NFでは2,000 mL，ワンパル®では1,600 mLで1日分を投与できる設計である。そのため，体格が大きい場合や小さい場合には投与エネルギーやビタミン，微量元素などに注意が必要である。

非タンパク熱量／窒素比（NPC/N比）
NPC/N比は通常150程度に設定するが，侵襲時や腎不全などではその比率を変更して設計することがある。非タンパク熱量の単位はkcal，窒素の単位はgで計算する。窒素はタンパク質やアミノ酸に約16％含まれるがアミノ酸の種類によって異なるため，各アミノ酸含有量がわかれば正確な値を確認できる。実習では，水分量，総カロリー，アミノ酸量，NPC/N比，Na量，K量など計算しておくと理解しやすい。NPC/N比についてはp.262〜『無菌調製』も参照してほしい。

表3 アミノ酸製剤の種類と特徴

分類	一般名	商品例	特徴
総合アミノ酸製剤	高カロリー輸液用総合アミノ酸製剤	・アミパレン®輸液 ・アミゼット®輸液 ・モリプロン®F輸液	人乳アミノ酸組成に準じた製剤，FAO/WHO基準に準じた製剤，TEO基準に基づく高濃度分岐鎖アミノ酸製剤がある。
肝性脳症改善アミノ酸製剤	肝不全用アミノ酸製剤	・アミノレバン®点滴静注 ・テルフィス点滴静注 ・モリヘパミン®点滴静注	肝性脳症の血漿遊離アミノ酸パターンを是正する目的で考案された。Fischerらのアミノ酸組成と同一設計の製剤と，三條らの処方を基本に考案された製剤がある。
腎不全用アミノ酸製剤	腎不全用アミノ酸製剤	・ネオアミュー®輸液 ・キドミン®輸液	腎不全患者の血中アミノ酸パターンを是正することで，体タンパクの同化促進に加えて尿素窒素の蓄積軽減を目的に設計されている。
小児用アミノ酸製剤	高カロリー輸液用総合アミノ酸製剤	・プレアミン®P注射液	Ghadimi(ガデミ)の提案したアミノ酸輸液を基本として岡田らが改良した処方である。新生児，乳・幼児の血漿アミノグラムを正常化させる目的で設計されている。

表4 高カロリー輸液用基本液製剤の種類と特徴

一般名	商品例	電解質	糖濃度[%]
高カロリー輸液用基本液	ハイカリック液-1号	Na$^+$，Cl$^-$が配合されていない。	17.1
	ハイカリック液-2号		25.0
	ハイカリック液-3号		35.7
	ハイカリックNC-L輸液	バランスよく配合されている。	17.1
	ハイカリックNC-N輸液		25.0
	ハイカリックNC-H輸液		35.7
	ハイカリックRF輸液	K$^+$，P^{3-}が配合されていない。	50.0
	リハビックス-K1号輸液	投与により，健康な小児の尿中排泄量の範囲となるように電解質濃度が設定されている。	17.0
	リハビックスK2号輸液		21.0

（文献20〜23を基に作成）

＊NPC：non protein calorie　＊N：nitrogen
＊FAO：Food and Agriculture Organization of the United Nations　＊WHO：World Heaoth Organization
＊TEO：Tanabe Eisai Otsuka

表5 高カロリー輸液キット製剤の種類と特徴

一般名	商品例	糖濃度[%]	電解質	アミノ酸濃度[%]	総合ビタミン	微量元素[μmol/袋]	脂肪乳剤[%]	非タンパク熱量/窒素比
アミノ酸・糖・電解質	ピーエヌツイン®-1号輸液	12.0	バランスよく配合されている。	20.0	配合されていない。	亜鉛20	配合されていない。	158
	ピーエヌツイン®-2号輸液	16.4		27.3				158
	ピーエヌツイン®-3号輸液	20.9		33.3				164
アミノ酸・糖・電解質・ビタミン	フルカリック®1号輸液	13.3		22.1	AMA1975処方に準拠し，ビタミンKが2,000μg含まれている(1号903mL製剤，2号1,003mL製剤，3号1,103mL製剤を2本の場合)。	亜鉛20(1号903mL製剤，2号1,003mL製剤，3号1,103mL製剤)		154
	フルカリック®2号輸液	17.5		29.9				150
	フルカリック®3号輸液	22.7		36.3				160
	ネオパレン®1号輸液	12.0		20.0	AMA1975処方に準拠し，ビタミンKが2,000μg含まれている(2,000mLの場合)。	亜鉛20(1,000mL製剤)		153
	ネオパレン®2号輸液	17.5		30.0				149
	エルネオパ®NF1号輸液	12.0		20.0	AMA/FDA処方(2000年改訂)を参考にしている。	鉄10，マンガン0.5，亜鉛30，銅2.5，ヨウ素0.5(1,000mL製剤)		153
	エルネオパ®NF2号輸液	17.5		30.0				149
	ワンパル®1号輸液	15.0		25.0	「マルタミン®(高カロリー輸液用総合ビタミン剤)注射用」の組成を基本としAMA/FDA処方(2000年改訂)に基づき，ビタミンB₁，ビタミンB₆，ビタミンCおよび葉酸は増量，ビタミンKは減量されている。	鉄8.75，マンガン0.5，亜鉛50，銅2.5，ヨウ素0.5(800mL製剤)		158
	ワンパル®2号輸液	22.5		37.5				158
アミノ酸・糖・脂肪・電解質	ミキシッド®L輸液	12.2		33.3	配合されていない。	亜鉛10	1.7	126
	ミキシッド®H輸液	16.7		33.3			2.2	169

(文献24〜29を基に作成)

＊AMA：American Medical Association　＊FDA：Food and Drug Administration

3 透析液

● 透析療法には血液透析と腹膜透析の2種類がある

　代表的な輸液療法の1つである透析療法には，血液透析と腹膜透析の2種類がある（図3）。透析膜あるいは腹膜を介して血液と透析液の間で水分除去，物質除去，不足する物質補充を行う。

　透析では，透析膜（腹膜透析では腹膜）を介して血液と透析液の濃度勾配により体内から物質を除去したり体内へ物質を補給したりする。

　透析液には大きく分けて**人工腎臓用透析液**，**腹膜透析液**がある（**表6，7**）。透析液には，重炭酸補充のために重炭酸や乳酸が配合されている。重炭酸透析液にはpH調節剤として酢酸が配合されているものがあるが，透析中の血圧低下などの原因となることが報告されており[43]，**無酢酸**透析液も販売されている。

　腹膜透析では浸透圧物質としてブドウ糖が配合され，体内ブドウ糖濃度との浸透圧差により除水することができる。血糖値を100 mg/dLとして，製品の糖濃度の単位をmg/dLとして比較すると理解しやすい。ブドウ糖透析液は腹膜からブドウ糖が吸収されるため，ブドウ糖濃度低下とともに浸透圧が低下し，除水能が低下する。

　非ブドウ糖透析液は腹膜の血管から吸収されないため，長時間除水能を維持することができる。ブドウ糖に代わる物質として**イコデキストリン**が配合されている製品があり，除水能を向上させたい患者に使用される。

図3　血液透析と腹膜透析

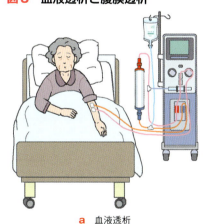

a　血液透析
体外に取り出した血液から余分な水分や老廃物を取り除いて，血液中の電解質とpHを調整し，再び血液を体内に循環させる治療法である。

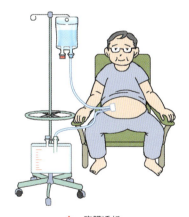

b　腹膜透析
腹腔内に透析液を注入し，腹膜を用いて老廃物や水分を除去する治療法である。一定時間が経過した後，透析液を体外に取り出す。

表6　人工腎臓用透析液

一般名	商品例	Na⁺濃度 [mEq/L]	K⁺濃度 [mEq/L]	Ca²⁺濃度 [mEq/L]	Mg²⁺濃度 [mEq/L]	Cl⁻濃度 [mEq/L]	CH³COO⁻濃度 [mEq/L]	HCO₃⁻濃度 [mEq/L]	ブドウ糖濃度 [mg/dL]
人工透析液	キンダリー®透析剤2E	140	2.0	3.0	1.0	110	8	30	100
	キンダリー®透析剤3D	140	2.0	2.5	1.0	114.25	8	25	150
	キンダリー®透析剤4D	140	2.0	2.8	1.0	112.25	8	27.5	125
	リンパック®透析剤TA1	138	2.0	2.5	1.0	110	8	28	100
	リンパック®透析剤TA3	140	2.0	3.0	1.0	113	10.2	25	100
	リンパック®透析剤TA5	140	2.0	2.8	1.3	113.9	6.02	28	150
	カーボスター®透析剤L/M/P	140	2.0	3.0	1.0	111	−	35	150

※各電解質濃度は，販売されている製品の濃度範囲として記載している。

（文献30～36を基に作成）

表7　腹膜透析液

一般名	商品例	Na⁺濃度 [mEq/L]	Ca²⁺濃度 [mEq/L]	Mg²⁺濃度 [mEq/L]	Cl⁻濃度 [mEq/L]	HCO₃⁻濃度 [mEq/L]	乳酸イオン濃度 [mEq/L]	ブドウ糖濃度 [w/v%]	pH	浸透圧 [mOsm]
腹膜透析液	レギュニールHCa1.5腹膜透析液	132	3.5	0.5	101	25	10	1.36	6.8～7.8	346
	レギュニールHCa2.5腹膜透析液	132	3.5	0.5	101	25	10	2.27	6.8～7.8	396
	レギュニールHCa4.25腹膜透析液	132	3.5	0.5	101	25	10	3.86	6.8～7.8	484
	レギュニールLCa1.5腹膜透析液	132	2.5	0.5	100	25	10	1.36	6.8～7.8	344
	レギュニールLCa2.5腹膜透析液	132	2.5	0.5	100	25	10	2.27	6.8～7.8	395
	レギュニールLCa4.25腹膜透析液	132	2.5	0.5	100	25	10	3.86	6.8～7.8	483

（次ページに続く）

（表7の続き）

一般名	商品例	Na+濃度 [mEq/L]	Ca2+濃度 [mEq/L]	Mg2+濃度 [mEq/L]	Cl-濃度 [mEq/L]	HCO3-濃度 [mEq/L]	乳酸イオン濃度 [mEq/L]	ブドウ糖濃度 [w/v%]	pH	浸透圧 [mOsm]
腹膜透析液	ミッドペリック135腹膜透析液	135	4.0	1.5	105.5	−	35.0	1.35	6.3〜7.3	353
	ミッドペリック250腹膜透析液							2.50		417
	ミッドペリック400腹膜透析液							4.00		500
	ミッドペリックL135腹膜透析液	135	2.5	0.5	98.0	−	40.0	1.35	6.3〜7.3	350
	ミッドペリックL250腹膜透析液							2.50		414
	ミッドペリックL400腹膜透析液							4.00		497
	エクストラニール腹膜透析液	132	3.5	0.5	96	−	40	7.5(イコデキストリン)	5.0〜5.7	282
	ニコペリック腹膜透析液	132	3.5	0.5	96	−	40	7.5(イコデキストリン)	6.2〜6.8	282

※各電解質濃度は，販売されている製品の濃度範囲として記載している．

（文献37〜42を基に作成）

4 電解質の補正

● Na+とK+の役割とともに，ほかの電解質の役割についても理解する

電解質は，体内でそれぞれが重要な役割を担っている．主要な電解質の役割について**表8**に示す．

Na+

Na+の濃度は細胞外で高く，細胞内で低い．水分量が正常でNa+量が低下，水分量とNa+量がともに低下，水分量が過剰でNa+量は正常，これら3パターンはすべて**低Na血症**を呈する可能性があり，それぞれに対処方法が異なる．Na+を補正する場合には，それまでの水分とNa+の経過を確認し，体内の水分量とNa+量のバランスに配慮する必要がある．

輸液補正による低Na血症の改善予測式として，**Adrogue-Madias式**がある（**表9**）．

低Na血症では，発症から48時間以上経過している場合は急激なNa+補正を行うと**浸透圧性**

脱髄症候群が発症する可能性がある。血清Na$^+$濃度の補正速度は治療開始後24時間で10 mEq/L以下，その後は24時間ごとに8 mEq/Lを超えないように調整する。

K$^+$

K$^+$の濃度は細胞外で低く，細胞内で高い。K$^+$の急激な投与は細胞外濃度を急上昇させ致死的な影響を及ぼす。そのためK$^+$投与の際は，濃度はK$^+$として40 mEq/L以下に希釈すること，投与速度は20 mEq/hr以下とすること，1日投与量は100 mEqを超えないこととされている[44]。

血清K$^+$濃度はpHに影響され，細胞外液のpHが0.1低下すると血清K$^+$濃度は0.6 mEq/L上昇するとされる。また，体全体のK$^+$不足量は血清K$^+$濃度が1 mEq/L低下するごとに，200～400 mEqであると推定される[45, 46]。K$^+$を補充する場合は血清K$^+$濃度と細胞外液pHから不足量を推定する（**表10**）。

表8 電解質の役割

電解質		主な役割
主に細胞外	Na$^+$	体液浸透圧の調整，水分量調節・循環動態の維持など
	Cl$^-$	細胞外液の主要な陰イオン，体液浸透圧・水分量の調節，体内pHの維持など
	HCO$_3^-$	体内pHの維持，酸塩基平衡の調節など
主に細胞内	K$^+$	神経伝達，筋肉細胞の興奮・収縮など
	Mg^{2+}	骨・歯の形成，酵素活性化，筋肉収縮など
	Ca^{2+}	骨・歯の形成，血液凝固，筋肉収縮，心拍リズム維持，神経伝達など
	P^{3-}	骨・歯の形成，ATPの供給，細胞膜・DNAの構成など

表10 血清K$^+$濃度，血液pHと体内総K$^+$欠乏量の関係

血液pH	7.1	7.2	7.3	7.4	7.5	体内総K$^+$欠乏量 [mEq]
血清K$^+$値 [mEq/L]	5.8	5.2	4.6	4	3.4	0
	4.8	4.2	3.6	3	2.4	200～400

表9 Adrogue-Madias式

輸液1 L投与後の血清Na$^+$変化は，以下のように予測できる。

血清Na$^+$変化＝〔（輸液中Na$^+$濃度＋輸液中K$^+$濃度）－（血清Na$^+$濃度）〕/（TBW＋1）

※体内総水分(TBW)は体重×0.6で算出する。

（文献44を基に作成）

> **専門分野へのリンク**
> **輸液の処方鑑査と処方設計**
> 水分や電解質の1日必要量の基準や検査値，利尿剤など水・電解質に影響する薬剤の処方の有無などを確認したうえで，輸液の処方鑑査や処方設計を行うことが求められる。基礎的な知識を身につけるためには，実習で継続的に輸液の水分や電解質についてを計算し活用するなどの実践が欠かせない。

5 処方内容の確認

- 輸液を調剤するにあたっては，投与量や投与速度の目安を把握する
- 配合変化の基本的な考え方を踏まえ，応用できるようにしておくとよい

調剤時には，以下の点に留意して処方内容を鑑査する[14]。

投与量・濃度

投与量・濃度については，**表11**を基準として調整を行う。

214　＊ATP：adenosine triphosphate　＊DNA：deoxyribonucleic acid　＊TBW：total body water

表11　投与量・濃度の基準

項目	基準
水分	30～40 mL/kg/日
電解質	各成分の1日推奨投与量を基準として調節する。Na⁺, K⁺の投与濃度にも留意する。
投与エネルギー	25～30 kcal/kg/日
アミノ酸投与量	0.8～1 g/kg/日
糖投与量	1日投与エネルギーの50～60%
脂質投与量	1日投与エネルギーの20～40%

（文献14を基に作成）

電解質については，少なくともNa⁺量，Na⁺濃度，K⁺量，K⁺濃度を計算するとよい。Na⁺量については，**NaCl 1 gがNa 17 mEqに相当する**として，食塩量に換算するとイメージしやすい。また，0.9%NaCl溶液である生理食塩液の輸液製品に記載しているNa⁺濃度154 mEq/Lを確認すると計算できる（NaCl 9 g＝Na⁺ 154 mEq）。さらに，Na⁺とK⁺の1日投与量は，3号輸液2,000 mL分のNa⁺量，K⁺量と覚えておくと製品から確認できる。

投与するタンパク質が十分にタンパク合成に活用されるには，タンパク質以外のエネルギーが十分に投与されている必要がある。その指標として，**非タンパク熱量／窒素（NPC/N）比**がある。

投与速度

投与速度については，**表12**を基準とする。

表12　投与速度の基準・注意点

投与物	基準・注意点
電解質	K⁺投与速度に注意する。
ブドウ糖	5 mg/kg/分を超えないようにする。侵襲時などは4 mg/kg/分以下が望ましい。
アミノ酸	10 g/時を超えないようにする。
脂質	0.1 g/kg/時以下とする。

（文献14，48を基に作成）

配合変化

2剤以上の製剤の混合や，医薬品と輸液セットとの反応で生じる物理化学的変化を**配合変化**という。配合変化は，**化学的要因**による配合変化，**物理的要因**による配合変化に大別される。化学的要因にはpH変動，酸-塩基反応，酸化-還元反応，加水分解，光分解などがあり，物理的要因には溶解性などがある[49]。

2剤の組み合わせについては，成書を参考に確認できることが多い。3剤以上の組み合わせについては書籍では確認できない場合があるため，配合変化の機序を把握することで予測しやすくなる。

> **臨床に役立つアドバイス**
>
> **配合変化を起こしやすい薬剤**
>
> 配合変化を起こしやすい主な酸性薬剤としては，ニカルジピン，メトクロプラミド，ブロムヘキシン，カテコラミン系薬剤などがある。アルカリ性薬剤としては，フロセミド，フェニトイン，アセタゾラミド，カンレノ酸カリウム，プロトンポンプ阻害薬などがある。また，Ca²⁺やMg²⁺，PO₄³⁻，HCO₃⁻が含まれる輸液は，リン酸やカルシウムを配合するとリン酸カルシウム析出の可能性があるため注意が必要である。

■ 化学的要因

pH変動による配合変化

注射剤の製剤化に当たっては，pH調節が行われたり，溶解補助剤やその他添加物が配合されたりすることがある。pH変動による配合変化は，**pH依存反応**と**pH非依存反応**に大別される。

pH依存反応では，輸液製剤が中性からやや酸性のものが多いため，アルカリ性製剤との混合によりpHが移動して主薬の力価低下や沈殿が起こる場合がある。そのため，酸性側に大きく傾いている製剤やアルカリ性製剤は混合の際に注意する。

pH非依存反応には，化合物の凝集，添加物の希釈，投与ラインへの吸着などが含まれる。

酸-塩基反応による配合変化
PO_4^{3-}，CO_3^{2-}，Ca^{2+}，Mg^{2+}を含有している輸液を混合する場合は，酸-塩基反応により沈殿物が発生する可能性があるため注意する。

加水分解による配合変化
アミノ酸輸液などには，抗酸化剤として亜硫酸塩が添加されている製剤がある。亜硫酸塩はビタミンB_1，β-ラクタム系抗生物質，インスリンなどを加水分解する。外観変化は認められないので，混合には十分注意する。

希釈による配合変化
溶解補助剤が使用されている製剤の場合，ほかの輸液で希釈すると溶解補助剤の濃度低下により溶解度が低下するため，希釈により主薬が析出してしまうことがある。

■ **物理的要因**
医療器具との配合変化
輸液ラインなどの医療器具と注射剤の相互作用については，**脂肪乳剤，油性成分，界面活性剤およびエタノール**などの溶解補助剤を含む**注射剤**によるポリカーボネート製医療用具の破損発生リスクが報告されている[50]。ポリカーボネート樹脂などの医療用具を介して上記に該当する製剤を投与する場合の注意点を**表13**に示す。

マルチバッグ製剤を用いた配合変化の回避
ブドウ糖やアミノ酸，電解質，ビタミン，微量元素などを混合して長期間保存すると，化学変化を起こして劣化することが懸念される。そこで，複数種類の薬液が隔壁によって区分され，使用する直前に混合できるマルチバッグ製剤が用いられている。**マルチバッグ製剤**は，区分数によってダブルバッグ，トリプルバッグ，クワッドバッグに大別される（**図4**）。

投与栄養の設計
投与栄養量の計算については，**表11**を参照してほしい。

実践!! 臨床に役立つアドバイス

隔壁開通の識別
ダブル（二槽）バッグ製剤は，未開通のまま中室液のみ投与される事例が報告されているため，開通確認シールを吊架孔に貼付すること，大室と中室を隔てる隔壁部付近に大室と中室が二槽であることを明確にすることとされている。ただし，二槽であることが明確であって，これまで未開通事例報告がない製剤はこの限りでないため，隔壁開通の識別に注意が必要である[51]。

表13　ポリカーボネート樹脂などの医療用具を使用の際の注意点

- 脂肪乳剤，界面活性剤，安定化剤などの成分を含む薬剤の長時間の点滴において，当該成分が接触する三方活栓をはじめとする接続チューブコネクター部分を繰り返し締め付けることは，極力避ける。
- 上記成分を含む注射剤を交換する際，できるだけコネクター部分を含むルートを同時に交換することが望ましいが，やむを得ず2〜3日以上連続で使用する場合には，頻回に注意して観察する。さらにコネクター部分などが破損する場合があることを念頭に置いて，当該製品の破損による失血，空気混入などの事態に対応できるように準備を怠らない。
- がん化学療法時などにおいて，水分調整のため，希釈せずに高濃度のまま投与が行われる場合があるが，破損の可能性を考慮して，臨床上支障のない範囲で希釈して使用することが望ましい。
- アクリロニトリル・ブタジエン・スチレン共重合体（ABS）樹脂やポリメチルメタクリレート（PMMA）樹脂などにも上記成分を含む薬剤の点滴時の繰り返しの締め付けに対しては，ポリカーボネート樹脂と同様に脆弱であることから，これらの製品を含む医療用具を使用する場合にも注意する。

（文献50を基に作成）

＊ABS：acrylonitrile butadiene styrene　＊PMMA：poly methyl methacrylate

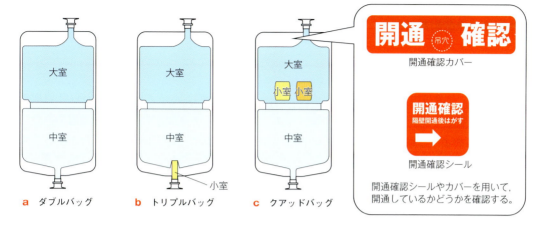

図4 マルチバッグ製剤

■ 中心静脈からの栄養投与

末梢静脈からの輸液だけで十分な栄養を投与することはできないため，2週間を超えて経口や経腸での栄養投与ができないと考えられる場合には中心静脈からの栄養投与を検討する。高カロリー輸液キット製剤を用いなくても中心静脈栄養は実施可能であるが，各製品の禁忌事項を確認し，各成分に不足がないよう十分に注意して処方設計・処方鑑査を行う。

■ アミノ酸製剤の選択

アミノ酸製剤としては，キット製剤に組み合わされる総合アミノ酸製剤や高濃度分岐鎖アミノ酸製剤に加えて，肝性脳症改善アミノ酸製剤，腎不全用アミノ酸製剤，小児用アミノ酸製剤があるので病態に応じて選択する（表3）。

透析患者においては，透析によりアミノ酸が除去されるため多くのアミノ酸を投与することが望ましい。腎不全用アミノ酸製剤は，窒素負荷を避けるためアミノ酸濃度が低く尿素窒素が滞留しにくいアミノ酸組成として設定されている。そのため，腎不全用アミノ酸製剤を透析患者へ投与する場合には，水分を多く投与する必要がある。なお，尿素窒素などは透析によりある程度除去できる。こうしたことから，透析患者に対してアミノ酸製剤を投与する場合には，各栄養素の過不足について適切な頻度で評価し，投与するアミノ酸製剤を選択・調整する必要がある[52]。

脂質を含まない栄養管理によって，必須脂肪酸欠乏症や脂肪肝など肝機能障害が発生することがある。経口摂取ができずに輸液での栄養管理を行う場合には脂肪乳剤を併用する。

セレン

現在，日本で販売されている微量元素製剤にはセレンは含まれていないため，長期間経口からの栄養補給が行われない場合には，セレン欠乏のリスクが高まる。セレン欠乏症では心筋症などにより死に至ることがあるので，長期間セレンの摂取が行われていない場合には症状がなくても定期的に血清セレン値をモニタリングするのが望ましいとされる[53]。セレン欠乏症の症状は，爪白色化，心筋症，筋肉痛・筋力低下などのほかにも多様なものが認められている。2019年に低セレン血症治療薬として亜セレン酸ナトリウム注射液が発売されており，低セレン血症が確認されたら高カロリー輸液などに添加し中心静脈内に点滴静注する。

6 調製時の注意点

●注射剤は無菌製剤であり，輸液との混合調製にあたっては感染対策に留意する

　注射剤と混合する調製環境が注射剤の細菌汚染に影響すると考えられるため，輸液の調製にあたっては**表14**のような感染対策を行う。なお，感染対策を行うとともに，作業者が調製作業に集中できる環境を整える。

　アンプル製剤，バイアル製剤ともに調製前にアルコール消毒を行う。アンプル製剤の場合はアンプルカット時に微細なガラス片が混入するため一時静置し，底にあるガラス片を吸引しないように薬液はアンプルの肩口から吸い取る（**図5**）。バイアル製剤のゴム栓や輸液の混注口に針を刺す際に，ゴム栓からゴム片が削り取られることがある。コアリングを出さないために，**図6**などに注意する。

　高濃度で混合するほど配合変化を起こしやすいと考えられるため，混注後は速やかに混ぜ広げるとよい。調製が終わったら異物混入や色調などを目視で確認する。

　看護師が調製する場合には，薬剤師が調製手技について指導しておく。また，近年では一般注射剤を調製するロボットの販売予定が発表されており，薬剤部で調製して払い出す施設が増えていくことが考えられる。

表14　調製時の感染対策の環境づくり

- 調製台を消毒する。
- 手指消毒し，マスク・手袋着用する。
- 調製作業は清潔区域とする。
- 1患者1トレーで準備する。
- 輸液のゴム栓やバイアル・アンプルなどはアルコール綿で消毒する。
- 調製後はコアリングなどの異物混入を確認する。
- 調製後の輸液は速やかに使用する。

図5　アンプル製剤使用時の注意点

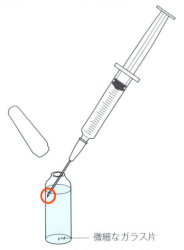

底にあるガラス片を吸引しないように，アンプルの肩口から吸い取る。

図6　コアリング発生の機序と対策

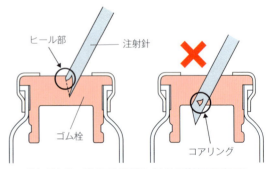

コアリングとは，バイアル製剤のゴム栓や輸液の混注口に針を刺す際に，ゴム栓からゴム片が削り取られること。斜めに刺したり，途中で針を回さない。複数回針を刺す場合には，同一箇所を避ける。注射針をゆっくり垂直に刺すとコアリングが少なくなる。

218

7 輸液の服薬指導

- 患者とともに安全な輸液療法を実現するため，患者教育を行う
- 輸液の注意点について薬剤師から他職種へ共有し，協働してモニタリングする

　服薬指導では，水分や電解質を補給するのか，栄養補給なのかなど投与する輸液の目的を説明する。**水分量**，**電解質量**，**栄養投与量**が適正かを確認するために，患者の表情，皮膚・浮腫の状況，患者の自覚症状などを観察・確認する。また，血糖値，バイタルサイン，全身状態，尿検査，血液検査，体重などを併せて確認する。観察・確認を行ったうえで，効果が得られていない，あるいは過剰投与と考えられる場合などは処方内容の見直しを医師に相談する。

　有害事象として，輸液の血管外漏出により**皮膚障害**が発症することがある。血管外漏出の早期発見のために，血管外漏出時の症状を説明し，症状発現時には医療従事者へ伝えるよう指導する。

　輸液投与中のフォローアップについては，医師や看護師，リハビリテーションスタッフなどにモニタリング項目を提案・共有し協働してモニタリングしていくとよい。

> **補足**
> **血管外漏出時の症状**
> 　血管外漏出によって，皮膚や周辺組織に障害を起こし，発赤，腫脹，疼痛，灼熱感，びらん，水疱形成だけでなく，潰瘍化，組織壊死などを引き起こす可能性がある[54]。血管外漏出により重篤な症状が発現するリスクが高い薬剤を投与している場合，患者が些細な感覚変化が生じたときには確認が必要とされる。

まとめ

- 末梢静脈から投与できる輸液の濃度目安としての浸透圧比について説明せよ（☞p.206）。 [実習] [試験]
- 血清Na⁺値を補正する場合の注意点について説明せよ（☞p.213）。 [実習] [試験]
- 注射剤調製時の感染対策について説明せよ（☞p.218）。 [実習] [試験]

【引用文献】
1) 輸液製剤協議会：輸液の用語解説 浸透圧比（https://www.yueki.com/iryou-word/）（2024年5月時点）.
2) 大塚生食注添付文書・インタビューフォーム（2023年5月改訂）.
3) ラクテック®注250mL/500mL/1L添付文書・インタビューフォーム（2023年3月改訂）.
4) ソルラクト輸液250mL/500mL/1000mL添付文書・インタビューフォーム（2023年4月改訂）.
5) ソルデム1輸液200mL/500mL添付文書・インタビューフォーム（2023年6月改訂）.
6) KN1号輸液200mL/500mL添付文書・インタビューフォーム（2023年8月改訂）.
7) ソルデム2輸液添付文書・インタビューフォーム（2023年6月改訂）.
8) KN2号輸液添付文書・インタビューフォーム（2023年8月改訂）.
9) ソルデム3A輸液200mL/500mL/1000mL添付文書・インタビューフォーム（2023年5月改訂）.
10) KN3号輸液200mL/500mL添付文書・インタビューフォーム（2023年8月改訂）.
11) ソルデム6輸液添付文書・インタビューフォーム（2023年6月改訂）.
12) KN4号輸液添付文書・インタビューフォーム（2023年8月改訂）.
13) 大塚糖液5％/10％/20％/40％/50％/70％添付文書・インタビューフォーム（2024年3月改訂）.

14）日本静脈経腸栄養学会 編：静脈経腸栄養ガイドライン，第3版．照林社，2013．
15）プラスアミノ®輸液200mL袋/500mL袋添付文書・インタビューフォーム（2022年12月改訂）．
16）ツインパル®輸液添付文書・インタビューフォーム（2023年4月改訂）．
17）ビーフリード®輸液500mLバッグ/1000mLバッグ添付文書・インタビューフォーム（2022年12月改訂）．
18）パレセーフ®輸液添付文書・インタビューフォーム（2023年4月改訂）．
19）パレプラス®輸液添付文書・インタビューフォーム（2023年4月改訂）．
20）ハイカリック液-1号/2号/3号700mL添付文書・インタビューフォーム（2023年4月改訂）．
21）ハイカリックNC-L/N/H輸液700mL添付文書・インタビューフォーム（2023年3月改訂）．
22）ハイカリックRF輸液250mL/500mL添付文書・インタビューフォーム（2023年4月改訂）．
23）リハビックス-K1号/K2号輸液添付文書・インタビューフォーム（2023年4月改訂）．
24）ピーエヌツイン®-1号/2号/3号輸液添付文書・インタビューフォーム（2023年5月改訂）．
25）フルカリック®1号903mL/1354.5mL，2号1003mL/1504.5mL，3号1103mL輸液添付文書・インタビューフォーム（2023年10月改訂）．
26）ネオパレン®1号1000mL/1500mL1キット，2号輸液1000mL/1500mL1キット添付文書・インタビューフォーム（2022年11月改訂）．
27）エルネオパ®NF1号1000mL/1500mL/2000mLキット，2号輸液1000mL/1500mL/2000mLキット添付文書・インタビューフォーム（2022年11月改訂）．
28）ワンパル®1号800mL/1200mL，2号800mL/1200mL輸液添付文書・インタビューフォーム（2023年4月改訂）．
29）ミキシッド®L，H輸液添付文書・インタビューフォーム（2022年11月改訂）．
30）キンダリー®透析剤2E添付文書・インタビューフォーム（2023年9月改訂）．
31）キンダリー®透析剤3D添付文書・インタビューフォーム（2023年9月改訂）．
32）キンダリー®透析剤4D添付文書・インタビューフォーム（2023年9月改訂）．
33）リンパック®透析剤TA1添付文書・インタビューフォーム（2023年10月改訂）．
34）リンパック®透析剤TA3添付文書・インタビューフォーム（2023年10月改訂）．
35）リンパック®透析剤TA5添付文書・インタビューフォーム（2023年10月改訂）．
36）カーボスター®透析剤・L/M/P添付文書・インタビューフォーム（2024年3月改訂）．
37）レギュニールHCa1.5/2.5/4.25腹膜透析液添付文書・インタビューフォーム（2024年5月改訂）．
38）レギュニールLCa1.5/2.5/4.25腹膜透析液添付文書・インタビューフォーム（2024年5月改訂）．
39）ミッドペリック135/250/400腹膜透析液添付文書・インタビューフォーム（2024年3月改訂）．
40）ミッドペリックL135/250/400腹膜透析液添付文書・インタビューフォーム（2024年3月改訂）．
41）エクストラニール腹膜透析液添付文書・インタビューフォーム（2024年5月改訂）．
42）ニコペリック腹膜透析液1500mL/2000mL添付文書・インタビューフォーム（2024年3月改訂）．
43）稲垣 豊，ほか：重炭酸透析液．日本臨牀，49(3)：301-306，1991．
44）Licata G, et al.：Effects of high-dose furosemide and small-volume hypertonic saline solution infusion in comparison with a high dose of furosemide as bolus in refractory congestive heart failure: long-term effects. Am Heart J, 145(3)：459-466, 2003.
45）KCL注キット「テルモ」10mEq/20mEq添付文書・インタビューフォーム（2023年4月改訂）．
46）要 伸也：低カリウム血症・高カリウム血症．日本内科学会雑誌，95(5)：826-834，2006．
47）沼部敦司：電解質異常．日本内科学会雑誌，101(6)：1698-1707，2012．
48）室井延之：総投与熱量と3大栄養素-アミノ酸．薬事，57(9)：1450-1455，2015．
49）名德倫明：輸液製剤の特徴から見た輸液ライン管理のあり方．静脈経腸栄養．29(2)：717-724，2014．
50）厚生労働省医薬食品局：医薬品・医療用具等安全情報 No.196，2003.（https://www.mhlw.go.jp/houdou/2003/12/h1225-4.html）（2024年5月時点）．
51）厚生労働省：医薬品関連医療事故防止対策の強化・徹底について．（https://www.mhlw.go.jp/content/10800000/000903676.pdf）（2024年7月時点）．
52）日本臨床栄養代謝学会 編：透析又は血液ろ過を受けている患者にアミノ酸含有輸液製剤を使用する際の注意事項：ガイダンス，2020．（https://files.jspen.or.jp/2020/07/7819f5fe9f572a7fb0d6a4dcc3bf166a-1.pdf）（2024年1月時点）．
53）児玉浩子，ほか：セレン欠乏症の診療指針 2018．日本臨床栄養学会雑誌，40(4)：239-283，2018．
54）日本がん看護学会，ほか 編：がん薬物療法に伴う血管外漏出に関する合同ガイドライン 2023年版 第3版，p.13-14，金原出版，2022．

第6章

管理に配慮が必要な医薬品

6章 管理に配慮が必要な医薬品

1 血液製剤

1 血液製剤の種類と分類

- 血液製剤は人体から採取された血液を原料とする点において，有限で貴重である
- 血液製剤は「血液法」に基づいて定められた基本方針に則った管理方法が求められる

血液製剤とは，**人の血液または血液から得られたものを有効成分とする医薬品**のことである。血液を原料とするという性質上，有限で貴重なものであると同時に，血液を介して感染する病原体（ウイルスなど）が混入するリスクを完全には否定できないという特徴がある。そのため「医薬品，医療機器等の品質，有効性及び安全性の確保等に関する法律」（薬機法）とは別に「安全な血液製剤の安定供給の確保等に関する法律」（血液法）が定められており，**安全性の向上，国内自給原則，安定供給の確保，適正使用の推進，公正の確保および透明性の向上**を法の基本理念として掲げている[1, 2]。

血液製剤は，**輸血用血液製剤**と**血漿分画製剤**に大別される（**図1**）。

輸血用血液製剤

人の血液そのもの，またはそこから成分を分離・調製したものを指す。輸血用血液製剤には，**全血製剤，赤血球製剤，血小板製剤，血漿製剤**がある（**表1**）。

血漿分画製剤

血漿分画製剤は，血漿からさらに治療に必要な血漿タンパク質を種類ごとに分画したものである。主に**アルブミン製剤，免疫グロブリン製剤，血液凝固因子製剤**がある（**表2**）。

> **基礎へのフィードバック**
> **免疫グロブリンの生体内での役割**
> 生体内に存在する免疫グロブリンは，異物が体内に侵入した際に排除するように働く抗体の機能をもつタンパク質である。感染や炎症に対し，体内で防御反応として働く。免疫グロブリン製剤は，本来体内にもち合わせている免疫機能を強化，サポートするために投与される。

図1 血液製剤の分類

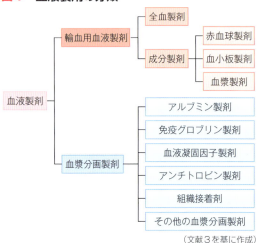

（文献3を基に作成）

> **血液製剤の使用の原則**
> 血液製剤は出血や熱傷などによる血液成分の喪失，感染症や自己免疫性疾患などによって本来期待される働きが機能しない場合に用いられる。血液製剤は上記のような臨床上問題となる症状を認める際に，対象となる血液の成分を補充して症状の軽減を図ることを目的としている。

表1 輸血用血液製剤の分類

分類	外観	投与目的	貯法	有効期間
全血製剤		大量出血などすべての成分が不足する状態で，赤血球と血漿の補給に用いられる。最近はほとんど用いられていない。	2～6℃	採血後21日間
赤血球製剤		貧血などで不足した酸素を末梢循環系へ供給する。循環血液量を維持する。	2～6℃	採血後28日間
血小板製剤		血小板減少やその機能低下による出血時に用いられる。	20～24℃（要振盪）	採血後4日間
血漿製剤		複数の血液凝固因子の欠乏による出血やその予防に用いられる。	−20℃以下	採血後1年間

（「外観」の写真提供：日本赤十字社）

表2 血漿分画製剤の分類

分類	製剤例（一般名）	投与目的	施用対象
アルブミン製剤	・人血清アルブミン	血液中の水分を血管内に保持し，種々の物質を運搬する。	・出血によるショック ・重症熱傷 ・浮腫
免疫グロブリン製剤	・人免疫グロブリン ・抗HBs人免疫グロブリン	ウイルスなどの病原体の感染を予防する。免疫機能を調整する。	・重症感染症 ・川崎病 ・低ガンマグロブリン血症
血液凝固因子製剤	・乾燥濃縮人血液凝固第Ⅷ因子 ・乾燥人フィブリノゲン ・乾燥濃縮人アンチトロンビンⅢ	出血の際に止血する。	・血友病 ・播種性血管内凝固症候群（DIC） ・手術時の傷口接着

＊DIC：disseminated intravascular coagulation

2 生物由来製品の管理

- 生物由来製品の特殊性，一般医薬品との管理方法の違いを理解する
- 現行の管理方法となった背景を理解する

生物由来製品とは，人やその他の生物（植物を除く）に由来するものを原材料として製造をされる医薬品，医療機器などのうち，保健衛生上特別な注意を要するものをいう（図2）。例としてはワクチン，トキソイド，動物成分抽出製剤，動物由来心臓弁などが挙げられる（図3）。

生物由来製品のうち，販売，貸与，または授与した後において当該製品による保健衛生上の危害の発生または拡大を防止するための措置を講じる必要のあるものを**特定生物由来製品**という。**血液製剤は特定生物由来製品に分類される**。これらの製品は，直接の容器・被包の表示や添付文書の記載内容が厚生労働省により指定されている。医療機関・薬局においては「薬機法」に定められた管理・施用記録を遵守することが求められる[1]。

補足
パクリタキセル（アルブミン懸濁型）注射剤（図4）
　抗がん薬のパクリタキセルは水に対してきわめて難溶性であり，溶解性を上げるためにアルコールを添加物として含んでいる。その結果，アルコール過敏症対策や自動車運転の制限などを必要とするデメリットが生じた。そうしたデメリットを解消したパクリタキセル（アルブミン懸濁型）注射剤が開発されたが，添加物として用いられているアルブミンはヒト由来成分であり，医薬品は「特定生物由来製品」の管理方法に準じる。

図2 生物由来製品，特定生物由来製品の位置付け

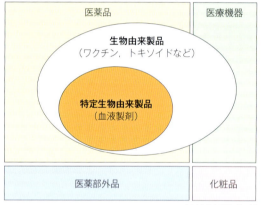

（文献4を基に作成）

図4 パクリタキセル（アルブミン懸濁型）

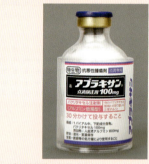

（大鵬薬品工業株式会社より許諾を得て転載）

図3 生物由来製品の例

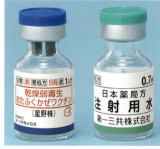
a 乾燥弱毒生おたふくかぜワクチン

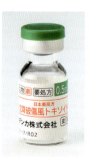
b 沈降破傷風トキソイド

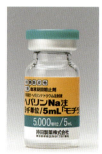
c ヘパリンナトリウム（動物成分抽出製剤）

（a：第一三共株式会社，b：デンカ株式会社，c：持田製薬株式会社より許諾を得て転載）

表示

直接の容器・被包

生物由来製品は白地に黒枠黒字で「生物」，特定生物由来製品は「特生物」と記載する（**図5**）。人血液成分が用いられている場合は，原料となる血液の採血国および採血の区分（献血または非献血）を記載する（**図6**）。

図5　生物由来製品と特定生物由来製品の表示

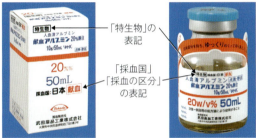

生物	特生物
a　生物由来製品	b　特定生物由来製品

図6　特定生物由来製品の表示の例

「特生物」の表記
「採血国」
「採血の区分」
の表記
特生物
献血アルブミン20%静注
20w/v%
50mL
採血国：日本 献血
武田薬品工業株式会社

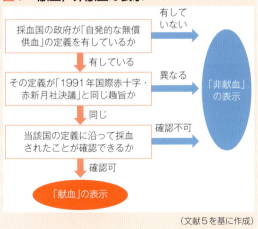

（武田薬品工業株式会社から許諾を得て転載）

> **補足**
>
> **献血，非献血の表示（図7）**
>
> 献血とは「自発的な無償の供血」を意味する[4]。供血者が自らの意思で血液を提供し，それに対し金銭（あるいはその代替品）を受けない。
>
> **図7　献血，非献血の表示**
>
>
> 採血国の政府が「自発的な無償供血」の定義を有しているか
> 有していない
> 有している
> その定義が「1991年国際赤十字・赤新月社決議」と同じ趣旨か
> 異なる
> 同じ
> 当該国の定義に沿って採血されたことが確認できるか
> 確認不可
> 確認可
> 「献血」の表示
> 「非献血」の表示
>
>
> （文献5を基に作成）

添付文書

生物由来製品は「生物由来製品」，特定生物由来製品は「特定生物由来製品」と明記する。冒頭の注意事項に人の血液・組織などの使用，使用臓器の名称，安全対策の実施，感染症伝播のリスクなどを記載する（**図8**）。

施用時のインフォームドコンセント

特定生物由来製品は，ほかの製品よりも厳しい安全対策が必要である。施用する際には，製品のリスクとベネフィットについて患者（または家族）に説明し，理解を得なければならない（**表3**）。

> **実践!! 臨床に役立つアドバイス**
>
> **特定生物由来製品の施用に当たっての薬剤師のかかわり**
>
> 特定生物由来製品を施用する際は，患者または家族へインフォームドコンセントの取得が求められるが，実際に行うのは医師である。薬剤師は薬剤の払出前にインフォームドコンセント取得の有無を確認し，未得の場合は医師へ促す。また，規定に則った施用管理簿の作成，施用後の記録の保管を行い，適正使用に貢献する。

施用記録の保管

特定生物由来製品を施用して感染症などの危害が患者に出た場合は，危害の拡大を防止することを目的とし，医療機関では施用の記録と保管をしなければならない。具体的には**投与患者の氏名，住所，施用日，製品名，製造番号（ロット番号）**などを管理簿（**図9**）に記録し，施用日から少なくとも**20年間**保管しなければならない。

> **補足**
>
> **20年間保存する理由**
>
> 安全対策において，感染者が現れ始めた際に速やかに措置を行うためには，想定される感染症の潜伏期間をカバーする保存期間が最低限必要である。例えば，プリオン型の感染症であれば20年が必要とされる。

図8 生物由来製品と特定生物由来製品の添付文書（抜粋）

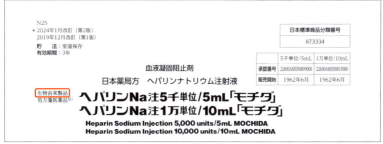

a 生物由来製品

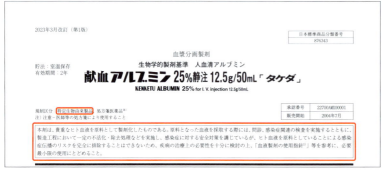

b 特定生物由来製品

（a：持田製薬株式会社，b：武田薬品工業株式会社より許諾を得て転載）

表3 インフォームドコンセントの内容

項目	説明内容
ベネフィット	疾病の治療・予防に特定生物由来製剤の施用が必要であること。
リスク	人その他生物に由来するものを原材料としており，そのことに由来する感染症に対する安全対策が講じられているものの，そのリスクを完全に排除することが難しいこと。
患者情報の管理	施用対象者の氏名および住所を記録し保存すること。感染などの発生または拡大を防止するために必要であること。患者の利益になるときに限り，その記録を製造承認取得者などへ提供すること。

図9 特定生物由来製品の施用管理簿の記載例

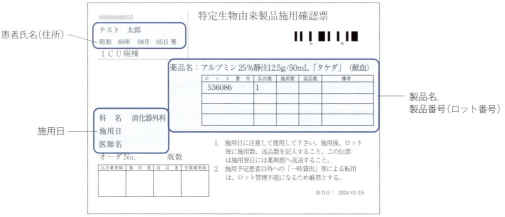

患者氏名（住所），製品名，製品番号（ロット番号），施用日を記載する。

（山梨大学医学部附属病院の許諾を得て掲載）

適正使用の推進

医療機関では、特定生物由来製品の施用を管理し、適正使用を推進するための院内体制を整備しなければならない（図10）。さらに、定期的に施用状況を厚生労働省へ報告する。厚生労働省では施用状況を評価し、適正使用のためのよりよい方法を検討し、その普及に努めている。

図10　特定生物由来製品適正使用のための体制

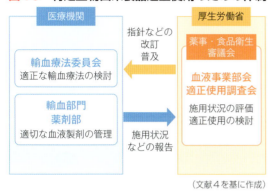

（文献4を基に作成）

> **補足**
> **血液製剤の法整備の契機**
> 　肝炎ウイルスに汚染された原料血液から製造された血液凝固因子製剤（フィブリノゲン製剤、第Ⅸ因子製剤）を出産や大量出血の際に投与したことで、多数の薬害肝炎（C型肝炎）患者が発生した。
> 　また、血友病などの血液凝固因子異常症の患者にHIVが混入された輸入非加熱血液凝固因子製剤が投与され、HIV（薬害エイズ）に感染した。また、配偶者や子供への二次・三次感染も引き起こされた。

3　遺伝子組換え製剤

● 遺伝子組換え製剤と従来の製剤との違いを理解する

　遺伝子操作により、目的とする遺伝子を動物細胞（または大腸菌など）のデオキシリボ核酸（DNA）の一部に導入し、治療に必要な目的物質を分泌させて製造した製剤を**遺伝子組換え（リコンビナント）製剤**という。培養工程、安定剤などで人の血漿や血漿分画製剤が用いられているものは特定生物由来製品に、そうでないものは生物由来製品に指定される。そのため、特定生物由来製品は前述の管理方法を遵守する必要がある。
　遺伝子組換え製剤は有効成分を製造する過程で人の血液を用いないため、感染症のリスクが低いといわれている。血液製剤においては、血液凝固因子製剤が販売されている（図11）。

図11　遺伝子組換え製品（血液凝固因子製剤）

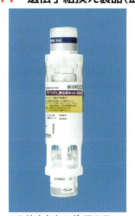

ルリオクトコグ アルファ
（遺伝子組換え）

（武田薬品工業株式会社より許諾を得て転載）

＊DNA：deoxyribonucleic acid

専門分野へのリンク

遺伝子組換え製剤のメリット

現在,血液凝固第Ⅷ因子と血液凝固第Ⅶ因子が実用化されているが,日本国内では製造されておらず海外からの輸入に頼っている。有効成分を製造する過程で人の血液を用いないため,感染症のリスクが低いといわれている。副作用に関する報告はあるが,B型肝炎ウイルス,C型肝炎ウイルス,ヒト免疫不全ウイルス,ヒトTリンパ好性ウイルス,ヒトパルボウイルスB19については,1997年から現在に至るまで感染が確認された事例は報告されていない[6]。

まとめ

- 特定生物由来製品の直接の容器・被包に記載すべき表示内容を挙げよ(☞p.225)。 実習 試験
- 特定生物由来製品を患者へ施用する際,患者(または家族)に説明すべき内容を挙げよ(☞p.225, 226)。 実習 試験
- 特定生物由来製品を患者へ施用した際の記録内容,記録の最低保管期間はどれくらいか(☞p.225)。 実習 試験

【引用文献】

1) 厚生労働省:医薬品,医療機器等の品質,有効性及び安全性の確保等に関する法律.(https://elaws.e-gov.go.jp/document?lawid=335AC0000000145)(2024年5月時点).
2) 厚生労働省:安全な血液製剤の安定供給の確保等に関する法律.(https://elaws.e-gov.go.jp/document?lawid=331AC0000000160_20240401_505AC0000000036)(2024年5月時点)
3) 日本血液製剤協会:血液製剤と血液分画製剤.(http://www.ketsukyo.or.jp/blood/blo_02.html)(2024年7月時点).
4) 厚生労働省:医療関係者のための改正薬事法・血液法説明資料「医薬品・医療機器の適正な使用により、より安心できる医療の提供を」の公表について.2003(https://www.mhlw.go.jp/qa/iyaku/yakujihou/point1.html)(2024年5月時点).
5) 厚生労働省:採血方法(「献血」又は「非献血」).(https://www.mhlw.go.jp/qa/iyaku/ketueki/dl/pamf2.pdf)(2025年5月時点).
6) 厚生労働省:遺伝子組換え製剤について.(https://www.mhlw.go.jp/new-info/kobetu/iyaku/kenketsugo/2a/dl/2c.pdf)(2024年7月時点).

6章 管理に配慮が必要な医薬品

2 麻薬・向精神薬・覚醒剤など

1 麻薬の取り扱いと管理

POINT
- 医療用麻薬は，医療現場において主に痛みの治療に使用される
- 医療用麻薬の濫用を防止するために，施用や管理については「麻薬及び向精神薬取締法」により規制されている

麻薬の取り扱い

■麻薬

麻薬とは，日本の法律上では「麻薬及び向精神薬取締法」において定義されている[1]。なかでも医療に使用される麻薬は，**医療用麻薬**とよばれる。優れた鎮痛効果を有することから，主としてがん性疼痛，慢性疼痛や術後疼痛に用いられる。しかしながら，その依存性の高さから不適切な使用は濫用につながる危険性があり，適正な管理が求められる。

■麻薬に関する法令

麻薬の取り扱いについては「麻薬及び向精神薬取締法」で厳しく定められている。麻薬を取り扱う者の総称を**麻薬取扱者**といい，免許制度に基づいて規定されている（「麻薬及び向精神薬取締法」第二条第八項）[1]。代表的な麻薬取扱者免許の種類を表1に記す。

■医療用麻薬の種類

医療用麻薬は，その作用機序からオピオイド受容体作動薬とその他に大別される。各成分でさまざまな剤形が存在しており，臨床現場においては適応症や患者状態により薬剤が選択される。表2に国内で承認を受けている医療用麻薬の成分および剤形について記す。

表1 麻薬取扱者免許の種類と定義

種類	概要	資格	申請	有効期間	廃止の届け出，返納，変更届
麻薬施用者	疾病治療の目的で，患者に業務上麻薬を施用，もしくは施用のための交付，もしくは施用のために交付し，麻薬処方箋を交付する者である。	個人（医師，歯科医師，獣医師）	都道府県知事	免許の日から翌年の12月31日まで	事後15日以内（都道府県知事）
麻薬管理者	麻薬診療施設で施用され，または施用のため交付される麻薬を業務上管理する者である。	個人（医師，歯科医師，獣医師，薬剤師）			
麻薬小売業者	麻薬施用者の麻薬を記載した処方箋により調剤された麻薬を譲渡することを業とする者である。	事業者（薬局など）			
麻薬卸売業者	麻薬小売業者・麻薬診療施設の開設者・麻薬研究施設の設置者に麻薬を譲渡することを業とする者である。	事業者			

（文献1を基に作成）

表2　医療用麻薬の種類と剤形

分類	成分名	内服	外用	注射
強オピオイド	モルヒネ塩酸塩水和物	○	○	○
	モルヒネ硫酸塩	○	−	−
	オキシコドン塩酸塩水和物	○	−	○
	フェンタニルクエン酸塩	○	○	○
	タペンタドール塩酸塩	○	−	−
	メサドン塩酸塩	○	−	−
	ヒドロモルフォン塩酸塩	○	−	○
弱オピオイド	コデインリン酸塩水和物	○	−	−
その他	アヘンアルカロイド塩酸塩	○	−	○
	ペチジン塩酸塩	○	−	−
	ペチジン塩酸塩・レバロルファン酒石酸塩	−	−	○
	オキシメテバノール	○	−	−

（2023年12月時点）

麻薬の管理

■金庫による在庫の管理

医療用麻薬の貯蔵・陳列においては，**麻薬以外の医薬品（覚醒剤を除く）と区別し，鍵をかけた堅固な設備内に保管する**。書類や現金などを一緒に入れてはいけない。

堅固な設備とは，麻薬専用の固定した金庫や容易に移動できない金庫などを指す（**図1**）。麻薬金庫にはテンキー式，指紋認証式，集積回路（IC）カード式などがある（**図2**）。スチール製のロッカー，机の引き出し，手提げ金庫などは保管庫とならない。

図1　病院における麻薬金庫

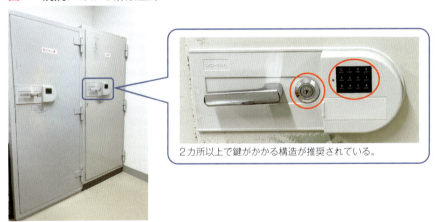

2カ所以上で鍵がかかる構造が推奨されている。

図2　麻薬金庫の種類

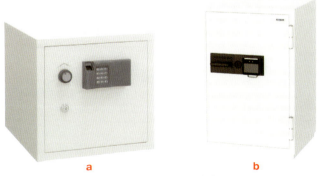

　　a　　　　　　　　　b

指紋や顔などの生体を認証する金庫もある。
（a：日本アイ・エス・ケイ株式会社，b：株式会社エーコーより許諾を得て転載）

＊IC：integrated circuit

■帳簿管理

麻薬管理者(麻薬施用者)は,麻薬診療施設において帳簿を準備し,麻薬の受払について**表3**に掲げる事項を記載する必要がある(**図3**)。

帳簿管理の注意点

倍散などを予製した場合には新たな口座を設ける必要がある。例えば,モルヒネの原末から10％モルヒネ倍散を予製した場合などが該当する。

受け払いなどでコンピュータを用いて処理し

表3　帳簿に記載すべき事項

- 譲受した麻薬の品名,数量およびその年月日
- 廃棄した麻薬の品名,数量およびその年月日
- 譲渡した麻薬の品名,数量およびその年月日
- 施用した麻薬の品名,数量およびその年月日
- 麻薬事故届を提出した場合は,届け出た麻薬の品名,数量および事故年月日(届け出日は備考欄に記載)

(文献2を基に作成)

図3　麻薬帳簿の記載例

品名：モルヒネ硫酸塩水和物　徐放錠「A薬」10 mg　　　　　　　　　　　　　　　　[単位：錠]

年月日	受	払出	残高	備考
2023.10.1			10	前帳簿から繰越し
2023.10.1	10		20	B薬局から譲受
2023.10.1		20	0	患者C
2023.10.2	100		100	D会社から購入　製品番号123456
2023.10.2		18	82	患者D
2023.10.6		24	58	患者E
2023.10.12	(10)		58	患者Fの家族から返納 2023.10.13　廃棄 2023.10.23　調剤済麻薬廃棄届提出 立会者　薬剤師G
2023.10.16		1	57	所在不明 2023.10.17　事故届提出

a　薬局の記載例

品名：モルヒネ硫酸塩水和物　徐放錠「A薬」10 mg　　　　　　　　　　　　　　　　[単位：錠]

年月日	受入 卸売	受入 患者	払出	残高	備考
2023.10.1				10	前帳簿から繰越し
2023.10.1	100			110	B会社から購入　製品番号123456
2023.10.1			18	92	患者C(カルテNo.123)
2023.10.3		(15)		92	患者C(カルテNo.123)より返納 2023.10.3(15)すべて廃棄 立会者　薬剤師D署名 2023.10.25　調剤済麻薬廃棄届出
2023.10.4		(10)		92	患者E(カルテNo.211)転入時持参・継続施用
2023.10.10		(7)		99	患者F(カルテNo.456)より返納
2023.10.31			10	89	変質により廃棄 2023.10.25　麻薬廃棄届提出 立会者　G保健所H (H)
2023.11.1			1	88	1錠所在不明 2023.11.2　事故届提出

b　病院・診療所の記載例

用語解説　倍散(希釈散)　倍散とは,用量が少なく正確な秤量が困難な場合に,あらかじめ適切な賦形剤で適当な濃度に希釈した散剤である。通常,10％(10倍散),1％(100倍散),0.1％(1,000倍散)が使用される。なお,事故防止の観点から濃度での表示(コデインリン酸塩散1％など)を行うこととされている。

て帳簿とする場合は，定期的に印刷物を出力し，1カ所に整理する。立ち入り検査などの際に印刷物を提示できるようにしておく必要がある。

帳簿は最終の記載から**2年間**保存する。

■ **購入（譲受証，譲渡証）**

図4に示すように，病院・診療所や薬局における麻薬の購入先は**同一都道府県内**の麻薬卸売業者に限られる。麻薬卸売業者から麻薬を譲受する場合，麻薬譲渡証および麻薬譲受証の交換が必要である（**図5**）。麻薬の譲渡証および譲受

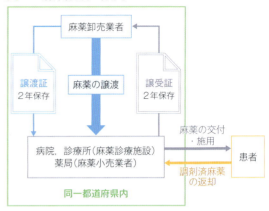

図4 麻薬譲渡・譲受のフロー

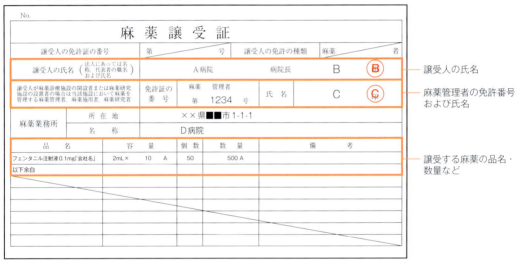

図5 麻薬譲受証および麻薬譲渡証

a 麻薬譲受証

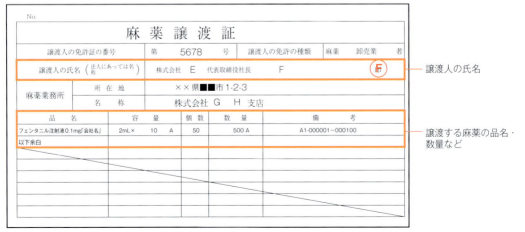

b 麻薬譲渡証

証は交付を受けた日から**2年間**保存しなければならない。

麻薬を譲受するときは，**表4**の内容を確認する（**図6**）。

表4　麻薬を譲受するときの確認事項

- 譲渡証の記載事項および押印に不備はないか。
- 品名，数量，製品番号と現品に相違がないか。
- 容器には証紙による封かんがされているか。

■医療用麻薬に関する届け出・報告

医療用麻薬を廃棄する場合やなんらかの理由により紛失などが発生した場合には，管轄する**都道府県知事**に届け出を行ったうえで対応をする必要がある。また，麻薬管理者は年間報告として**麻薬年間届**により，施設における1年間の麻薬の所有状況を報告する必要がある（**表5**，**図7**）。

図6　政府発行の封かん証紙

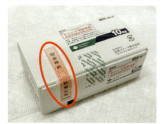 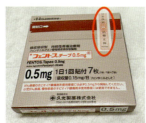 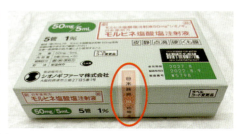

封がされたままの状態で，麻薬を交付することはできない。

表5　医療用麻薬に関する届け出および報告の種類

種類	対象	届け出先	タイミング	廃棄方法（立ち会い人）
麻薬廃棄届	期限切れ，変質，調剤過誤などにより使えなくなった麻薬	都道府県知事	あらかじめ届け出る	麻薬取締員などの立会いの下
調剤済み麻薬廃棄届	麻薬処方箋により調剤された麻薬	都道府県知事	廃棄後30日以内に届け出る	麻薬診療施設の他の職員の立会いの下
麻薬事故届	滅失，盗取，破損，流失，所在不明，その他の事故が生じたとき	都道府県知事，盗取の場合警察署	速やかに届け出る	麻薬診療施設の他の職員の立会いの下
麻薬年間届	前年10月1日から本年9月30日までの受け払いおよび本年9月30日現在の所有量	都道府県知事	毎年11月30日までに届け出る	—

（文献2を基に作成）

図7　内服麻薬の廃棄・事故フローチャート

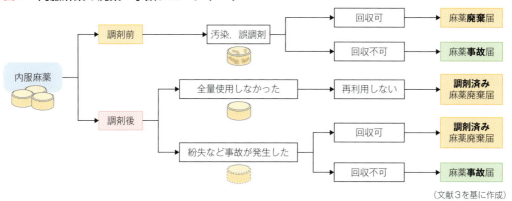

（文献3を基に作成）

■ 医療用麻薬の廃棄

医療用麻薬を廃棄する場合には，各薬剤に適した回収困難な方法で廃棄する必要がある。**表6**に廃棄方法と薬剤の例を記す。

表6 医療用麻薬廃棄方法の例

薬剤例	廃棄方法
モルヒネ塩酸塩水和物	水とともに下水に放流する。
ヒドロモルフォン塩酸塩錠	錠剤を水に溶かして，水とともに下水に放流する。
タペンタドール塩酸塩錠	粘着力の強いガムテープなどで錠剤を包み，錠剤が見えない状態にして，通常の医薬品と同様に廃棄する。
フェンタニルクエン酸塩貼付剤	テープの粘着面を内側にして貼り合わせた後，通常の医薬品と同様に廃棄する。

（文献3を基に作成）

麻薬廃棄の立ち合い
麻薬廃棄時に**麻薬取締員**または**保健所職員**の立ち会いが必要な状況として，有効期限切れとなった在庫麻薬を廃棄する場合が挙げられる。

臨床に役立つアドバイス

医療用麻薬濫用防止の対策

医療用麻薬は疼痛緩和などに有益である一方，濫用により公衆衛生上の危険を生じるおそれがある。日本における医療用麻薬の濫用防止策の1つとして，製剤に不正な剤形変更を防止する特性などを付与している。例として，タペンタ®錠（タペンタドール塩酸塩）やオキシコチン®TR錠（オキシコドン塩酸塩水和）は，粉砕や水での溶解が困難な製剤である（**図8**）[4,5]。このほかに，オキシコドン錠NX（オキシコドン塩酸塩水和物）は濫用防止を目的として，麻薬拮抗剤のナロキソン塩酸塩を添加した製剤である[6]。

図8 医療用麻薬における濫用防止の対策

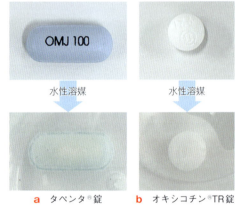

a タペンタ®錠　　b オキシコチン®TR錠

aおよび**b**は，改変防止製剤である。水に溶かそうとしても，粘性ゲルとなり溶解は困難である。

2　向精神薬の取り扱いと管理

POINT
- 向精神薬とは，中枢神経系に作用し，精神活動に影響を与える薬物の総称である
- 向精神薬の濫用を防ぐために厳重な管理が必要である

向精神薬の取り扱い

■ 向精神薬とは

向精神薬は「麻薬及び向精神薬取締法」の法別表第三および指定令第三条に掲げられたものが該当する[1]。

■ 向精神薬に関する法令

向精神薬は濫用の危険性と治療上の有用性により，**第1～3種**に分類されている。第1種および第2種の向精神薬は譲受，譲渡，または廃棄の際に品名（販売名）と数量，日付などの記録が義務付けられているが，第3種についてはこれらの記録義務はない[1]。

■ 医療現場における向精神薬の種類

向精神薬は各成分についてさまざまな剤形が存在しており,疾患および患者状態により選択されている(**表7**)。

向精神薬の管理

■ 向精神薬の在庫の管理

向精神薬は,病院や診療所の施設内で保管する。また,医療従事者が盗難の防止に必要な注意をしている場合以外は,**鍵をかけた設備内**で保管する[1]。

■ 向精神薬の記録

第1種または第2種を譲受,譲渡,廃棄したときは,**表8**の内容を記録する。また,この記録を最終記載の日から**2年間**保存しなければならない。

■ 廃棄,事故の届け出

病院・診療所・薬局で所有する向精神薬について,**表9**に記す数量以上の減失,盗取,所在不明の事故が生じた際には,速やかに「向精神薬事故届」を都道府県知事に届け出る。

表7 代表的な向精神薬の剤形と種類

分類	内服	外用	注射
第1種	・メチルフェニデート塩酸塩 ・モダフィニル	—	・セコバルビタール
第2種	・アモバルビタール ・フルニトラゼパム ・ペンタゾシン ・ペントバルビタールカルシウム	・ブプレノルフィン塩酸塩	・フルニトラゼパム ・ブプレノルフィン塩酸塩 ・ペンタゾシン
第3種	・アルプラゾラム ・エチゾラム ・クアゼパム ・クロチアゼパム ・クロバザム ・ジアゼパム ・ゾピクロン ・ゾルピデム酒石酸塩 ・トリアゾラム ・フェノバルビタール ・ブロチゾラム ・ロラゼパム	・ジアゼパム ・フェノバルビタール ・ブロマゼパム	・ジアゼパム ・フェノバルビタール ・ミダゾラム

(2023年12月現在)

表8 向精神薬の記録

- 向精神薬の品名(販売名)・数量
- 譲受,譲渡,または廃棄した年月日
- 譲受または譲渡の相手方の営業所などの名称・所在地

(文献7を基に作成)

表9 向精神薬における減失,盗取などによる報告数量

剤形	数量
末,散剤,顆粒剤	100g(包)
錠剤,カプセル剤,坐剤	120個
注射剤	10アンプル(バイアル)
内用液剤	10容器
経皮吸収型製剤	10枚

(文献7を基に作成)

専門分野へのリンク

フルニトラゼパム錠の製剤的工夫

諸外国を中心に，一部の向精神薬においては犯罪行為を目的に医薬品などを飲食物に混入する事例が報告されている[8]。このような背景から，厚生労働省は製薬企業に対して悪用防止対策をとるように要請した。その一環として，フルニトラゼパム錠は水に溶解すると青色に着色するという製剤的工夫が施された（図9）。

図9　フルニトラゼパムの着色錠

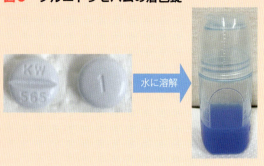

水に溶解

3　覚醒剤・覚醒剤原料の取り扱いと管理

- 覚醒剤および覚醒剤原料は，麻薬同様に医療上の有用性が認められている
- 覚醒剤および覚醒剤原料は，濫用による保健衛生上の危害を防ぐことが必要である

覚醒剤・覚醒剤原料の取り扱い

■覚醒剤・覚醒剤原料

覚醒剤とは「覚醒剤取締法」で規定されたフェニルメチルアミノプロパン塩酸（一般名：メタンフェタミン塩酸塩）など，および各塩類を指す[9]。「覚醒剤」という特定物質があるわけではない。なお，アンフェタミンは国内において医薬品としての認可を受けていない。

■覚醒剤・覚醒剤原料に関する法令

覚醒剤原料とは「覚醒剤取締法」第二条第5項に基づき，別表第九号に示されている政令で指定されている[9]。

■医療現場における覚醒剤・覚醒剤原料の種類

覚醒剤・覚醒剤原料は，各種適応症に対して**表10**に記す薬品が用いられている。

表10　覚醒剤・覚醒剤原料の薬品名および適応症

	一般名	適応症
覚醒剤	メタンフェタミン塩酸塩	ナルコレプシーなど
覚醒剤原料	セレギリン塩酸塩	パーキンソン病
覚醒剤原料	リスデキサンフェタミンメシル酸塩	注意欠陥多動症（ADHD）

基礎へのフィードバック

覚醒剤・覚醒剤原料の適応症

ナルコレプシーとは，短時間の眠りに対する耐え難い欲求が繰り返し生じる疾患である[10]。また，パーキンソン病は，運動緩慢に加えて筋強剛，静止時振戦，姿勢保持障害などが生じる疾患である[11]。ADHDは，発達水準に不相応な不注意と多動性・衝動性の一方，あるいは両方が認められる疾患である[12]。

覚醒剤・覚醒剤原料の管理

■覚醒剤・覚醒剤原料の在庫の管理[13]

覚醒剤は，鍵をかけた堅固な設備内に保管する。麻薬と一緒に保管できる。

＊ADHD：attention deficit hyperactivity disorder

覚醒剤原料は，鍵をかけた設備内に保管する。麻薬と一緒に保管することは**認められていない**。

■購入（譲受証，譲渡証）

　医薬品覚醒剤原料を覚醒剤原料取扱者などから譲受する場合は，**覚醒剤原料譲受証**を譲渡人である覚醒剤原料取扱者などに交付する（**図10**）。

■廃棄・事故の届け出

　覚醒剤原料を廃棄する場合は，都道府県知事に覚醒剤原料の品名や数量などについて**覚醒剤原料廃棄届出書**により事前の届出を行ったうえで，都道府県職員などの立会いの下で廃棄しなければならない。

　ただし，医師などが施用のために交付した医薬品覚醒剤原料または薬剤師が調剤した医薬品覚醒剤原料を病院・薬局などの開設者が廃棄する場合には，**都道府県職員などの立会いは不要**である。その場合には，**交付又は調剤済みの医薬品である覚醒剤原料譲受届出書**を保健所に提出した後，廃棄を行う。廃棄後30日以内に都道府県知事に**交付又は調剤済みの医薬品である覚醒剤原料廃棄届出書**により届け出なければならない[13]。

図10　覚醒剤原料の譲受・譲渡および廃棄フローチャート

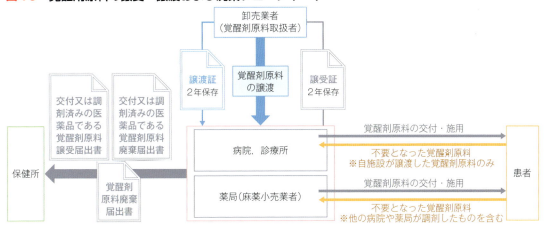

4　その他の要管理医薬品

- 医療上有益な医薬品のなかには，催奇形性や習慣性から厳格な管理が必要な医薬品がある
- 要管理医薬品の管理方法について把握する

サリドマイド・レナリドミド水和物・ポマリドミド

■要管理医薬品である理由

　サリドマイドは，2008年に多発性骨髄腫治療薬として国内で承認を受けた。同系統の薬剤としてレナリドミド水和物，ポマリドミドが承認を受けている。

　サリドマイドは，1960年代前半に睡眠導入剤や妊婦のつわり症状緩和目的で国内外において販売されていた。しかし，サリドマイドには催

奇形性があったことから手や足，耳，内臓に障害のある子どもが誕生するという薬害に至った。

このような背景から，サリドマイドの製造販売承認に当たって安全管理プログラムとして「サリドマイド製剤安全管理手順（TERMS®）」の実施が条件とされた[14]。

■ 管理・調剤方法

サリドマイドはTERMS®，レナリドミド水和物とポマリドミドはレブラミド・ポマリスト適正管理手順（RevMate®）という薬剤配布プログラムを用いて処方管理を行っている[14, 15]。

TERMS®，RevMate®の目的は胎児への薬剤曝露を防止し，薬剤の適正使用および流通を行うことである。これらのプログラムには，薬剤を使用する医療関係者や患者の登録，薬剤管理や妊娠回避の徹底を含めた患者への教育，残薬の回収方法などが設定されている。レナリドミド水和物とポマリドミドの調剤手順について図11に記す。

習慣性医薬品（プロポフォール，デクスメデトミジン塩酸塩など）

■ 習慣性医薬品である理由

習慣性医薬品とは，依存度が高く，服用することで習慣性を生む医薬品として厚生労働大臣が指定したものである。その直接の容器や添付文書などには「注意－習慣性あり」の注意表示が義務付けられている（図12）。「医薬品，医療機器等の品質，有効性及び安全性の確保等に関する法律」によって定義されており，患者が習慣性医薬品を購入するには処方箋が必要である[17]。

■ 管理・調剤方法

習慣性医薬品の管理においては向精神薬のような法的規制はないが，**向精神薬と同様に管理することが望ましい**とされている[7]。

習慣性医薬品の調剤は，基本的に通常の医薬品と同様に行う。

図11 レナリドミド水和物とポマリドミドの初回処方および継続処方患者への調剤手順

初回処方	継続処方
・RevMate®について説明する。 ・患者と薬剤管理者の同意を得る。 ・患者登録を行う。 ・処方箋を発行する。	・遵守状況と理解度を確認する。 ・残薬数を確認する。 ・遵守状況確認表を作成する。 ・処方箋を発行する。

（文献15を基に作成）

図12 習慣性医薬品の表示例

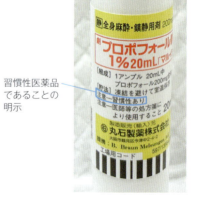

習慣性医薬品であることの明示

副作用報告制度
サリドマイドが引き起こした薬害が契機となり「副作用報告制度」が整備・施行された[16]。

学習の要点

まとめ

- 麻薬，向精神薬，覚醒剤・覚醒剤原料の保管方法を列挙せよ（☞p.230，235，236）。 実習 試験
- 麻薬廃棄届，調剤済み麻薬廃棄届，麻薬事故届について説明せよ（☞p.233）。 実習 試験
- サリドマイド，レナリドミドの適応および調剤方法について説明せよ（☞p.238）。 実習 試験

＊TERMS：thalidomide education and risk management system

【引用文献】

1) 厚生労働省：麻薬及び向精神薬取締法．(https://elaws.e-gov.go.jp/document？lawid=328AC0000000014_20240401_504AC0100000052)(2024年5月時点).
2) 厚生労働省：病院・診療所における麻薬管理マニュアル，2011.(https://www.mhlw.go.jp/bunya/iyakuhin/yakubuturanyou/dl/mayaku_kanri_01.pdf)(2024年5月時点).
3) 日本公定書協会：麻薬・向精神薬・覚醒剤管理ハンドブック，第11版，じほう，2021．
4) タペンタ®錠25mg/50mg/100mg添付文書・インタビューフォーム(2023年8月改訂).
5) オキシコチン®TR錠5mg/10mg/20mg/40mg添付文書・インタビューフォーム(2024年5月改訂).
6) オキシコドン錠2.5mg/5mg/10mg/20mgNX添付文書・インタビューフォーム(2024年5月改訂).
7) 厚生労働省：病院・診療所における向精神薬取扱いの手引，2012．(https://www.mhlw.go.jp/bunya/iyakuhin/yakubuturanyou/dl/kouseishinyaku_01.pdf)(2024年5月時点).
8) 厚生労働省：フルニトラゼパム製剤の着色錠の使用に当たっての留意事項について．(https://www.mhlw.go.jp/web/t_doc？dataId=00tc1140&dataType=1&pageNo=1)(2024年6月時点).
9) 厚生労働省：覚醒剤取締法．(https://elaws.e-gov.go.jp/document？lawid=326AC0100000252)(2024年5月時点).
10) 日本睡眠学会 編：ナルコレプシーの診断・治療ガイドライン．(https://jssr.jp/files/guideline/narcolepsy.pdf)(2024年6月時点).
11) 日本神経学会 編：パーキンソン病ガイドライン2018，医学書院，2018．
12) 日本病院薬剤師会 監：精神科薬物療法マニュアル．南山堂，2018．
13) 厚生労働省：病院・診療所・飼育動物診療施設・薬局における覚醒剤原料取扱いの手引き，2020．(https://www.hokeniryo.metro.tokyo.lg.jp/anzen/iyaku/sonota/toriatsukai/tebiki/kaku_tebiki.files/kakugen_iryoukikan_tebiki.pdf)(2024年5月時点).
14) 藤本製薬株式会社：サリドマイド製剤安全管理手順 第8版，2022．(http://www.fujimoto-pharm.co.jp/jp/iyakuhin/thalido/pdf/TERMS-8.pdf)(2024年5月時点).
15) ブルストル・マイヤーズスクイブ株式会社：RevMate®，2023．(https://www.revmate-japan.jp/upload/RevMate_Management_v7.0.pdf)(2024年5月時点).
16) 医薬品医療機器総合機構：医薬品医療機器等法に関する報告の制度について．(https://www.pmda.go.jp/safety/reports/hcp/pmd-act/0003.html)(2024年5月時点).
17) 厚生労働省：医薬品，医療機器等の品質，有効性及び安全性の確保等に関する法律．(https://elaws.e-gov.go.jp/document？lawid=335AC0000000145)(2024年5月時点).

【参考文献】

1. 厚生労働省：薬局における麻薬管理マニュアル，2011.(https://www.mhlw.go.jp/bunya/iyakuhin/yakubuturanyou/dl/mayaku_kanri_02.pdf)(2024年5月時点).
2. 厚生労働省：医療用麻薬適正使用ガイダンス 令和6年，2024.(https://www.mhlw.go.jp/content/11120000/001245820.pdf)(2024年5月時点).

6章 管理に配慮が必要な医薬品

3 放射性医薬品

1 放射性医薬品

- 放射性医薬品は，病気の診断を目的としたものと治療を目的としたものがある
- 放射性医薬品取り扱いのガイドラインを遵守する
- 放射性医薬品管理者は薬剤師が務める

放射性医薬品の定義と活用

放射性医薬品は**表1**のいずれかの条件を満たすものである。

表1　放射性医薬品の条件

- 「日本薬局方」，または「放射性医薬品基準」および「体外診断用放射性医薬品標識成分規格集」に収載されている品目[1-3]
- 診断または治療の目的で人体に適用するもので，製造もしくは輸入において厚生労働大臣の承認を受けた医薬品，治験用医薬品

　放射性医薬品は，病気の診断を目的としたものと治療を目的としたものに分けることができる。シングルフォトン断層撮影装置（SPECT）やポジトロン断層撮影装置（PET）での診断に用いられることが多く，従来は画像撮影の一環として主に診療放射線技師が放射性医薬品の管理を実施してきた。しかし，2008年の^{90}Yイブリツモマブ チウキセタンの発売以降は，治療を目的とする放射性医薬品が増えてきており，放射性医薬品の取り扱いについては薬剤師のさらなるかかわりが社会から求められている。

　一方，放射性医薬品は放射線を放出する特殊性から「医療法」における放射線管理区域内で厳格に管理・使用することが定められている[4]。放射性医薬品の安全な使用には，放射線の安全管理に習熟した医師や診療放射線技師との協力が不可欠である。そこで2011年に，多職種による放射性医薬品の安全使用を目的として，日本核医学会，日本核医学技術学会，日本診療放射線技師会，日本病院薬剤師会の4団体で『放射性医薬品取り扱いガイドライン』が作成された[5]。

『放射性医薬品取り扱いガイドライン』[5]

　『放射性医薬品取り扱いガイドライン』には，**放射性医薬品の管理体制，薬剤の調製方法・品質管理，廃棄方法，投与方法，患者への説明，教育・研修体制**について記載されている。

　医薬品安全管理責任者および放射性医薬品管理者は，調製担当者などの放射性医薬品の作業従事者に対してこのガイドラインに関する講習会の定期的な受講の推進や，放射性医薬品の安全管理・調製技術などの向上を図ることとされている。そのなかでも薬剤師は，放射性医薬品管理者として各医療機関が作成する「医薬品の安全使用のための業務手順書」に従い，放射性医薬品の安全確保に関する業務を総括することが求められている。

　保険診療においては，核医学診断料および放射線治療管理・実施料の項目に「放射性医薬品の管理に当たっては，専門の知識および経験を有する放射性医薬品管理者を配置することが望ましい」と記載されている。放射性医薬品の取り扱いについては，薬剤師主導で実施されることが社会から期待されている。

＊SPECT：single photon emission computed tomography　＊PET：positron emission tomography

2 診断用放射性医薬品

- 診断用放射性医薬品は，物質透過性が高いγ線放出核種が用いられる
- 診断用放射性医薬品はその薬剤の体内動態への理解が重要である
- SPECT検査とPET検査のどちらで使用されるかは核種で決定される

核医学検査（シンチグラフィ）

核医学検査（シンチグラフィ）は，診断用放射性医薬品から放出されるγ線やX線を体外に設置した装置を用いて検出することで，投与された放射性化合物の体内分布やその経時的変化を画像化する診断の1つである。診断用放射性医薬品の特徴を**表2**に示す。

体外における放射線の検出には，物質透過性が高いγ線やX線が用いられる。γ線放出核種には，**シングルフォトン放出核種（SPECT用核種）**と**ポジトロン放出核種（PET用核種）**がある（**図1**，**表3**）。SPECT/PET検査では，診断用放射性医薬品の標的組織への集積の程度を用いて診断を行っている。そのため，個々の薬剤の体内挙動を理解しておく必要がある（**図2**）。

骨シンチグラフィ

骨組織は骨芽細胞の骨形成，破骨細胞の骨吸収により骨のリモデリングが行われ，正常な状態では骨は常に一定の大きさを保っている。骨シンチグラフィでは骨代謝の異常が画像化される。

現在は，**ヒドロキシメチレンジホスホン酸テクネチウム（^{99m}Tc-HMDP）**と**メチレンジホスホン酸テクネチウム（^{99m}Tc-MDP）**が骨シンチグラフィ剤として広く用いられている。これらはビスホスホネート製剤と同様の構造を有しており，骨形成が盛んな部位に集積することを利用して転移性骨腫瘍の検出に用いられている。

心筋血流シンチグラフィ

心筋血流シンチグラフィは，虚血性心疾患における虚血や梗塞の領域と程度の評価に用いられる。

最も使用されている**塩化タリウム（^{201}TlCl）**は，心筋のNa$^+$/K$^+$-ATPアーゼによりK$^+$と類似したイオン（^{201}Tl$^+$）として能動的に取り込まれる。

表2 診断用放射性医薬品の特徴

- 用いられる放射線核種の物理的半減期は比較的短時間（数分～数日程度）のものが多いため，一般の医薬品と比較して有効期間が極めて短い。
- 物質量としては微量であるため，化合物としての薬理作用の発現はほとんど見られない。
- 「医療法」「医薬品，医療機器等の品質，有効性及び安全性の確保等に関する法律（薬機法）」「労働安全衛生法」などの法的規制を受けるため，許可された場所でのみ使用可能である[4, 6, 7]。

図1 シングルフォトン放出核種とポジトロン放出核種の放出

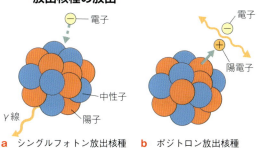

a シングルフォトン放出核種　　b ポジトロン放出核種

表3 シングルフォトン放出核種とポジトロン放出核種の特徴

分類	特徴	例
シングルフォトン放出核種	軌道電子捕獲や核異性体変異などにより単一のγ線を放出する。	^{67}Ga, ^{81m}Kr, ^{99m}Tc, ^{111}In, ^{123}I, ^{133}Xe, ^{201}Tl
ポジトロン放出核種	陽電子崩壊することにより2本の消滅放射線を正反対の方向に放出する。	^{11}C, ^{13}N, ^{15}O, ^{18}F

図2 主要な診断用放射性医薬品

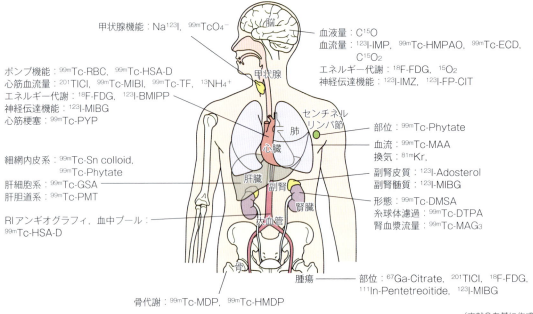

(文献8を基に作成)

健常な心筋には取り込まれるが高度の虚血部位や梗塞部位では取り込まれないため，心筋の血流状態や生存部位を評価することができる。

^{99m}Tcで標識された心筋血流測定に用いられる放射性医薬品は，**テトロホスミンテクネチウム（^{99m}Tc-TF）やヘキサキス（2-メトキシイソブチルイソニトリル）テクネチウム（^{99m}Tc-MIBI）**がある。これらは，放射線エネルギーが適切なため^{201}Tl$^+$よりも鮮明な画像を撮影することができる。また，これらの化合物はNa$^+$/K$^+$-ATPアーゼに親和性をもたないため，高い脂溶性による受動拡散によって細胞内に移行して集積される。

脳血流シンチグラフィ

脳血流シンチグラフィは脳神経疾患において脳血管障害を中心に認知症，てんかんなどの診断に用いられる。いずれの疾患においても脳血流の異常を検出している。

塩酸N-イソプロピル-4-ヨードアンフェタミン（^{123}I-IMP）は，低分子かつ高い脂溶性により容易に血液脳関門を通過し，血液と脳実質におけるpHの差を利用することで脳組織へ集積する。

[N，N'-エチレンジ-L-システイネート(3-)]オキソテクネチウムジエチルエステル（^{99m}Tc-ECD）は，低分子量かつ脂溶性の高い化合物であるため血液脳関門を速やかに通過して脳組織に取り込まれる。脳組織内で^{99m}Tc-ECDの側鎖のエステル基がエステラーゼによりカルボキシル基に変化することにより，血液脳関門を通過できなくなり脳組織内に集積する。

肺機能測定剤

肺血流シンチグラフィは，肺毛細血管よりもやや大きな粒子を静注して肺毛細血管に捕捉（トラップ）させることでその蓄積量から肺血流を測定している。

テクネチウム大凝集人血清アルブミン（^{99m}Tc-MAA）は，人血清アルブミンを高温処理して凝集させた微小粒子の表面に^{99m}Tcを吸着させた製

剤である。肺毛細血管に塞栓を生じるが，2～5時間の半減期で分解除去されるため安全性の問題はないとされている。

肺換気能の測定には**クリプトン（^{81m}Kr）**が用いられる。^{81m}Krは肺胞の末端に取り込まれるものの，水に難溶であり血液にはほとんど吸収されないため，吸入しても95％以上が呼気中に排出される。^{81m}Krガスを吸入し肺胞まで移行させると，換気不良部位が欠損像となる。

腫瘍シンチグラフィ

腫瘍部位を陽性像として画像化することを腫瘍シンチグラフィという。腫瘍シンチグラフィに用いられる放射性医薬品は，腫瘍全般に集積するものと特定の腫瘍のみに集積するものの2つに大別される。

以前から用いられている**クエン酸ガリウム（^{67}Ga-Citrate）**は，Ga^{3+}として血清中のトランスフェリンと強く結合する性質がある。そのため，^{67}Ga-トランスフェリンとして腫瘍細胞表面にあるトランスフェリン受容体に結合し，細胞内に取り込まれると考えられている[9]。

近年はポジトロン放射性薬剤である**^{18}F-フルデオキシグルコース（^{18}F-FDG）**の利用が主流となっている。腫瘍細胞は異常に高い細胞増殖を行っている。この増殖を維持するために酸素を消費せずにエネルギーを獲得できる嫌気的解糖系を使用し，大量のグルコースを要求している。また，多くの腫瘍細胞ではグルコース6-リン酸代謝活性が低いため，^{18}F-FDGを用いた腫瘍シンチグラフィが可能となっている。^{18}F-FDGは多くの腫瘍に高く集積し，小さな腫瘍の検出や治療効果の判定などに利用されている。なお，患者が高血糖状態の場合は心筋，骨格筋への集積が増大し腫瘍への集積が低下するため，検査時は絶食が基本となる。

特殊なトランスポーターや受容体が発現している腫瘍

ある種の腫瘍では特殊なトランスポーターや受容体が発現しており，それらへ集積する化合物を用いて腫瘍を画像化することが行われている。

アドレナリンを産生・分泌するクロム親和性細胞に発生する褐色細胞腫に対しては**3-ヨードベンジルグアニジン（^{123}I-MIBG）**が用いられる。^{123}I-MIBGはアドレナリン作動性神経遮断薬グアネチジンと類似の構造をもち，ノルアドレナリントランスポーターを介してアドレナリン作動性神経の神経終末に取り込まれ，貯蔵顆粒に貯えられる。その性質から，褐色細胞腫に集積する。

また，多くの種類の内分泌性腫瘍細胞にはソマトスタチン受容体が発現している。腫瘍の画像化のために，ソマトスタチン受容体に結合するペプチド性放射線化合物である**^{111}In-インジウムペンテトレオチド**が使用されている。

> **専門分野へのリンク**
> **放射性医薬品の特性**
> 放射性医薬品は特定の組織や細胞を標的とする特性から，薬剤の理解を深めるために薬物動態やdrug delivery systemの知識が必要となる。また，放射線核種の物理化学的半減期が比較的短いため，投与直前にバイアル内などで化学反応を行うものもある。化学反応を適切に進めることや最終産物の品質確認を薬剤師が担うため，有機化学や分析化学の知識も必要となる。

センチネルリンパ節シンチグラフィ

腫瘍の原発巣から最初にリンパ流を受けるリンパ節を**センチネルリンパ節**という。センチネルリンパ節は，最初にリンパ節転移が起こるリスクが最も高い。乳がんや悪性黒色腫ではリンパの流れに従って全身に広がる性質があるため，センチネルリンパ節の転移有無の情報は**リンパ節郭清**の要否の判断や，郭清範囲の決定に有用である。

上記の理由から病理学的検査としてセンチネ

用語解説　リンパ節郭清　手術の際にがんを取り除くだけでなく，がんの周辺のリンパ節を切除すること。

ルリンパ節生検が実施されており，センチネルリンパ節の同定に**フィチン酸テクネチウム（^{99m}Tc-Phytate）** が広く用いられている。センチネルリンパ節の同定のためには，リンパ管に取り込まれ，リンパ流を流れた後にリンパ節で止まるような性質が求められる。そのような条件を満たすためには，粒子サイズの大きい（200 nm程度）化合物が有効であるとされている。^{99m}Tc-Phytateは，生体内のCaと反応して適当な大きさの**コロイド**となり作用を発揮する。

甲状腺シンチグラフィ

甲状腺ホルモンの合成の過程は，Na^+/I^-共輸送体が血中のI^-を濾胞細胞内へ能動的に取り込むことから始まる。経口摂取されたI^-の10～35％は甲状腺に集積されるため**^{123}I-ヨウ化ナトリウム（Na^{123}I）カプセル**が経口投与される。経口投与3時間後と24時間後に甲状腺へのヨード摂取率を測定する。$^{123}I^-$はヨード捕獲能，ホルモンの合成，分泌などに関する情報を得ることができる。

$^{99m}TcO_4^-$は1価の陰イオンとしてI^-と同様に甲状腺に取り込まれるため，放射性ヨード摂取率と良好な相関関係を示すことから**過テクネチウム酸ナトリウム（$^{99m}TcO_4Na$）** が用いられる。$^{99m}TcO_4^-$はヨード捕獲能の情報しか得られないが，検査の際のヨード摂取制限が不要であり，抗甲状腺薬治療中の患者にも適応可能なこと，入手が容易な点などから広く用いられている。

その他の診断用放射性医薬品

■ レセプターイメージング

放射性医薬品による特定の受容体やトランスポーターの画像化を**レセプターイメージング**という。特に脳内の神経伝達機能を調べる試みが盛んに行われている。脳内の受容体やトランスポーターの分布や親和性を解析するためには，**表4**などの条件を満たす必要がある。

表4　脳内のレセプターイメージングのための放射性医薬品の条件

- 血液脳関門の透過性が高い。
- 受容体やトランスポーター自体の濃度は極めて低濃度であるため，単位質量当たりの放射能が高い。
- 化合物とその代謝物の区別ができないため，脳内で化合物が代謝されない。
- 化合物の分布挙動において受容体やトランスポーターとの結合が律速となる。

^{123}I-イオフルパンはドパミントランスポーター（DAT）に高い結合親和性を示すため，黒質線条体ドパミン神経のDATイメージング剤として用いられる。パーキンソン病やレビー小体型認知症ではDATの発現量が低下することから診断に用いられる。

アルツハイマー病による軽度認知障害，軽度の認知症の進行抑制に対して承認された**レカネマブ（遺伝子組換え）** は，脳内のアミロイドβに選択的に結合する抗体製剤である。レカネマブは，神経毒性を有するアミロイドβを減少させることでその作用を発揮する。レカネマブの添付文書には，アミロイドPET検査を実施して陽性となった患者に対して使用する旨が記載されている[10]。

日本では脳内アミロイドイメージング剤として，**^{18}F-フロルベタピル**，**^{18}F-フルテメタモル**，**^{18}F-フルシクロビン**の3種類がすでに使用可能となっている。これらは共通して血液脳関門を通過し，アミロイドβタンパク質へ選択的に結合して，正常な脳組織からは速やかに消失する特徴をもっている。

用語解説　コロイド　1 nm～1 μm程度の粒子が，液体・気体・固体などの媒体中に分散している系。

＊DAT：dopamine transporter

3 治療用放射性医薬品

- 治療用放射性医薬品は破壊作用を有するα線やβ線放出核種が用いられる
- 治療用放射性医薬品はその薬剤の体内動態への理解が重要である
- 診断用放射性医薬品に似た体内動態の治療用放射性医薬品も多い

核医学治療に用いられる放射性医薬品には、細胞や組織に破壊作用を有するα線やβ線を放出する放射性核種が用いられる。また、標的部位以外への被ばくを避ける目的で診断用放射性医薬品と同様に集積性および比較的短い半減期の薬剤が多い。

^{131}I-ヨウ化ナトリウム（Na^{123}I）

甲状腺シンチグラフィの項目で述べたように、I$^-$には甲状腺に集積する性質がある。β線放出核種であるNa^{123}Iカプセルは甲状腺を選択的に照射することができる。そのため、**甲状腺機能亢進症**の治療、シンチグラフィによる**甲状腺がん転移巣**の発見や治療を目的に投与される。

甲状腺がんには1回当たり1.11～7.4 GBqを経口投与する。正常の甲状腺には24時間後に^{131}I$^-$の20～30％が集積し、残りは速やかに尿中に排泄される。一定の期間の後に症状などを観察し、適宜再投与を行う。ヨウ素含量の多い薬剤（ヨード造影剤、ルゴール液、ヨードチンキなど）および飲食物（コンブ、ワカメなど）、甲状腺ホルモン、抗甲状腺剤は治療に影響を与えるので、本品投与前後の3日～1週間は禁止する。

^{90}Y-イブリツモマブチウキセタン

CD20陽性のB細胞性非ホジキンリンパ腫に対して、CD20に対するモノクローナル抗体に^{90}Y^{3+}を結合したキレート化合物である^{90}Y-イブリツモマブチウキセタンが用いられる。CD20抗原を標的にした腫瘍組織に^{90}Y^{3+}を運搬し、腫瘍を選択的に照射するという特徴を有する。骨髄、肝臓などの正常組織への強い局在をする場合は臓器障害リスクが高くなるため、治療1週間前に^{111}In-イブリツモマブチウキセタンを投与して異常な生体内分布がないことを確認する。

通常14.8 MBq/kg（最大1,184 MBq）を10分間かけて静脈内投与するが、投与前血小板数が100,000～150,000/mm^{3}の患者は11.1 MBq/kgに減量する。^{90}Y^{3+}の消失半減期は64時間と比較的長く、白血球減少などの血液毒性は投与後40～60日後に最低値となる。そのため、評価のタイミングには注意が必要である。

> **実践!! 臨床に役立つアドバイス**
>
> **放射性医薬品の取り扱い**
>
> 放射性医薬品を取り扱う際は、目に見えない被ばくリスクが常に付きまとう。常に目の前の薬剤からどの種類の放射線（γ線など）がどの方向に放出されているかを意識する必要がある。また、放射性医薬品は薬剤部内で取り扱うことができないため、認識が十分でないことがある。しかし、適切な医療を提供するために薬剤師の知識が必要な分野であり、積極的に研鑽に励む姿勢が重要である。

^{223}Ra-塩化ラジウム

ラジウム（Ra）はアルカリ土類金属であり、Caと類似した性質でヒドロキシアパタイトと結合することにより、骨に集積する性質を有している。α線核種である^{223}Ra-塩化ラジウムは骨に集積した後、α壊変して揮発性の^{219}Rnとなる。さらに、半減期4秒程度でα壊変、β壊変を繰り返し安定同位体の^{207}Pb（鉛）となり、骨組織に長時間止まる。

去勢抵抗性前立腺がんは高頻度で骨転移を起こすため，^{223}Ra-塩化ラジウムは**骨転移のある去勢抵抗性前立腺がん**の治療薬として用いられる。通常，成人には1回55 kBq/kgを4週間間隔で最大6回まで，緩徐に静脈内投与される。

^{223}Ra-塩化ラジウムはα線核種であるため，高LET（線エネルギー付与）である。また，腫瘍細胞内の二本鎖デオキシリボ核酸（DNA）を高頻度に切断できることから，強力な抗腫瘍効果を示す。一方で，α線の飛程が短いことから隣接する正常組織への影響は少ない。RaはCaと同様に主に糞中に排泄されるため，消化器系の副作用が多くみられる。

^{131}I-MIBG

3-ヨードベンジルグアニジン（MIBG）は，腫瘍シンチグラフィの項目で記載したとおり，クロム親和性細胞に発生する褐色細胞腫に集積する。その特徴から，β線放出核種である^{131}I-MIBGは**褐色細胞腫**の治療に用いられる。

1回5.55～7.4 GBqを1時間かけて点滴静注される。

^{177}Lu-ルテチウムオキソドトレオチド

β線放出核種である^{177}Lu-ルテチウムオキソドトレオチドは，ソマトスタチン受容体が過剰発現した**神経内分泌腫瘍**の治療に用いられる。前述の^{111}In-インジウムペンテトレオチドは診断に用いられるが，本薬は治療薬という位置付けである。

通常，成人には1回7.4 GBqを30分かけて8週間隔で最大4回まで点滴静注する。クレアチニンクリアランス（Ccr）が40 mL/min未満の場合や副作用の状況に応じて3.7 GBqに減量する。

^{177}Lu-ルテチウムオキソドトレオチドは主に尿中に排泄されるが，腎臓への被ばく低減を目的として，^{177}Lu-ルテチウムオキソドトレオチド投与30分前からL-リシン塩酸塩およびL-アルギニン塩酸塩のみを含有するアミノ酸輸液を投与する。

4 放射性医薬品の製造と供給

POINT
- ジェネレータを用いたミルキングは毎日同じ時間に実施する
- ^{99m}Tc標識反応を行う際には定められた反応条件を遵守する
- 副反応生成物や未反応物の試験法の原理について把握する

放射性医薬品の製造方法

放射性医薬品の製造方法は，**表5**のように3つに大別される。本項では，特にジェネレータについて解説する。

表5　放射性医薬品の製造方法

- 原子炉にて製造され，製薬メーカーから納品される。
- ジェネレータにより供給される。
- 医療施設のサイクロトロンにより製造される。

ジェネレータ

ジェネレータは，放射平衡の関係にある親核種と娘核種から，娘核種だけを選択的に分離できるように構成されたシステムである。医療用ジェネレータとして最も普及している^{99}Mo-^{99m}Tcジェネレータ（**図3**）は，キット化された小型のジェネレータとして承認・販売されており利便性が高い。

---

*LET：liner energy transfer　*DNA：deoxyribonucleic acid　*MIBG：metaiodobenzylguanidine
*Ccr：creatinine clearance

図3　^{99}Mo-^{99m}Tc ジェネレータの構造

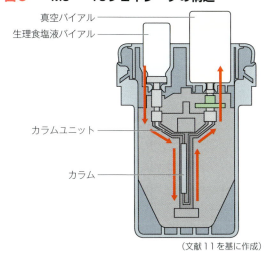

（文献11を基に作成）

ジェネレータの原理

ジェネレータでは，親核種の^{99}MoO$_4^{2-}$は2価のイオンとしてアルミナ（Al$_2$O$_3$）カラムに吸着しているが，壊変後に生じる^{99m}TcO$_4^-$は1価のイオンで結合性が低下する。そこに溶離液として生理食塩液を流すと^{99m}TcO$_4^-$はCl$^-$と容易に置換するため，娘核種を単離することができる（図4）。^{99}Moと^{99m}Tcの半減期はそれぞれ66時間と6時間であるため，**過度平衡**が成立しており，娘核種を取り除いても23時間後には極大値をとる。

このようにカラムに溶離液を流すだけという簡便な操作によって娘核種を繰り返し取り出すことができるので，牛の搾乳操作に例えて**ミルキング**といわれる。^{99m}TcO$_4^-$は単離後にそのまま患者に投与可能であるが，Sn^{2+}による還元反応および体内動態を制御する**配位子**と**錯体**を形成させることでさまざまな部位を標的とする放射性医薬品を調製することができる。

^{99m}Tc 標識放射性医薬品の調製

調製時の注意点としては，ジェネレータからの溶出間隔が短時間であると^{99m}TcO$_4^-$の収量が得られない可能性があるので，毎日同じ時刻（24時間ごと）に溶出する。

^{99m}Tc標識反応を行う際，^{99m}TcO$_4^-$の液量・標識時間・反応温度・振盪条件・標識後の薬剤追加・空気の混入などの条件によって生成量に影響が出る可能性がある。市販のキットには適した条件が設定されているため，『放射性医薬品取り扱いガイドライン』などに記載されている方法を遵守する[5]。

図4　ジェネレータの原理

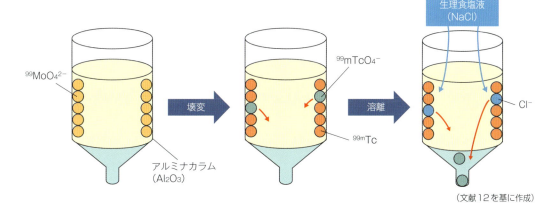

（文献12を基に作成）

> **用語解説**
> **過度平衡**　親核種の半減期が娘核種の半減期より10倍以上長い場合に，親核種からの壊変（供給）が律速になることで，娘核種が見かけ上親核種の半減期で減衰するようになる現象。
> **配位子と錯体**　金属元素がアミノ基・水酸基・チオール基のような官能基で配位結合をする際に，官能基を有する化合物を配位子，配位結合した化合物を錯体とよぶ。

＊TLC : thin-layer chromatography

副反応生成物や未反応物の試験法

反応の過程で生じる副反応生成物や未反応物の試験法として短時間で分析可能な薄層クロマトグラフィ（TLC）を用いた検定が実施される。

例として図5にゼヴァリン®〔イブリツモマブチウキセタン（遺伝子組換え）〕の放射化学的純度（標識率）の算出方法を紹介する。

図5　ゼヴァリン®の放射化学的純度（標識率）の算出方法

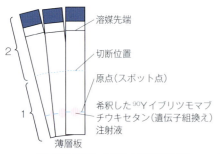
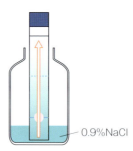
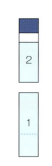
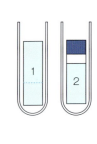

a　薄層板に希釈した^{90}Yイブリツモマブチウキセタン（遺伝子組換え）注射液を原点にスポットする。
b　展開用バイアルに薄層板を入れ，溶媒先端位置まで溶媒を展開する。
c　薄層板を切断する。
d　1，2それぞれを放射線測定器でカウント数を計測する（1分間）。

（文献13を基に作成）

5　放射性医薬品の調製

POINT
- 放射性医薬品の調製時は，被ばくリスクを意識することが重要である
- 被ばく防護のための器具の扱いに慣れる必要がある
- 患者や家族への説明には，放射性医薬品の薬物動態や半減期の情報が役立つ

放射性医薬品の注射剤全般における諸注意

　放射性薬剤の取り扱い場所は管理区域なので現物を調剤室で取り扱えないが，患者に投与する際には薬剤師による調剤行為が必要になる。放射性医薬品のほとんどが注射剤であり，基本的な調製環境や手技はp.288～『抗がん薬調製』と同様である。

■ 調剤環境と手技

環境

　調製作業は被ばくのリスクを下げるために，放射線管理区域内に設置された**安全キャビネット**内で行われる。安全キャビネット内に遮蔽板を設置し，操作者が直接被ばくしないようにする（図6）。

　無菌操作で行う調製に使用するシリンジ，針などはすべて滅菌済みのものを使用し，バイアルゴム栓は消毒用アルコール綿などで消毒する。放射性医薬品からは常にγ線やβ線が放出されているため，用いるバイアルやシリンジにはタングステンや鉛ガラスでできたシールドを使用する。遮蔽している側面以外には放射線が放出されているので直線上に人がいないことを確認する。鉛ガラスを用いたシリンジシールドを用いるとシリンジの目盛が見づらくなるのであらかじめマジックなどで印をつけておくとよい。

また，飛散防止のためバイアル内は陰圧に保つ。飛散した薬液が操作者の手袋や操作器具の外側についた場合は被ばくリスクが高まる。適宜，サーベイメータなどで被ばくの確認を行う必要がある(図7)。

■ 放射能の計測

放射性医薬品の投与量は添付文書では，**放射能**[MBq]（または[kBq/kg]など）で規定されている。

投与量の調整について薬剤を分類すると，**表6**のように大別される。

図6　放射性医薬品の調剤環境

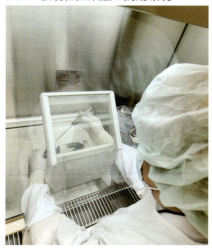

図7　放射能の計測

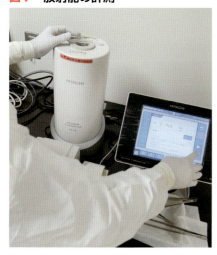

例として，**表7**にゾーフィゴ®静注（^{223}Ra-塩化ラジウム）の添付文書に記載されている投与量の計算式と減衰表を記載する。物理的半減期は11.4日で放射能が徐々に減弱していく。このため，同じ放射能を得るには薬剤の生産後に時間が経つほどより多くの薬液の投与が必要となる。

投与患者への指導

放射性医薬品の種類にもよるが，薬剤使用後数日間は患者の尿・便・汗などには放射性物質が高濃度に存在することがある。しかし，放射性医薬品を投与される患者は外来患者が多く，

表6　投与量の調整

- 投与前の薬液の放射能測定値から調整する薬剤
- 検定日と投与日の差から減衰表に記載されている減弱係数を用いて，目標の放射能を得るために投与するべき液量を計算し採取する薬剤

表7　投与量の計算式と減衰表

投与量[mL]＝〔体重[kg]×用量（55 kBq/kg）〕/（減衰係数×1,100 kBq/mL）

a 投与量の計算式

経過日数	減衰係数	経過日数	減衰係数
−14	2.39	1	0.96
−13	2.24	2	0.90
−12	2.11	3	0.85
−11	1.99	4	0.80
−10	1.87	5	0.75
−9	1.76	6	0.71
−8	1.66	7	0.67
−7	1.56	8	0.63
−6	1.47	9	0.59
−5	1.38	10	0.56
−4	1.30	11	0.52
−3	1.22	12	0.49
−2	1.15	13	0.46
−1	1.08	14	0.44
0	1.02		

※経過日数は，検定日の前（−）または後の日数を示す。

b 減衰表

（文献14を基に作成）

6章　管理に配慮が必要な医薬品

投与後に隔離することが難しい。各薬剤の具体的な対策は，薬剤ごとに適正使用マニュアルが作成されているため参照してほしい。

患者や同居家族には**表8**の項目などについて指導する。

表8　放射性医薬品投与患者・家族における指導

- 患者の血液・尿・糞便に触れる可能性がある場合，また，これらで汚染された衣類などに触れる場合は，ゴム製の使い捨て手袋などを着用してから取り扱う。
- 患者が出血した場合の血液はトイレットペーパーなどで拭き取り，トイレに流す。
- 患者の血液などの体液・排泄物・嘔吐物などに手などの皮膚が触れた場合は，触れた箇所を直ちに石けんで洗い，十分すすぐ。
- 患者が着用した衣類などの洗濯は，患者以外の者の衣類とは別にして同時洗濯は避ける。また，血液や尿が付着したシーツ類や下着類については十分に予洗いする。
- 患者は家族のなかで最後に入浴する。また，入浴後の浴槽は洗剤を用いてブラッシングなどによりよく洗う。
- 排尿を促すため，水分を多めに摂取する。
- 男性患者においても排尿は座位で行う。トイレ使用後は，便器の蓋を閉めて2回水洗する。排尿・排便後は，手を石けんでよく洗う。便器および床面に尿・糞便がこぼれた場合は，トイレットペーパーなどで拭き取ってトイレに流す。

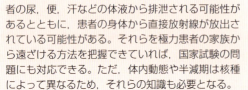

放射性医薬品における服薬指導

放射性医薬品における服薬指導の内容については，実際に過去の国家試験でも出題されている。放射性物質は患者の尿，便，汗などの体液から排泄される可能性があるとともに，患者の身体から直接放射線が放出されている可能性がある。それらを極力患者の家族から遠ざける方法を把握できていれば，国家試験の問題にも対応できる。ただ，体内動態や半減期は核種によって異なるため，それらの知識も必要となる。

まとめ

- 放射性医薬品は，放射性医薬品管理者である薬剤師がどのように管理するべきか説明せよ（☞p.240）。 実習 試験
- 放射性医薬品の体内分布特性と放射線核種の特性（壊変の種類や物理的半減期）を説明せよ（☞p.241〜246）。 実習 試験
- 使用患者やその家族に説明すべき被ばく対策にはどのようなものがあるか，具体例を挙げよ（☞p.249）。 実習 試験

【引用文献】
1) 厚生労働省：第十八改正日本薬局方，2021．（https://www.mhlw.go.jp/content/11120000/000788359.pdf）(2024年5月時点)．
2) 厚生労働省：放射性医薬品基準．(https://www.mhlw.go.jp/web/t_doc？dataId＝81ab3309＆dataType＝0＆pageNo＝1)(2024年5月時点)．
3) 日本アイソトープ協会：体外診断用放射性医薬品標識成分規格集 追補．丸善出版，1998．
4) 厚生労働省：医療法．(https://elaws.e-gov.go.jp/document？lawid＝323AC0000000205)(2024年5月時点)．
5) 日本核医学会，ほか 編：放射性医薬品取り扱いガイドライン第3.2版，2022．(https://jsnm.org/wp_jsnm/wp-content/uploads/2022/01/放射性医薬品取り扱いガイドライン第3.2版.pdf.)(2024年5月時点)．
6) 厚生労働省：医薬品，医療機器等の品質，有効性及び安全性の確保等に関する法律．(https://elaws.e-gov.go.jp/document？lawid＝335AC0000000145)(2024年5月時点)．
7) 厚生労働省：労働安全衛生法．(https://elaws.e-gov.go.jp/document？lawid＝347AC0000000057)(2024年5月時点)．

8) 津田啓介：診療放射線技師スリム・ベーシック 放射線医学概論．p.132，メジカルビュー社，2023．
9) クエン酸ガリウム(^{67}Ga)注NMP添付文書・インタビューフォーム，2022年12月改訂．
10) レケンビ®点滴静注200mg/500mg添付文書・インタビューフォーム，2023年12月改訂．
11) 日本メジフィジックス株式会社：メジテック®の溶出操作手順．(https://www.nmp.co.jp/sites/default/files/member/product/UG_elu_meditec202304.pdf)（2024年5月時点）．
12) 中山守雄：核医学技術の基礎「ジェネレータの原理と臨床への適用（^{99}Mo/^{99m}Tc，^{68}Ge/^{68}Gaを中心に）」．臨床核医学，74(6)：88-90，2014．
13) ゼヴァリン®イットリウム(^{90}Y)静注用セット添付文書・インタビューフォーム，2022年3月改訂．
14) ゾーフィゴ®静注添付文書・インタビューフォーム，2022年11月改訂．

【参考文献】
1. 佐治英郎，ほか 編：新放射化学・放射性医薬品学，改定第5版，p.181-243，南江堂，2023．

第7章

医薬品の調製

7章 医薬品の調製

1 無菌調製

1 無菌調製

- 無菌調製は，チーム医療のなかで薬剤師に求められている業務である
- 薬剤師の正しい知識と手技が感染症を防止する
- 無菌調製を必要とする注射剤の混合かどうかを判断する
- 汚染リスクは3つの段階に分けられる

無菌調製の必要性

無菌調製とは，無菌調製室や抗がん薬調製室などでクリーンベンチや安全キャビネットを用いた環境下において，<u>無菌的に注射剤を混合する</u>ことである。

注射剤には薬液を体内へ直接投与できるという最大の利点がある。その一方で，万が一薬液に細菌などが混入し汚染されていた場合には，細菌などもともに体内に投与することになり，<u>感染症などを引き起こす</u>。

特に高カロリー輸液（TPN）は，混合調製した後長い時間をかけてゆっくり患者に投与されるので，調製時に細菌などが混入した場合には時間とともに注射剤内で細菌が増殖することが想定される。免疫能が低下している患者では，敗血症など<u>重篤な感染症</u>を引き起こす危険性があり，生命を脅かすことになりかねない。

実際，調製時に混入したと思われるセラチア菌による院内感染，カテーテルなどに関連したと推測される血流感染のアウトブレイクはたびたび発生している。薬剤師が無菌調製を行うことは，これらの<u>リスクから患者を守る</u>ことにつながる。無菌調製は，チーム医療のなかで薬剤師に必要とされている業務の1つである。

敗血症とカテーテル関連血流感染（CRBSI）[1, 2]

敗血症とは，感染に対する制御不能な宿主反応に起因した生命を脅かす臓器障害のことである。集中治療室以外では，敗血症の評価ツールとして**quick SOFA（qSOFA）**が用いられる。何らかの感染症が疑われる状況で「意識変容（GCS15未満）」「収縮期血圧100mmHg以下」「呼吸数22/分以上」のうち，2項目を満たすかどうかで判断する。これを満たす場合には敗血症を強く疑い，集中治療室での治療を念頭に置いて対応する。

また，TPNを投与する際にはカテーテルを血管に留置する。カテーテル使用が起因となる血流感染をカテーテル関連血流感染とよぶ。発熱，悪寒などの症状が現れ，カテーテル抜去のみで解熱する場合もある。TPNを投与すること自体が，感染リスクとなり得る。

注射剤混注時の汚染

無菌調製を適切に行うと<u>注射剤の汚染リスクが低下する</u>という報告は，多数存在する。

例えば，TPNの調製における細菌汚染度を比較した調査では，薬剤部において無菌調製を行っ

用語解説　セラチア菌　グラム陰性の非芽胞形成通性嫌気性の桿菌である。人に対しては弱毒性であり，健常者の場合は感染症の原因とはなりにくい。一方，手術後や免疫低下患者への感染症など，院内感染の原因となりうる。湿気の多いところで存在し，注射剤の混合に伴う混入が血液感染の原因となる。

＊TPN：total parenteral nutrition　　＊CBRSI：catheter-related blood stream infection
＊SOFA：sepsis-related organ failure assessment　　＊GCS：Glasgow coma scale

た場合にはまったく細菌が検出されなかったのに対して，オープン環境下である病棟で調製を行った場合には14.7％もの割合で細菌が検出されたと報告されている[3]。病棟の無菌調製設備以外での調製は，細菌による汚染リスクが有意に高いことが示されている。また，別の調査においても，病棟で調製を行った注射剤から26.7％という高確率で細菌汚染が検出されたとも報告されている[4]。このように，注射剤を調製する環境が細菌汚染に大きな影響を及ぼすことは明らかである。

一方で，無菌環境下で薬剤師が調製すれば，必ず細菌は混入せず汚染を防げるとは限らない。無菌調製下では，使用する注射針の針先が採取する注射剤の薬液以外に決して触れてはならないなど多くの留意点がある。無菌調製を行うには調製者が無菌調製の必要性を十分に理解し，さまざまな視点から汚染のリスクを考慮して，細心の注意を払って無菌環境下で調製を行うことが重要である。併せて，調製者には正しい無菌調製手技の習得が求められる。

汚染リスク分類

無菌環境下での調製が細菌感染のリスクを軽減させることは明らかだが，すべての注射剤の混合を無菌環境下で行うことは，莫大な労力と時間がかかることとなり現実的ではない。また，注射剤の投与はその特性から緊急を有することが多々あり，無菌調製を行う猶予がないこともある。このように，無菌調製のリスクとベネフィットのバランスを考慮する必要がある。そこで『注射剤・抗がん薬無菌調製ガイドライン』では，患者への投与方法に対して投与リスク分類がなされている（**表1**）[5]。汚染リスクの数値が大きくなるほど，無菌調製が必要とされるものということを示している。

薬学的知識に基づいて，処方された注射剤の混合がどの汚染リスクに該当するかを判断することが，薬剤師には求められている。汚染リスク3に該当するものは注射剤の混合調製ではなく院内製剤調製業務に当たるので，ここでは汚染リスク1と汚染リスク2を判断できることが重要である。

併せて，多種の注射剤を混合する場合，汚染リスクの高い部位へ投与する場合，免疫力低下を有する患者へ投与する場合，投与開始までに長い経過時間を有する場合など汚染リスクを増大させる要因を認識し，臨機応変に対応することも必要である。

表1　汚染リスク分類

分類	定義	条件
汚染リスク1	汚染の危険度が最も低いもの。右記のすべての条件を満たす場合。	・室温で保存され，調製後28時間以内（調製後投与までのタイムラグ4時間を含む）にすべて投与される。 ・冷蔵庫で7日未満保存され，24時間以内にすべて投与される。 ・滅菌された連結管を用いて，市販されている無菌の医薬品を無菌パック内に閉鎖系で注入し調製している。 ・0.2μmに相当するフィルターを通して投与されるTPN製剤。
汚染リスク2	汚染の危険度がより高いもの。右記のいずれかの条件を満たす。	・冷蔵庫保存期間が7日を超える製剤，もしくは室温で保存され調製後28時間を超えて投与される。 ・0.2μmに相当するフィルターを通さずに投与されるTPN製剤。
汚染リスク3	複数の患者に投与することを目的に調製するもの，無菌性が保証できない薬剤の溶解・混合して調製されたもの。右記のいずれかの条件を満たす。	・非滅菌成分を含む製剤もしくは滅菌製剤であっても開放容器（ビーカーやフラスコなど）を用いて混合された薬液を混合調製後滅菌して投与される。 ・滅菌された薬液を無菌的に複数の単位に分注して多数の患者に投与される。

（文献5を基に作成）

7章　医薬品の調製

2 調製環境

- 無菌調製に適した清潔度の基準として，ISOクラス7環境とISOクラス5環境がある
- クリーンベンチと安全キャビネットではISOクラス5環境が保たれている

先述したように，すべての注射剤の混合を無菌環境下で調製する必要はない。本項では，汚染リスク1と汚染リスク2に分けて，調製環境について概説する。

汚染リスク1

汚染リスク1に分類される注射剤の調製は，カルテ記載などほかの業務から隔離された環境下で調製する。調製する区域は清潔に保つよう努める。

具体的には，調製する際に注射剤が飛び散る危険性があるので，注射剤の調製前後に消毒用アルコールを用いて調製台の消毒および定期的な清掃を行う。また，床に輸液などが飛び散り付着する可能性も否定できないので，定期的に調製区域全体の清掃は必ず行う。このように，無菌環境下ではないとしても，**細菌汚染のリスクを最小限にする心がけ**が大切である。

汚染リスク2

TPN調製など汚染リスク2に分類されるものは，無菌調製を行うべきである。無菌調製は，**ISOクラス7環境**（米国連邦規格Fed.Std.209D **クラス10000**）もしくはISOクラス7より良好な条件を満たす設備が管理された区域のなかに，正しく設置された**ISOクラス5環境**（米国連邦規格Fed.Std.209D **クラス100**）下で行う。

■ISOクラス7とISOクラス5

ISOクラス7環境とは，空気1m³の中に0.5μm以上の粒径の浮遊物が352,000個以下に保たれた環境を指し，無菌調製室はこの基準を必ず満たさなければならない。ゆえに，無菌調製室内で使用するモップやスポンジなどの清掃用器具は，粒子発生量の少ない素材でできたものを選ぶべきである。ISOクラス7環境を常に保つためには，**頻回に清掃を行うことや不必要に無菌調製室へ出入りしないこと**など，各自の**正しい認識と対策**が必要不可欠である。

また，ISOクラス5環境とは，空気1m³の中に0.5μm以上の粒径の浮遊物が3,520個以下に保たれた環境のことである（**図1**）。一般的に**クリーンベンチや安全キャビネットの内部はISOクラス5環境が保たれている**。クリーンベンチは無菌調製に用いられ，安全キャビネットは調製者に対する薬剤の曝露を防ぐ目的で，主に抗がん薬調製に用いられる。

図1 ISOクラス7環境とISOクラス5環境

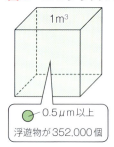 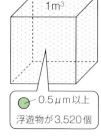

a　ISOクラス7環境　　b　ISOクラス5環境

クリーンベンチ

クリーンベンチとは，注射剤調製時の空気中の塵，ほこり，浮遊微生物，細菌などの混入を防ぐための設備を有した作業台のことである（**図2**）。エアフィルターを通した清浄な空気の気流をクリーンベンチ内部から調製者側に常に発生させる仕組みになっており，空気中の微細なゴミな

＊ISO：International Organization for Standardization

図2 クリーンベンチ

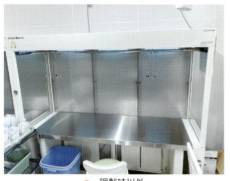
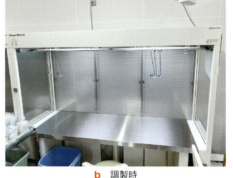

a 調製時以外　　　　　　　　　　　　b 調製時

使用していないときは紫外線を照射し，殺菌を行っている。

どをクリーンベンチの外に押し出すことができる（図3）。

クリーンベンチは内部を清潔に保つ機能を有しているが，常に内部が清潔であるとは限らない。日々の調製業務はそれだけで汚染リスクとなりうる。そのため，**常にクリーンベンチ内は清潔に保つよう努めなければならない。**

調製開始前と調製後は，そのつどクリーンベンチ内を消毒用アルコールで必ず清掃および消毒を行う。ただし，消毒用アルコール内でも生存できる細菌は存在するので，汚染には細心の注意を払う。消毒の際は，消毒用アルコールを直接クリーンベンチ内に噴霧するのではなく，不織布ワイパーなどを消毒用アルコールに浸して拭き上げる。また，TPNに用いられる高濃度糖液などは消毒用アルコールに溶けにくいので，必要に応じてクリーンベンチ内を蒸留水で拭き上げた後に消毒用アルコールで消毒する。

クリーンベンチは，機器の定める期間ごともしくは設置場所を移動した際に，専門業者に点検を依頼して安全性を確認する必要がある。

安全キャビネット

安全キャビネットとは，バイオハザードを防止するために用いる設備であり，抗がん薬調製

図3 クリーンベンチの構造

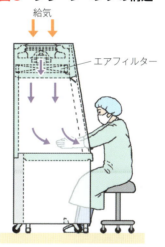

（文献6を基に作成）

に用いられている。無菌環境を担保しつつ，抗がん薬による調製者と調製環境への曝露防止の役割を果たしている。安全キャビネットは，キャビネット内部の空気が調製者側に流出せず，キャビネット内部の空気を吸引しフィルターを通して外気に放出する仕組みとなっている（図4）。この仕組みによって安全キャビネット内は陰圧となり，調製者を抗がん薬による被ばくから守っている。安全キャビネットの詳細については，p.281～『抗がん薬調製』を確認してほしい。

図4　安全キャビネット(クラスⅡ B2)の構造

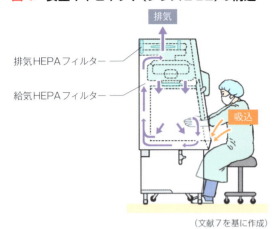

(文献7を基に作成)

3　無菌調製時の服装と使用する器具

- 無菌調製には適した服装があり，ほかの業務の服装とは区別する必要がある
- 必要な器具の名称および役割を把握する

無菌調製室内での服装

　無菌調製室では，不織布などの浮遊物の原因が発生しにくい素材でできた衣類を着用する。着替える際には，床に無菌調製室内で着用する衣服を付着させないように気を付ける。

　無菌調製室内の清潔を担保するために，長袖ガウン，手袋，マスク，靴カバーもしくは専用の履物を使用する。併せて，髪の毛の落下を防ぐために，無菌調製室内では頭髪を覆うメディカルキャップを着用する(**表2**)。

　身体には常在細菌が付着しているので，クリーンベンチ内では腕など素肌が露出しないよう徹底する必要がある。

　細菌混入のリスクを軽減させるために，指輪などの装飾品は必要最低限にするか，無菌調製を行う前にはずしておくほうがよい。同様の理由で，爪は常に短く切り揃える。併せて，消毒用アルコールで溶け出すおそれがあるので，マニキュアはしてはならない。

　無菌性を保つため，**服装に対しても細心の注意を払う**ことが求められる(**図5**)。

使用する器具

　無菌調製を行う際に用いる器具を**図6**に示す。

表2　無菌調製室に入るための服装準備

①腕時計，指輪などの装飾品をはずす(眼鏡はそのまま使用してよい)。 ②清潔な衣類(上下)を着用する。 ③速乾性手指消毒剤で手指消毒をする。 ④無菌調製室用の履き物に履き替える。 ⑤マスクを着用する。 ⑥メディカルキャップを着用する。 ⑦無菌調製室に入室する。 ⑧無菌調製用衣服(清潔な衣類)の上から，袖口に伸縮性があり密着する清潔な長袖ガウンを着用する。 ⑨再度，手を洗浄・消毒する。 ⑩パウダーフリーの使い捨て滅菌手袋を着用する。

＊HEPA：high efficiency particulate air filter

図5 無菌調製時の服装

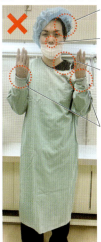

髪の毛が出ている
マスクが鼻を覆っていない
ガウンがはだけている
手袋がガウンの袖口を覆っていない

a 適切でない服装

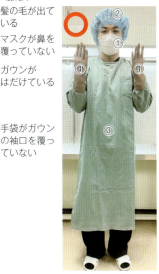

b 適切な服装
①～④の順に装着する。

図6 無菌調製に用いる器具および物品

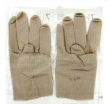

a 無菌調製用手袋

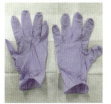

b 無菌調製時以外の業務時用手袋
業務ごと(1回ごと)で使い捨てる。

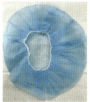

c メディカルキャップ

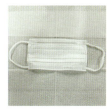

d マスク

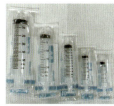

e シリンジ
基本的に1つの薬剤に対して1つ使用する。

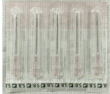

f 注射針

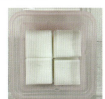

g アルコール綿

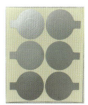

h 滅菌済輸液シール

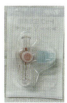

i 三方活栓

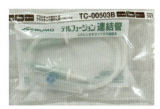

j 連結管

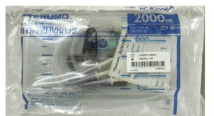

k 無菌空バック

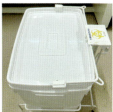

l メディカルペール
必ず蓋を閉める。

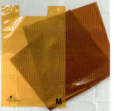

m 遮光袋

7章 医薬品の調製

4 無菌調製室への入室・搬入

- 無菌性を保つために，無菌調製室と外部との出入りには最も注意を払う必要がある
- 無菌調製室への必要のない出入りは絶対にしない

無菌調製室への入室 動画1

　無菌調製室への入室前に無菌調製に適した服装に着替える。着替えた後，無菌調製室に入室する直前に，メディカルキャップおよびディスポーザブルの手袋を着用する。その後，**エアシャワー室**に入り，ジェットエアーを用いて身体に付着したほこりや微細なゴミを除去する（**図7**）。ジェットエアーを浴びる際は，衣服を叩きながら回転すると全身に付着している微細なゴミを除去でき，より清潔にすることができる。

　エアシャワー室は**二重ドア構造**になっており，一方のドアが開いているともう一方のドアは開かない仕組みとなっている（**図8**）。これにより無菌調製室内の空気と外の空気が直接交わることを防ぎ，無菌調製室の清潔が保たれている。

　無菌調製室が細菌やほこりなどで汚染される主たる要因は，**人間の出入り**であると考えられる。無菌調製に適する身なりを整えて出入りをする，不要な出入りはしない，余計なものは持ち込まないなどの**基本的な注意を徹底**する必要がある。

図7　無菌調製室への入室準備

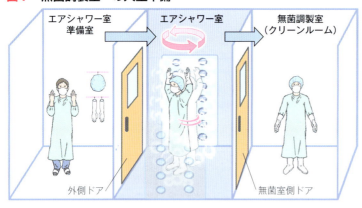

エアシャワー室に入室する直前に，メディカルキャップおよびディスポーザブルの手袋を着用する。エアシャワー室に入り，身体に付着したほこりやゴミを除去する。

図8　クリーンルーム（エアシャワー室）の構造

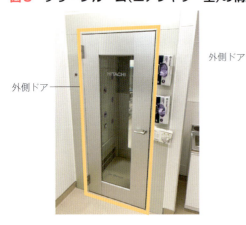
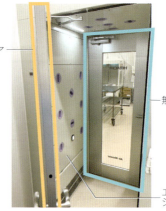

二重ドア構造となっており，一方のドアを開けるともう一方のドアは開かない。

無菌調製室への搬入 動画2

無菌調製室内で使用する器具や混注する注射剤は，**パスボックス**を介して搬入する（図9）。パスボックスはエアシャワー室と同様に**二重ドア構造**になっており，無菌調製室と外の空気が直接交わらない仕組みとなっている。搬入する器具や注射剤は，搬入前にゴミやほこりが付着していないか目視で確認する。

図9 パスボックス

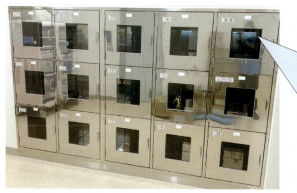
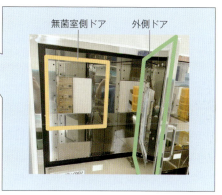

エアシャワー室と同様に二重ドア構造となっている。

5 混合調製手順と注意点

- 無菌調製の正しい手技を習得する
- 汚染に注意する意識をもつことが最も大切である

調製準備

■ 処方鑑査

無菌調製を始める前に，処方内容が処方患者に対して適切であるかどうかを確認するため，必ず調剤時に鑑査者（無菌調製者以外の者）が処方内容の鑑査を行う。

TPN調製時の鑑査では，**表3**の内容などを薬剤師が判断する必要があり，薬剤師にも栄養学の知識が求められる。

表3 TPN調製時の鑑査での確認事項

- **五大栄養素**が含まれているかを確認する。
- 投与量は適しているか**Harris-Benedictの式**を用いた総エネルギー投与量，**非タンパク熱量/窒素比（NPC/N比）**を確認する。
- 含まれていない栄養素があれば，その状態が患者に適しているのかを確認する。

基礎へのフィードバック

ハリス・ベネディクトの式

ハリス・ベネディクトの式とは，基礎エネルギー消費量（生命維持に必要最低限のエネルギー量：BEE）の推算式である（**表4**）。ハリス・ベネディクトの式より総エネルギー消費量（TEE）が計算できる。注意点としてハリス・ベネディクトの式は100年以上前に欧米人を対象とした調査より推定されているため，日本人に適応するか不透明であり，あくまで目安として用いるとよい。

表4 ハリス・ベネディクトの式

求める値		計算式
BEE	男性	$66.47 + 13.75 \times$ 体重[kg] $+ 5.0 \times$ 身長[cm] $- 6.76 \times$ 年齢
	女性	$655.1 + 9.56 \times$ 体重[kg] $+ 1.85 \times$ 身長[cm] $- 4.68 \times$ 年齢
TEE		BEE×活動係数×ストレス係数

用語解説 五大栄養素 五大栄養素とは，炭水化物（糖質），タンパク質（アミノ酸），脂質の三大栄養素にビタミン，ミネラルを合わせた5つの栄養素のことである。人間が生きていくうえで決して欠かすことのできない栄養素である。

＊NPC：non protein calorie ＊N：nitrogen ＊BEE：basal energy expenditure ＊TEE：total energy expenditure

> **専門分野へのリンク**
>
> **非タンパク熱量/窒素比（NPC/N比）**
>
> 糖質および脂質の投与が不足していると，投与したアミノ酸がエネルギーとして消費されてしまい，体内でのタンパク質合成に利用できなくなってしまう。
>
> NPC/N比とは，糖質と脂質由来の熱量（非タンパク質由来の熱量）と窒素（タンパク質由来）の割合を表す。投与したアミノ酸を効率よくタンパク質合成に利用させるための指標として用いられる。タンパク質6.25gに約1gの窒素が含まれているので，投与されるアミノ酸量が適切か確認することができる。一般的にNPC/N比は150〜200に設定するとよいとされているが，個々の病態によって変化するため，栄養学の知識が求められる。

表3の確認事項に加えて，混合する注射剤同士で配合変化を起こさないか事前に確認する。処方鑑査後，無菌調製前に調製者も必ず処方内容のダブルチェックをする。この段階で先にクリーンベンチのスイッチを入れておくと，無菌調製を開始する頃にはクリーンベンチ内がISOクラス5環境として整えることができる。無菌調製を開始する約30分前を目安にクリーンベンチのスイッチを入れるとよい。

■ 手洗い 動画3

まず，手洗いを行う前に，あらかじめ無菌調製時に着用するパウダーフリーのニトリル製手袋を準備し，手洗い後に速やかに着用できるように広げておく。これは，手洗い後に手袋の包装袋などに触れてしまうと，細菌などが付着する可能性があるためである。

手洗いは正しい手順で丁寧に行う必要がある。適切な抗菌皮膚洗浄剤を用いて十分に泡立てた後，手の皺および掌，手の甲，指，指の付け根，指先，爪の間，手の淵，手首の隅々まで十分に洗浄する。洗浄後，流水で泡をしっかり洗い流し，不織布などで水分を念入りに拭き取る。乾いた手指に消毒用アルコールをすり込み，消毒を行う。

手洗いの手順の詳細はp.72〜『調剤と調剤鑑査』図6を確認してほしい。

手洗いを行った後は決して手袋の内側以外に触れてはいけない。速やかに手袋を着用し，皮膚が露出しないように長袖ガウンの袖口を手袋で覆うように装着する。

■ クリーンベンチの準備

クリーンベンチ内で無菌調製を行う前に，必ずクリーンベンチ内の清掃および消毒を行う。消毒用アルコールを不織布などに浸透させ，上から下，奥から手前の方向に細菌やゴミなどをクリーンベンチの外に出すイメージで拭きあげる（図10）。

クリーンベンチ内の消毒後，パスボックスを介して無菌調製室内に搬入したシリンジなどの無菌調製に用いる物品をクリーンベンチ内に入れる。物品は入れる前に必ず消毒用アルコールを用いて表面を消毒する。

図10　クリーンベンチの拭きあげ方 動画4

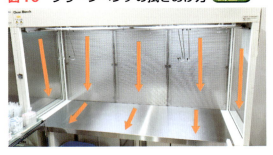

■ 混注薬剤の準備

処方鑑査が完了している処方箋の内容を確認し，患者氏名，薬剤名，注射剤の規格，個数などに注意して，処方されている混注すべき注射剤を取り揃える。混注する注射剤はインシデントを防ぐために，注射剤に付属しているバーコードを用いた正誤チェックシステムを活用する。

> **用語解説　配合変化**　配合変化とは，2種類以上の注射剤を混合したことにより起こりうる物理的または化学的な反応のことである。配合変化により，着色や結晶析出などが起こり外観の変化や注射剤の含量低下を引き起こす。混合する注射剤のpHからある程度予測でき，調剤時もしくは混合前に確認する必要がある。

取り揃えた後，混注する注射剤の表面を消毒用アルコールで消毒し，クリーンベンチ内に入れる。輸液など包装袋に包まれている薬剤は，包装袋から取り出してからクリーンベンチ内に入れる。

無菌調製方法 動画5

■ アンプル薬の調製方法

アンプル薬（図11）の調製法は，以下の①～⑪である。

図11　注射器およびアンプル薬

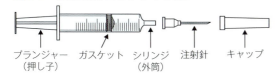

a　注射器

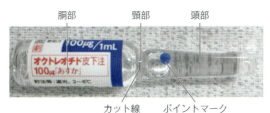

b　アンプル薬

①アンプル頸部（カット部位）をアルコール綿で消毒する（図12a）。

②アンプル頭部側に薬液が満たされている場合は，頭部を優しくはじいたり，ゆっくり回転させたりして薬液をカット部位より下側へ落とし，薬液全量を秤取できるようにする（図12b）。

③アンプル頭部が上側になる向きで，アンプル頭部を利き手，アンプル胴部を非利き手で持つ。手前から奥側へアンプル頭部を平行移動させるように利き手を動かし，アンプルカットを行う（図12c）。

④アンプルカットを行うとアンプル内にガラス片が混入する可能性がある。ガラス片を沈殿させガラス片の混入を防ぐため，アンプルカット後のアンプルはクリーンベンチ内に数秒静置させる。ガラス片混入防止のために**フィルター針**を用いる対策もある。

⑤アンプルを静置させている間に注射針をシリンジに取り付け，シリンジの目盛り側に注射針の針先が向くように調整する。注射針の調整後，反動で手指に注射針を刺さないよう十分に注意しながらシリンジキャップをはずす（図12d）。

⑥利き手でシリンジを，反対側の手で静置していたアンプルを持つ。アンプルを傾け，シリンジに装着した注射針をアンプル内に入れた後，薬液をアンプル内からシリンジ内に吸い取る（図12e）。

⑦シリンジに装着した針先をアンプル内から抜き，針先を上に向けシリンジを立てる。プランジャーを少し引き，注射針内の薬液をシリンジ内に落とす。その後，プランジャーを押してシリンジ内の空気を抜く。この際，シリンジ内にある空気の泡を除去するために，シリンジを指で叩いたり，弾いたりするとよい（図12f）。

⑧シリンジ内の薬液量をオーダされている薬液量に合わせ，正しく秤取する（図12g）。

⑨輸液の混注口に注射針を刺し，秤取した薬液を混注する（図12h）。

⑩混注後の輸液をミキシングし，**コアリング**などで異物が混入していないか確認する（図12i）。

⑪混注した箇所をアルコール綿で消毒する（図12j）。

⑫キャップもしくは滅菌済輸液シールを装着する（図12k）。

■ バイアル薬の調製方法

バイアル薬は，**液体製剤**と**凍結乾燥製剤**に大別される（図13）。

図12 アンプル薬の調製手順

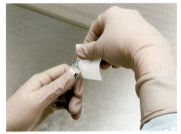
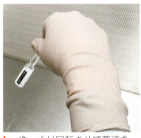
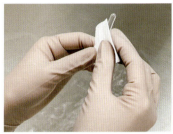

a アンプル頸部（カット部位）をアルコール綿で消毒する。
b ゆっくり回転させて薬液をカット部位より下側へ落とす。
c アンプルカットを行う。

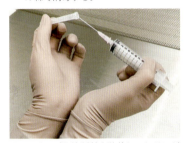
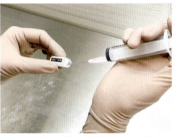
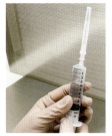

d シリンジと注射針を装着し、シリンジキャップをはずす。
e アンプルを傾け、薬液をアンプル内からシリンジ内に吸い取る。
f シリンジ内の空気を抜く。

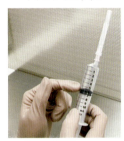
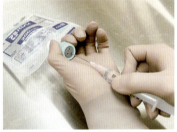
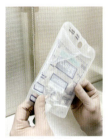

g 量を調整する。
h 輸液の混注口に注射針を刺し、秤取した薬液を混注する。
i 混注後の輸液をミキシングする。

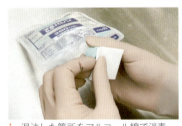
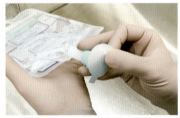

j 混注した箇所をアルコール綿で消毒する。
k 滅菌済輸液シールを装着する。

臨床に役立つアドバイス

コアリングの発生

注射針の先端は、真横から見ると斜めになっている。コアリングとは、ゴム栓に対して斜めに針を刺すと、針のあご部でゴム栓が削れてしまうことである。コアリングは注射針をゴム栓に刺しながら回転させることでも起こりうる。また、複数回注射針を同じゴム栓に刺すことでも起こる[8]。調製者の注意と調製技術を有する。

液体製剤

　液体製剤バイアル薬の調製法は，以下の①～⑧である。

① バイアルのキャップをはずし，注射針の刺し口であるゴム栓をアルコール綿で消毒する（**図14 a**）。
② アンプル薬調製時と同様にシリンジと注射針をセットし，シリンジキャップをはずす（**図14 b**）。
③ 秤取する薬液量より少し少ない量の空気をシリンジ内に取り込んだ後，静置したバイアルのゴム栓に注射針を垂直に刺す（**図14 c**）。
④ ゴム栓側に薬液が満たされるようにシリンジとバイアルを逆さにし，針先を薬液内に入るよう調整する（**図14 d**）。
⑤ プランジャーを引き，バイアル内が陰圧となるようにしてオーダされている薬液量を正しく秤取する（**図14 e**）。
⑥ 基となる輸液の混注口に注射針を刺し，秤取した薬液を混注する（**図14 f**）。
⑦ 混注後の輸液をミキシングし，コアリングなどで異物が混入していないか確認する（**図14 g**）。
⑧ 混注した箇所をアルコール綿で消毒し，キャップもしくは滅菌済輸液シールを装着する（**図14 h**）。

図13　バイアル薬　動画6

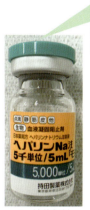
a　液体製剤

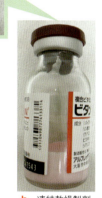
b　凍結乾燥製剤

キャップをはずすとゴム栓が露出するので，ゴム栓の真ん中に注射針を刺す。

図14　液体製剤バイアル薬の調製

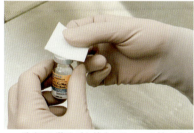
a　バイアル薬のゴム栓をアルコール綿で消毒する。

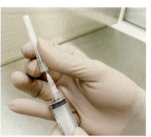
b　シリンジと注射針を装着し，シリンジキャップをはずす。

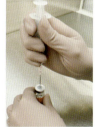
c　ゴム栓に注射針を垂直に刺す。

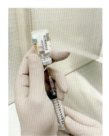
d　薬液が満たされるようにシリンジとバイアルを逆さにし，針先を薬液内に入るよう調整する。

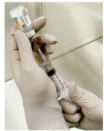
e　バイアル内を陰圧に保ったまま，量を調節する。

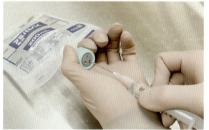
f　輸液の混注口に注射針を刺し，秤取した薬液を混注する。

（次ページに続く）

図14　液体製剤バイアル薬の調製(続き)

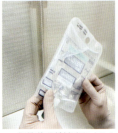 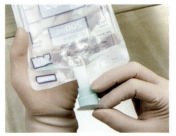

g　混注後の輸液をミキシングする。
h　混注した箇所をアルコール綿で消毒し、滅菌済輸液シールを装着する。

凍結乾燥製剤

凍結乾燥製剤バイアル薬の調製法は、以下の①〜⑨である。

①バイアルのキャップをはずし、注射針の刺し口であるゴム栓をアルコール綿で消毒する（**図15a**）。
②アンプル薬調製時と同様にシリンジと注射針をセットし、シリンジキャップをはずす（**図15b**）。
③混合する輸液をシリンジに適量秤取し（**図15c**）、静置したバイアルのゴム栓に注射針を垂直に刺す（**図15d**）。

図15　凍結乾燥製剤バイアル薬の調製

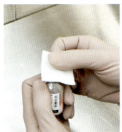 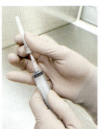 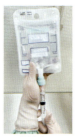 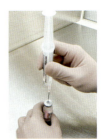 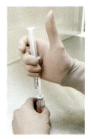

a　バイアル薬と溶解液のゴム栓をアルコール綿で消毒する。
b　シリンジと注射針を調整し、シリンジキャップをはずす。
c　輸液をシリンジに適量秤取する。
d　バイアルのゴム栓に注射針を垂直に刺す。
e　バイアル内に秤取した輸液を注入する。

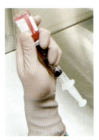 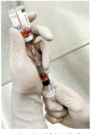 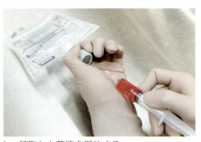 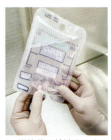

f　注入した薬液を撹拌させる。
g　シリンジとバイアルを逆さにし、プランジャーをひき、バイアル内が陰圧となるようにして溶解後の薬液を秤取する。
h　秤取した薬液を混注する。
i　混注後の輸液をミキシングする。

（次ページに続く）

図15 凍結乾燥製剤バイアル薬の調製（続き）

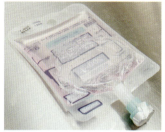

j 混注した箇所をアルコール綿で消毒し，滅菌済輸液シールを装着する。

④プランジャーを引き，バイアル内の空気をシリンジ内に取り込み，プランジャーを離すことでバイアル内に秤取した輸液を注入する（**図15 e**）。
⑤利き手と反対側の手でバイアルを持ち，凍結乾燥製剤を溶かすために注入した薬液を撹拌させる（**図15 f**）。
⑥ゴム栓側に薬液が満たされるようにシリンジとバイアルを逆さにし，プランジャーをひき，バイアル内が**陰圧**となるようにして溶解後の薬液を秤取する（**図15 g**）。
⑦基となる輸液の混注口に注射針を刺し，秤取した薬液を混注する（**図15 h**）。
⑧混注後の輸液をミキシングし，コアリングなどで異物が混入していないか確認する（**図15 i**）。
⑨混注した箇所をアルコール綿で消毒し，キャップもしくは滅菌済輸液シールを装着する（**図15 j**）。

■ 連結管を用いた無菌調製方法

連結管（**図16**）を用いた無菌調製は以下の①～⑤のように行う[9]。

①連結管のクレンメを閉じてから，びん針のプロテクターをはずす。クレンメを閉じた側の針をベースの輸液（高濃度糖液など）のゴム穿刺部位の混注口（INや○印など）に刺通して連

図16 連結管と実際の使用例

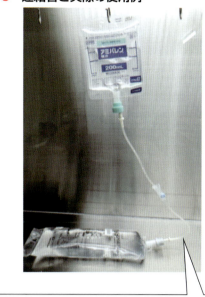

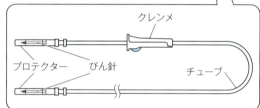

結する（**図17 a**）。
②①で使用していないびん針を①で混注した輸液に接続する（**図17 b**）。
③混注した輸液をクリーンベンチ上部に設置されているフックに吊るし，クレンメを徐々に緩めて液漏れがないことを確認する。ベースの輸液に混合すべき輸液をすべて混注する（**図17 c**）。
④混注後の輸液をミキシングし，コアリングなどで異物が混入していないか確認する（**図17 d**）。
⑤混注した箇所をアルコール綿で消毒し，キャップもしくは滅菌済輸液シールを装着する（**図17 e**）。

■ 無菌空バッグを用いた調製方法

無菌空バッグ（**図18**）を用いた無菌調製は以下の①～⑧の手順で行う[10]。

①図14, 15の方法を用いて, 各輸液に混注すべき薬剤を混注する。
②3本の採液チューブのワンタッチクレンメを閉じる(図19a)。
③びん針からびん針プロテクターをはずして, 混注すべき輸液に接続する(図19b)。
④輸液をクリーンベンチ上部に設置されているフックにかけた後, 採液チューブのワンタッ

図17　連結管を用いた調製方法

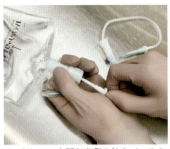

a　クレンメを閉じた側の針をベースの輸液のゴム穿刺部位の混注口に刺通して連結する。

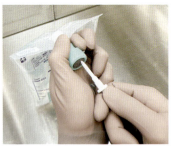

b　びん針を混注した輸液に接続する。

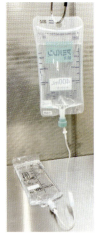

c　混注した輸液をクリーンベンチ上部に設置されているフックに吊るし, クレンメを徐々に緩めて輸液を混注する。

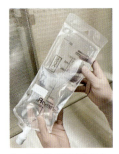

d　混注後の輸液をミキシングする。

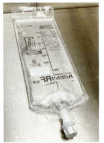

e　混注した箇所をアルコール綿で消毒し, 滅菌済輸液シールを装着する。

図18　無菌空バッグ(ハイカリックIVHバッグ)と実際の使用例

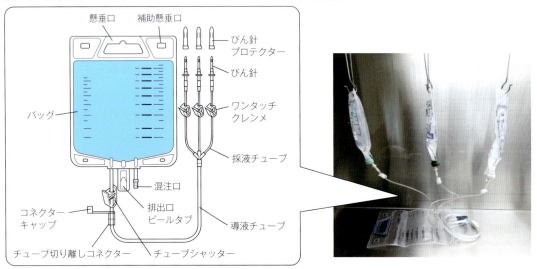

268

チクレンメを開けて，バッグ内に輸液を流し入れる（図19c）。

⑤バッグ内の空気を押し出して採液チューブのワンタッチクレンメをすべて閉じ，びん針を輸液から抜く（図19d）。

⑥チューブシャッターの押圧部をカチッというまで強く押して，導液チューブを閉塞する（図19e）。

⑦クランプが終了したら，チューブ切り離しコネクターを回転させ導液チューブを引き離し，バッグ側コネクター先端に添付のコネクターキャップを取り付ける（図19f）。

⑧バッグ中の輸液をミキシングし，コアリングなどで異物が混入していないか確認する（図19g）。

図19 無菌空バッグを用いた調製方法

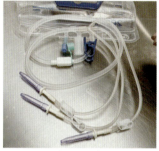

a　3本の採液チューブのワンタッチクレンメを閉じる。

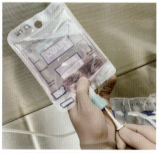

b　びん針を混注すべき輸液に接続する。

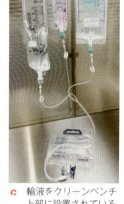

c　輸液をクリーンベンチ上部に設置されているフックにかけて，採液チューブのワンタッチクレンメを開け，バッグ内に輸液を流し入れる。

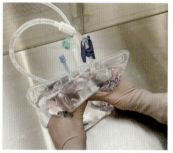

d　バッグ内の空気を押し出して採液チューブのワンタッチクレンメをすべて閉じ，びん針を輸液から抜く。

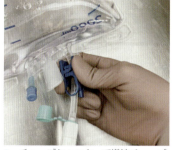

e　チューブシャッターで導液チューブを閉塞する。

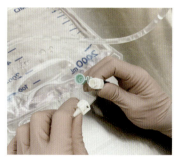

f　チューブ切り離しコネクターを回転させ導液チューブを引き離し，バッグ側コネクター先端にコネクターキャップを取り付ける。

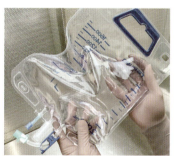

g　バッグ中の輸液をミキシングする。

■ **無菌調製における注意点**

無菌調製において最も重要なことは，細菌などを混入させないためにはどうすべきか常に考え，以下のような対策を講じようとする意識を各自がもつことである。

無菌調製を行うときは，唾液を介した汚染を防ぐために必ずマスクを着用し，インシデント対策の意味も含め**会話は最小限**にする。

また，無菌調製を行う際には，混注する薬液が接触する可能性のあるバイアルのゴム栓，注射針，**シリンジの接合部に触ってはならない**。注射針が薬液以外に触れた場合は，新しい注射針に交換する。使用するシリンジの選択は，混注する薬液量が**シリンジ最大容量の75％を超えない最小規格**を目安とする。

クリーンベンチ内での調製は，クリーンベンチの**手前から15cmほど奥で作業する**ようにし，調製中はクリーンベンチより手やシリンジを出さない。万が一，クリーンベンチ外に誤って出してしまった場合は，必ず消毒用アルコールを用いて消毒を行う。

注射針をバイアルや輸液のゴム穿刺部位に刺す際は，垂直にゆっくりと行う。同じ箇所に複数回刺さないようにし，コアリングに注意する。指への針刺の危険性があるため，原則注射針の**リキャップは行わない**。

バイアル薬を調製する際は，バイアルから薬液が噴き出す危険性があるため，原則バイアル内を**陽圧にしない**。

混合後輸液の安定性・無菌性担保の観点からTPN調製は基本的に投与当日に行い，作り置きをしない。

調製鑑査

調製者によって無菌調製が完了した後，調製者とは別の薬剤師が調製鑑査を行う。調製鑑査では，無菌調製者が混注した注射剤の空容器を確認し，処方内容と差異なく正しく混注することができているか，混注後の輸液内に異物が混入していないかを確認する。

TPN調製の場合，基本的にビタミンなどの遮光を有する注射剤を含むため，**遮光袋**に入れた後に病棟へ払い出す。

まとめ

- 無菌調製を行うことが推奨されている注射剤の混合について説明せよ（☞p.254, 255）。 実習 試験
- 無菌調製を行う環境の清潔度について説明せよ（☞p.256～258）。 実習 試験
- バイアル製剤から薬液を秤取する際のシリンジ操作について説明せよ（☞p.263～270）。 実習

【引用文献】
1) 日本集中治療医学会, ほか：敗血症診断の歴史. (https://敗血症.com/medical_personnel/history/)（2024年7月時点）.
2) 日本化学療法学会, ほか：JAID/JSC感染症治療ガイドライン2017. (https://www.chemotherapy.or.jp/uploads/files/guideline/jaidjsc-kansenshochiryo_haiketsusyo.pdf)（2024年7月時点）.
3) 豊口義夫, ほか：高カロリー輸液調製時およびセット交換時の細菌汚染について Pharmacy Today, 4：27-33, 1991.
4) 橋本守, ほか：混合輸液法における細菌感染, 日本農村医学会雑誌, 41：1038-1041, 1993.

5) 日本病院薬剤師会学術第3小委員会 編：注射剤・抗がん薬 無菌調製ガイドライン，(日本病院薬剤師会 監), 薬事日報社, 2008.
6) 株式会社日立産機システム：バイオハザード対策用キャビネットとクリーンベンチの違い・分類. (https://www.hitachi-ies.co.jp/products/cleanair/class.htm)(2024年5月時点).
7) 株式会社ダルトン：バイオハザード対策用キャビネットクラスⅡB2タイプ図面. (https://www.dalton.co.jp/product/pdf/drawing/laboratory/biohazard/n_NSE-2B2_zumen.pdf)(2024年5月時点).
8) 輸液製剤協議会：「コアリング」に要注意！ (https://www.yueki.com/webtool/wp-content/uploads/2024/05/4-16.pdf)(2024年7月時点).
9) テルフュージョン®連結管添付文書・インタビューフォーム(2017年4月改訂).
10) ハイカリック®IVHバッグ添付文書・インタビューフォーム(2017年6月改訂).

【参考文献】
1. 熊谷薬剤師会, ほか 編：無菌調剤室共同利用マニュアル, 2017.
2. 太田市薬剤師会 編：無菌調剤室共同利用無菌調剤マニュアル, 2014.

7章 医薬品の調製

2 抗がん薬調製

1 抗がん薬の種類と取り扱い上の注意

- 抗がん薬は，殺細胞性抗がん薬，分子標的治療薬，免疫チェックポイント阻害薬に大別される
- 主に殺細胞性抗がん薬では，その用量設定が最大耐用量で設定されていることが多く一般薬に比べ治療域が狭いため，副作用のマネジメントが重要である

抗がん薬の種類

抗がん薬は，**殺細胞性抗がん薬，分子標的治療薬，免疫チェックポイント阻害薬**に大別される。

■ 殺細胞性抗がん薬

殺細胞性抗がん薬は作用機序によりいくつかの群に分類され，細胞周期の特定の時期のみに作用するもの（図1）と，周期とは関係なく作用するもの（アルキル化薬，抗腫瘍性抗生物質，白金製剤）に分けられる。

作用機序としては，DNA架橋形成やDNA合成阻害，トポイソメラーゼ阻害，微小管阻害などがある。

殺細胞性の抗がん薬は，細胞周期上にある細胞，つまり分裂や増殖が盛んながん細胞などに対して強い影響を与える。加えて，**骨髄や粘膜上皮，毛根細胞などの細胞周期が早い正常細胞にも副作用としての影響を与えやすい**。

図1 細胞周期と抗がん薬の作用部位

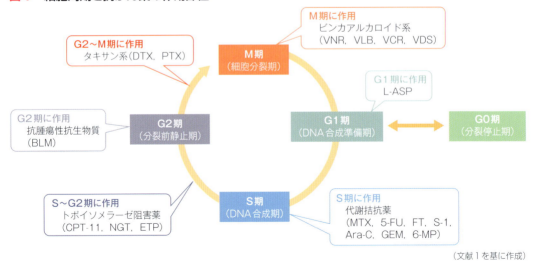

（文献1を基に作成）

---

* VNR：vinorelbine　* VLB：vinblastine　* VCR：vincristine sulfate　* VDS：vindesine sulfate
* L-ASP：l-asparaginase　* MTX：methotrexate　* 5-FU：5-fluorouracil　* FT：tegafur
* S-1：tegafur/gimeracil/oteracil potassium　* Ara-C：cytarabine　* GEM：gemcitabine hydrochloride
* 6-MP：6-mercaptopurine hydrate　* CPT-11：irinotecan hydrochloride hydrate　* NGT：topotecan
* ETP：etoposide　* BLM：bleomycin hydrochloride　* DTX：docetaxel hydrate　* PTX：paclitaxel

■ 分子標的治療薬

分子標的薬は，がん細胞の増殖や生存に必須の分子に作用することで抗腫瘍効果を示す。構造的な違いから分子量500程度の**小分子化合物**，分子量が15万程度の**抗体薬**に大別される。抗体薬は注射剤として，小分子化合物は内服薬として投与される（表1）。

抗体薬の作用機序には，リガンドの中和，受容体からのシグナル伝達阻止，抗体依存性細胞障害性活性（ADCC），補体依存性細胞障害活性（CDC）がある。

小分子化合物は分子量が小さいため，細胞内に入り込むことが可能である。一方で，抗体薬は分子量が大きいため細胞内に入り込むことができず，増殖因子や細胞膜受容体，膜上分化抗原に結合する（図2）。

表1　小分子化合物と抗体薬の違い

	小分子化合物	抗体薬
分子量	小さい（500 Da程度）	大きい（150 kDa程度）
剤形	内服薬	注射剤
半減期	短い（数時間）	長い（数日間）
血液脳関門移行性	高い	低い
特異性	低い	高い
語尾	〜nib	〜mab
語尾の例	Gefitinib	Rituximab

（文献2を基に作成）

基礎へのフィードバック

Lipinskiのrule of five[2]

リピンスキーのrule of fiveとは，経口医薬品になりやすい化合物の特性に関する大まかな経験則である。法則としては，水素結合供与基が5個以下，水素結合受容基が10個以下，分子量が500以下，分配係数がlogPとして5以下であることが挙げられる。

しかし，この法則に当てはまらない例もある。近年の創薬技術の向上により，ペプチド骨格をもつセマグルチド（分子量約4,000）は吸収促進剤であるSNAC（サルカプロザートナトリウム）を含有することで経口投与が実現した。新規化合物だけでなく，新規添加物などの創出による薬剤開発が期待される。

図2　分子標的治療薬の作用部位

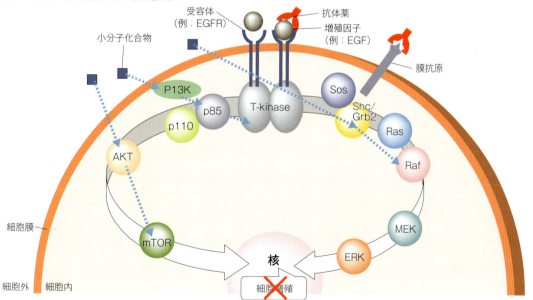

（文献1を基に作成）

* ADCC：antibody-dependent cell-mediated cytotoxicity　* CDC：complement-dependent cytotoxicity
* SNAC：salcaprozate sodium　* EGF：epidermal growth factor　* P13K：phosphatidylinositol-3 kinase
* AKT：serine/threonine kinase　* mTOR：mammalian target of rapamycin　* Sos：son of sevenless
* Shc/Grb2：Src homology and collagen homology/growth factor receptor-bound protein 2
* Raf：rapidly accelerated fibrosarcoma　* Ras：rat sarcoma
* MEK：methyl ethyl ketone　* ERK：extracellular signal-regulated kinase

■ 免疫チェックポイント阻害薬

　健常人の体内においても，日々異常細胞は発生しているが，身体の免疫機能が十分に発揮されているため異常細胞は排除されている。一方でこの免疫機能が過剰とならないように，CTLA-4やPD-1という**免疫チェックポイント**が存在しており，免疫機能に抑制的に作用している。

　しかし，がん細胞はこの機能を賦活化することで，本来の免疫機能からの攻撃を回避し増殖する。このようながん細胞の有する免疫機構からの回避機能を阻止し，T細胞を再活性化するのが免疫チェックポイント阻害薬の作用機序である（図3）。免疫チェックポイント阻害薬は，抗PD-1抗体薬，抗PD-L1抗体薬，抗CTLA-4抗体薬に区別される（図4）。

免疫関連有害事象（irAE）

　免疫機能の増強は同時に，従来の抗がん薬の副作用とは異なる**免疫関連有害事象（irAE）**という特異な症状を現す原因ともなる。irAEは，全身のあらゆる組織・臓器で発現する可能性がある（図5）。その発現場所や時期などを予測することは極めて困難なため，**多職種によるモニタリングとサポート**が必要である。今後は，効果や副作用予測のためのマーカー同定が望まれる。

図3　免疫チェックポイント阻害薬の働き

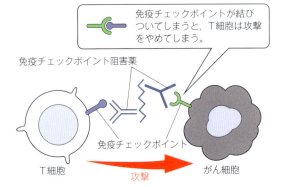

正常時には，T細胞はがん細胞を攻撃する。しかし，免疫チェックポイントが結びついてしまうと，T細胞は攻撃をやめてしまう。そこで，免疫チェックポイント阻害薬を投与すると，免疫チェックポイント同士は一度は結びつくが阻害薬により遮断されて攻撃が可能となる。

図4　免疫チェックポイント阻害薬の種類

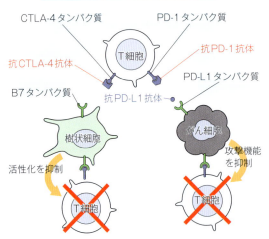

図5　免疫関連有害事象（irAE）

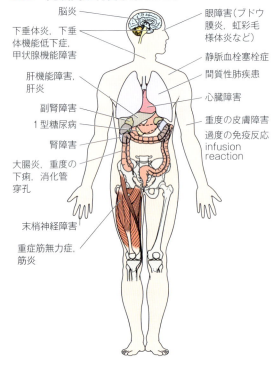

＊irAE：immune-related adverse events

基礎へのフィードバック

がん細胞の特徴

がん細胞が増殖するために必要な10点の特徴を**表2**に示す。これらすべての特徴に関連する遺伝子の変異がわかってきており、各々の特徴に特異的なターゲットとして薬剤開発が進んでいる。

また、これら遺伝子変異を事前に把握することのできる検査として**コンパニオン診断**があり、生物学的製剤をはじめとする分子標的治療薬の効果や副作用を投与前に予測することが可能となっている。

表2　がん細胞の特徴

- がん細胞が増殖し続ける。
- がん細胞の増殖に歯止めがかからなくなる。
- 免疫細胞ががん細胞を排除できなくなる。
- がん細胞が永続的に分裂を起こす。
- 炎症による刺激ががん細胞を増殖させる。
- がん細胞が臓器内外へ浸潤・転移する。
- がん細胞に栄養を届ける血管が増える。
- 遺伝子が不安定化する。
- がん細胞にアポトーシスが起こりにくくなる。
- がん細胞が細胞増殖に有利な方法でエネルギーを産生する。

（文献3を基に作成）

補足

ホルモン療法の活用

乳がんや子宮体がんでは女性ホルモンであるエストロゲン、前立腺がんでは男性ホルモンであるアンドロゲンの作用により、がん細胞の増殖が促進される場合がある。この場合、ホルモンの分泌や働きを抑える治療法として**ホルモン療法**がある。

取り扱い上の注意

■ 副作用マネジメント

一般薬は、効果と有害事象を発現する血中濃度の差が大きく、治療域が広い。一方で、殺細胞性抗がん薬では、効果と有害事象を発現する治療域と副作用域が近接していることが多い（**図6**）。

がん治療においては副作用をコントロールしながら治療の継続を図ることが多いため、薬剤師は肝・腎機能の影響など薬物動態と支持療法の知識を活かして、副作用による患者の苦しみを可能な限り軽減させることが求められる。

図6　一般薬と殺細胞性抗がん薬の投与量－作用曲線

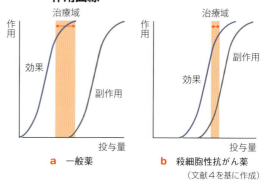

a　一般薬　　b　殺細胞性抗がん薬

（文献4を基に作成）

2　化学療法とレジメン

- がん治療は、手術療法、放射線療法、化学療法の3大療法を基本とし、またこれらを組み合わせた集学的治療として実施する
- レジメンとは、がん薬物療法の時系列的な治療計画書である。これを用いて過誤を排除したり、標準的な化学療法を実施することを目的として活用される

がん治療は、**手術療法**、**放射線療法**、**化学療法**の3大療法を基本とする。またこれらを組み合わせた**集学的治療**として実施する。本項では、化学療法について概説する。

化学療法

手術療法や放射線療法のみでは、すべてのがん細胞が取り除けないと考えられる場合、化学療法が用いられる。一部のがん種においては、抗がん薬による化学療法が非常に効果的で、治癒が期待できるものもある。しかし、いまだに

多くのがん種において，遠隔臓器にがん細胞が転移した際には抗がん薬のみで治癒させることは困難である．その場合，化学療法の目的は，延命あるいは症状緩和となる．

薬剤師は現在行われている治療が**治癒を目指した治療**なのか，あるいは**延命・症状緩和を目指した治療**なのかを意識しておく必要がある．また，近年では，生活の質（QOL）を維持するために，がん治療の早期から**緩和ケア**を意識することの重要性が認識されてきている．

がんの経過と治療目的の推移

がんの経過と治療目的の推移を図7に示す．

図7　がんの経過と治療目的の推移

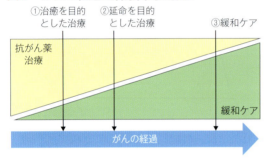

①治癒を目指した治療

治癒が望めるがんでは重篤な副作用が生じても，治療効果を優先し減量・休薬をせずに化学療法を継続する場合がある．十分な支持療法のもとで化学療法を行い，**可能な限り治療強度を維持することで根治の可能性を高める**．

②延命・症状緩和を目指した治療

延命や症状緩和を目指した治療では，適切なタイミングで減量・休薬を行いつつ，**副作用を抑えながら患者の希望や生活環境を考慮**して化学療法を継続することが望まれる．

③緩和ケア

緩和ケアとは患者と家族の痛み，身体的・心理社会的・精神的な問題を早期に同定し適切に評価・対応することを通して，苦痛を予防し緩和する取り組みである．緩和ケアでは，患者と家族のQOLを改善することを目的としている．終末期だけでなく，**治療の初期段階から治療と並行して積極的に行われる**必要がある．

> **補足**
> **Gompertz（ゴンペルツ）の腫瘍増殖曲線**
> がん増殖の増殖曲線はS字曲線を描くことが知られている（図8）．腫瘍量が増大してくると，細胞死が増加して腫瘍内への栄養供給が悪化する．また，細胞分裂は減少し，増殖速度は鈍化すると推測されている[5]．
> 臨床検出段階ではすでにおよそ10^9個のがん細胞の蓄積があり，氷山の一角として認められている状態である．そのため，腫瘍細胞を限りなくゼロに近づけるには，集学的治療が必要とされる．

図8　ゴンペルツの腫瘍増殖曲線

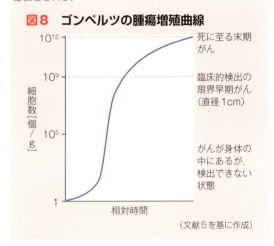

（文献5を基に作成）

レジメン管理

レジメンとは，がん薬物療法における抗がん薬や希釈液，使用する輸液，支持療法薬の各薬剤と投与に関する時系列的な治療計画書のことである．レジメンには，注射剤だけでなく，内服薬も含めたすべての薬剤の投与量や投与方法，点滴速度，投与順序，必要器具（フィルター）の有無，休薬期間，製剤の安定性などの情報が記載される．

レジメン登録の際は有効性と安全性の面から，

＊QOL：quality of life

医師，薬剤師，看護師などの多職種を含めて審議される。レジメンは過誤を排除したり，標準的な化学療法を実施することを目的として活用される。

■ 抗がん薬処方を受けた際の鑑査項目

抗がん薬処方時には**表3**の内容を鑑査する。**表3**の項目について，胃がんのNivo＋FOLFOX療法を例にポイントを解説する（**図9**）。

表3　鑑査項目

①レジメンとの適合（がん種，レジメン名，適応分類含む）
②患者の身長，体重から算出した投与量の適切性
③投与方法の適切性（投与手技，投与時間，投与順序，溶解方法，希釈方法，必要器具の種類などを含む）
④投与間隔や休薬期間の適切性
⑤支持療法の適切性
⑥累積投与回数・投与量
⑦臨床検査値
⑧アレルギー・副作用歴の有無
⑨前治療歴

図9　Nivo＋FOLFOX療法におけるレジメンの確認ポイント

がん種	HER2陰性の切除不能な進行再発の胃がん食道胃接合部がん	レジメン名	Nivo＋FOLFOX	適応分類	進行・再発がん
使用抗がん薬など（一般名で記入）	ニボルマブ	オキサリプラチン	レボホリナートカルシウム	フルオロウラシル（ボーラス）	フルオロウラシル（46時間持続投与）	インターバル日数 14日
1日投与量	240mg/body	85mg/m²	200mg/m²	400mg/m²	2,400mg/m²	総コース数（予定）PDまで
投与スケジュール	day1	day1	day1	day1	day1	

①がん種　①レジメン名　①術前，術後補助療法，進行・再発など
②投与量
③順序　③手技　③速度・時間　③器具
④休薬期間

投与順序	商品名	投与量	単位	手技	投与ルート	点滴時間・速度	器具	day(1)	day(…)	day(14)
1	生理食塩液	20	mL	中心静脈注射（埋込みカテーテル）	ポート	ルートキープ		10:00		
2	オプジーボ®点滴静注	240	mg/body	中心静脈注射（埋込みカテーテル）	ポート	30分	フィルター	10:00		
	生理食塩液	50	mL							
3	生理食塩液	50	mL	中心静脈注射（埋込みカテーテル）	ポート			10:30		
	フラッシュ用									
4	パロノセトロン静注	0.75	mg/50mL	中心静脈注射（埋込みカテーテル）	ポート	15分		11:00		
	デキサート®注射液	9.9	mg							
5-1	レボホリナート点滴静注用	200	mg/m²	中心静脈注射（埋込みカテーテル）	ポート	2時間		11:15		
	生理食塩液	250	ml							
5-2	オキサリプラチン点滴静注液	85	mg/m²	側管（点滴静注）	ポート	2時間		11:15		
	5％糖液	250	ml							
6	フルオロウラシル注	400	mg/m²	中心静脈注射（埋込みカテーテル）	ポート	5分		13:15		
	生理食塩液	50	ml							
7	フルオロウラシル注	2,400	mg/m²	中心静脈注射（埋込みカテーテル）	ポート	46時間	携帯型ディスポーザブル注入ポンプ	13:20		
	生理食塩液	フルオロウラシル投与量に準じた希釈液量								

⑤支持療法　⑥希釈液　同時投与

7章　医薬品の調製

①レジメンとの適合
　「Nivo＋FOLFOX療法」(図9)は進行・再発の胃がんの化学療法である。

②投与量
　投与量は，体表面積や体重を用いて算出する薬剤と固定用量の薬剤がある。

③投与方法
　オーダの投与方法とレジメンで規定されている投与方法の確認を行う。特に，図9のようにオキサリプラチンは錯化合物であり，塩化物含有液で分解するため生理食塩液ではなく，ブドウ糖輸液で希釈する。また投与時の器具としてニボルマブ（遺伝子組換え）投与時はフィルターを使用し，フルオロウラシル投与時は携帯型ディスポーザブル注入ポンプを使用する。携帯型ディスポーザブル注入ポンプについてはp.287を参照してほしい。

④投与間隔や休薬期間
　図9のレジメンの休薬期間は14日であるため，前回治療日からの投与期間を確認する。

⑤支持療法
　図9のレジメンの催吐リスクは中等度であるため，適切な支持療法（制吐薬）であるか確認する。

⑥累積投与回数・投与量
　図9のレジメン内で使用する薬剤に累積投与回数・投与量の規定のある薬剤はない。図9のレジメン内で使用するオキサリプラチンは，急性・慢性（蓄積性）の末梢神経障害を生じることで代表的な薬剤である。慢性の末梢神経障害は累積投与量に依存しており，$850\,mg/m^2$でおよそ10％，$1,020\,mg/m^2$でおよそ20％に認められたと報告されている[6]。

⑦臨床検査値
　投与時の臨床検査値を確認し，骨髄機能，腎・肝機能などを確認する。その他レジメンや薬剤に応じて必要な検査の確認を行う。図9のレジメンでは免疫チェックポイント阻害薬であるニボルマブを使用しているため，irAE早期発見のための検査を定期的に実施することが望ましい。

⑧アレルギー・副作用
　抗がん薬のなかで，特にオキサリプラチン，パクリタキセル，シスプラチン，カルボプラチンは，厚生労働省から**アナフィラキシーショック**の頻度が高い推定原因医薬品として挙げられている。オキサリプラチンにおいては蓄積性の過敏症を起こしうることが知られており，投与6～7回目以降に急増するとする報告が多いため注意する必要がある。原則として過敏症発症した場合の再投与は行われない[7]。

⑨前治療歴
　レジメンや薬剤によって，がん種ごとの治療の位置付けが存在する。例えば「本剤の一次治療における有効性および安全性は確立していない」と添付文書などに記載されている場合がある。薬剤の位置付けにおいては医療の進歩と並行して変化していくため，常に最新の医薬品情報の更新が必要である。

補足
催吐リスク

抗がん薬，レジメンに応じた吐き気の出現頻度を表す，催吐リスク分類がある（**表4**）。催吐リスクに応じた制吐薬が推奨されているため，最新のガイドラインを参考に確認する。

表4 催吐リスク（頻度）

薬剤	高度（90％以上）	中等度（30〜90％）	軽度（10〜30％）	最軽度（10％以下）
多元受容体作用抗精神病薬（MARTA）＊	○	−	−	−
ニューロキニン（NK1）受容体拮抗薬	○	（○）	−	−
5-HT$_3$受容体拮抗薬	○	○	−	−
副腎皮質ホルモン	○	○	○	−

※糖尿病の既往に注意する。

（文献8を基に作成）

レジメンの名前の由来

主に使用される薬剤の頭文字をとって，レジメン名が決められることが多い（図10）。

図10 レジメンの名前の由来

Nivo＋FOLFOX療法
- Nivo：ニボルマブ
- F：フルオロウラシル
- FOL：レボホリナートカルシウム（ロイコボリン）
- OX：オキサリプラチン

3 調製環境と安全キャビネット

POINT
- 抗がん薬の調製は，ほかの業務から隔てられた専用の区域で行う
- 無菌調製に準じた清潔な環境とともに，医療従事者が抗がん薬に曝露しない作業環境を整える必要がある
- 環境整備のためには，設備や用具の目的や正しい使い方を理解する
- 抗がん薬以外の無菌調製と調製時に使用する器具に違いがある
- 生物学的安全キャビネット（BSC）とクリーンベンチでは構造的な違いがある

調製室

抗がん薬の調製は，ほかの業務から隔てられた専用の区域で行う。無菌調製に準じた清潔な環境とともに，医療従事者が抗がん薬に曝露しない作業環境を整える必要がある。

調製室内の空気が抗がん薬のエアゾルにより曝露された場合にはほかの部屋への流出・拡大を防ぐため，周りの環境から陰圧となるよう空調は**独立空調**とする。また，**HEPAフィルター**を利用し，**ISOクラス7**以上の清浄度環境であることが望ましい。

なお，抗がん薬が人体に付着したときは直ち

＊MARTA：multi-acting receptor-targeted antipsychotics ＊BSC：biological safety cabinet
＊ISO：International Organization for Standardization ＊HEPA：high efficiency particulate air filter
＊RB：regular bevel ＊SB：short bevel

に洗浄できるよう，洗眼も可能なハンズフリーの流し台を備えておく．

作業環境

抗がん薬以外の無菌調製と調製時に使用する器具に違いがある．基本的な調製に必要な器具の詳細は p.259 ～『無菌調製』を確認してほしい．本項では抗がん薬調製に必要な器具を紹介する．

■ シリンジ・注射針

シリンジは，ディスポーザブルの**ルアーロックタイプ**のシリンジを利用する（**図11a**）．ルアーチップタイプ（**図11b**）のシリンジは注射針の脱落が起きた場合，薬液の汚染を起こす可能性があるため抗がん薬の調製には適さない．注射針はシリンジ内圧が高くなることを避けるため，18～21Gを使用する．アンプルを調製する場合はアンプルカット時のガラス細片の混入を防ぐため，**フィルター針**などを使用するのが望ましい．

注射針は，刃先角度が約12度で刃面長の長い**RB針**，刃先角度が約18度で刃面長の短い**SB針**の2つに大別される（**図12**）．薬液漏出防止のためには，SB針を用いるとよい．

■ 作業用シート

作業用シートは安全キャビネットの作業場所に敷き，薬液の飛沫やこぼれた薬液を補足するために用いる（**図13a**）．シートの表面は吸水性の素材で，裏面は薬液を透過させないプラスチックフィルム製の滅菌ドレープを使用する（**図13b**）．調製時，シートに薬液がこぼれた際には，速やかに新しいシートと交換する．

図11 ディスポーザブルシリンジの種類

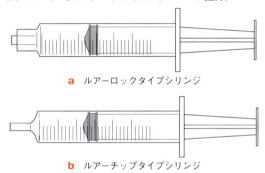

a ルアーロックタイプシリンジ

b ルアーチップタイプシリンジ

図12 注射針の種類

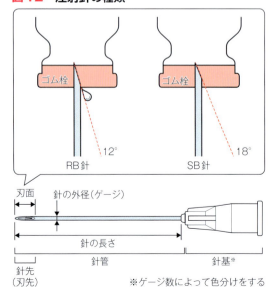

※ゲージ数によって色分けをする

> **補足**
> **注射針の規格と注射部位**
> 規格（ゲージ）が大きくなるほど注射針の外径が小さくなる（**表5**）．

表5 注射針の規格と用法

ゲージ[G]	外径[mm]	主な用法
26	0.45	皮内注射
25	0.5	皮下注射
24	0.55	皮下注射
23	0.6	皮下注射，筋肉内注射，静脈内注射
22	0.7	RB：油性薬剤筋肉内注射 SB：静脈内注射
21	0.8	－
20	0.9	輸血（細）
19	1.1	輸血（太）

（文献9を基に作成）

図13 作業用シート

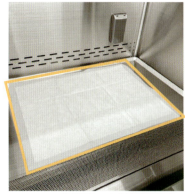
a 作業用シートの設置

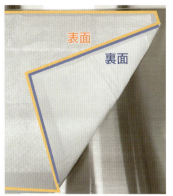
b 作業用シートの表裏

図14 スピルキット

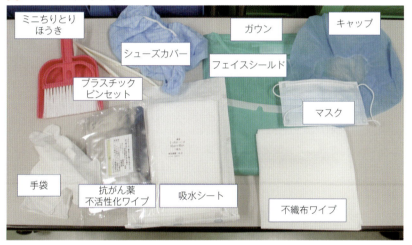

■ スピルキット

　スピルキットは抗がん薬の飛散や漏出が発生した場合，薬液の汚染拡大を防止し処理作業者の曝露を抑えるための処理用具をまとめたセットである（**図14**）。調製を行う作業場所にはスピルキットを常備し，即時対応可能としておく。セット内容は，ガウン，保護メガネ，キャップ，フィルターマスク，手袋，吸収シート，廃棄物袋などである。

安全キャビネット（BSC）

　安全キャビネットは**クラスⅠ**，**クラスⅡ**，**クラスⅢ**に大別されている（**表6**）。抗がん薬の調

表6 安全キャビネットのクラス分類

クラス分類	特徴
クラスⅠ	作業者への被ばく・感染防止の性能は良好である。しかし，構造上キャビネット内には外部微生物が混入するので，無菌操作を必要としない作業に適している。
クラスⅡ	作業者への被ばくおよび感染防止とキャビネット内の高清浄度の性能を併せもち，無菌操作を行えるため利用範囲が広い。
クラスⅢ	最高危険度の生物材料を取り扱うことが可能であり，信頼性が最も高い。ただし，密閉型のため操作性はかなり制限される。

（文献9を基に作成）

＊BSC：biological safety cabinet

製においては，無菌的な環境を保ちつつ，調製者の曝露防止と調製環境の汚染防止のために**クラスⅡ以上**の安全キャビネットの設置が必要である。また，クラスⅡの安全キャビネットは，気流方式や構造の違いにより**タイプA**と**タイプB**に分類される（**表7**，**図15**）。

クラスⅡタイプA1は，排気設備の不具合や屋外の気象状況などに関係なく，常に安定した気流バランスが得られる[9]。

クラスⅡタイプA2・B1・B2は，HEPAフィルターで濾過した空気を排気装置により屋外へ排気する。循環気率および屋外排気率の比率の差によりさらにA2，B1，B2に分類される[9]。また，これらのタイプにおいては，排気装置が正常に作動することが重要である。排気ファンが正常に作動しないとキャビネット周囲へ逆流が起こり，汚染空気が室内に放出される危険性がある。従って，排気の異常警報が鳴った場合は直ちに面前のガラス戸を下ろして汚染が広がらないようにし，警報が解除されるまでの間は使用しない[9]。

抗がん薬の調製にはクラスⅡB2の室外排気型，またはクラスⅢ（アイソレータ）を推奨する。クラスⅡB2の安全キャビネットは，キャビネット内のエアーバリアで内部の汚染空気が調製者側に流れ出るのを遮断しており，かつ安全キャビネッ

表7　安全キャビネットクラスⅡの分類

分類	吸気流平均風速	給気エアー	排気エアー	排気エアーの循環気率	排気エアーの排気率	排気方法
タイプA1（図15a）	約0.4m/秒以上	HEPAフィルターを通過した無菌ラミナーフローである。	汚染空気はHEAPフィルターを通して一部は給気へ循環し，一部は排気される。	約70%	約30%	室内換気（室外換気も可）
タイプA2（図15b）	約0.5m/秒以上			約70%以下	約30%以上	室外換気（陰圧ダクト方式）
タイプB1	約0.5m/秒以上			約30%	約70%	
タイプB2（図15c）			汚染空気はHEAPフィルターを通してすべて排気される。	0%	100%	

（文献9を基に作成）

図15　安全キャビネットクラスⅡの構造

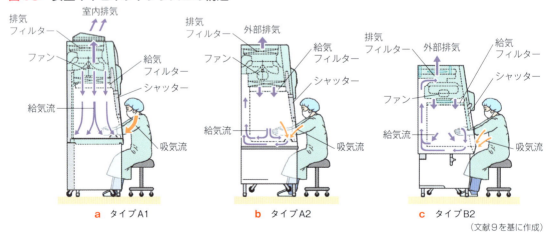

a　タイプA1　　b　タイプA2　　c　タイプB2

（文献9を基に作成）

用語解説　HEPAフィルター　空気あるいは排気中に含まれる微粒子を高性能で捕集するフィルターである。一般には定格風量に対し，粒径0.3μmのジオクタルフタレート粒子を99.97%以上の効率で捕集するものをいう[9]。

ト内の空気は吸引後にHEPAフィルターを通して排気される。そのため，キャビネット内はキャビネット外に比べて陰圧状態であり，調製者を曝露から守り，外部環境への汚染の流出を最小限にとどめている。また，安全キャビネット内の給気は，HEPAフィルターを通した清浄空気でありキャビネット内を無菌状態に保っている。

■ 安全キャビネットとクリーンベンチの相違

クリーンベンチは，装置外からの異物の混入を防ぐために内部を陽圧にして無菌環境を提供する。このユニットは調製者に風流が向かって出ていくため，薬剤の無菌性は保たれるが，調製者やほかの医療従事者へ曝露を拡大させる。このため，クリーンベンチは抗がん薬の調製に使用してはならない。クリーンベンチの詳細はp.256～『無菌調製』を確認してほしい。

> **補足**
> **安全キャビネットの選択**
> 適切な調製を行っても，抗がん薬による安全キャビネット内の汚染を完全になくすことは難しい。そのため適切な設備だけでなく，調製手技や知識，清掃についての理解も重要である。また，一部の抗がん薬では揮発性が高いため，エアロゾルとして飛沫後に常温で気化し，HEPAフィルターを通過する可能性がある。循環型の安全キャビネットでは調製者が曝露する危険性があるため，可能な限り外排気型の安全キャビネットを使用する。

4 抗がん薬調製時の個人防護具・閉鎖式接続器具

POINT
- 個人防護具とはガウン，手袋，眼・顔面防護具（サージカルマスク，保護メガネ，フェイスシールド），キャップなどを指す
- 曝露から自身を守り，汚染拡大を防止するために個人防護具の適切な脱着方法を把握する

個人防護具(PPE)

個人防護具とはガウン，手袋，眼・顔面防護具（サージカルマスク，保護メガネ，フェイスシールド），キャップなどを指す（**図16**）。

■ ガウン

ガウンは，調製者の身体や衣服への抗がん薬の飛沫汚染を防止するために着用する。ガウンは**表8**の条件を満たすものを選択する。薬剤が多く付着したときには，速やかに新しいものと交換する。

■ 手袋

手袋は皮膚への接触を防止する目的で使用する。手袋の素材は**ニトリル製**，**ラテックス製**，**クロロプレン製**のものを使用する。パウダーフリー

図16 個人防護具

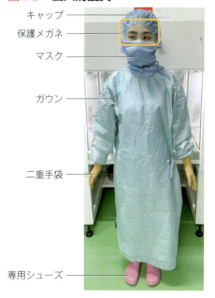

キャップ
保護メガネ
マスク
ガウン
二重手袋
専用シューズ

*PPE：personal protective equipment

の手袋が推奨される。パウダー付き手袋を使用した場合，調製後の薬剤にパウダーが混入してしまうリスクがあるだけでなく，パウダーが抗がん薬を吸収することで曝露汚染を拡大する原因となる。

手袋は浸透や破損による曝露防止だけでなく，作業終了時に安全に装備を解くために二重に装着する（図17）。手袋に破損や汚染が生じた場合は速やかに交換する。また，時間経過に従って手袋の薬剤透過性が増すことによる曝露や，手袋に付着した薬剤からの間接的な曝露拡大を抑えるため，破損や汚染がない場合でも一定時間で交換することが望ましい。

> **補足**
> **手袋交換のタイミング**
> グローブの透過性を調査した研究結果では，薄い材質より厚い材質，ラテックス製よりニトリル製，接触時間が長いより短いほうが透過性が低いことが示されている[9]。このことから，ニトリル製のグローブを30〜60分で交換することが推奨される。

表8 ガウンの条件

- ディスポーザブル製品である。
- 背開きマスク付きである。
- 長袖で袖口がある。
- 袖口の上に手袋が被せられる形状である。
- 前面と両腕に薬剤不透過処理が施されている。

■ キャップ

頭髪を薬剤の飛沫より保護し，また調製室内に毛髪を落とさないために用いる。頭髪が完全に覆えるディスポーザブルのものを使用し，着用の際は毛髪をすべてキャップ内に収めるようにする。

■ 保護メガネ

保護メガネには，目を薬剤の飛沫から保護するための**防塵用保護メガネ**，**ゴーグル**，ディスポーザブルの**透明プラスチック製フェイスシールド**がある。マスクなども併せて使用し，目および顔面を保護する（図18）。

■ マスク

マスクは，抗がん薬の直接的な接触を防止するために使用する。毒性の強い抗がん薬を調製するときは，結核患者に対するときに適応される**N95規格**を満たすものが望ましいが，密閉性が高いため着用時の呼吸困難感を伴う。そこで，サージカルマスクの上にガウンのマスクを重ねて使用する方法が推奨される（図19）。

閉鎖式接続器具（CSTD）

閉鎖式調製器具とは，薬剤を調製・投与する際に外部の汚染物質がシステム内に混入するこ

図17 手袋の装着

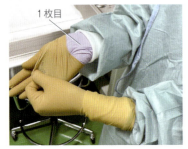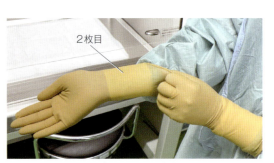

二重に装着する際には，色違いの手袋を使用するとピンホールや破損が見つけやすくなる。

> **用語解説 N95規格マスク** N95規格マスクはウイルスを含んだ飛沫の侵入を防ぐことができる（$0.3\mu m$の微粒子を95％以上捕集する）高性能なマスクを指す。医療現場では主に空気感染源を捕集し，着用者の呼吸器感染のリスクを低減する目的で使用される。

＊CSTD：closed system drug transfer device

とや液状・気化・エアロゾル化した抗がん薬が外に漏れ出すことを防ぐ構造を有する器具である。調製の場面では抗がん薬を封じ込め，投与の場面では拡散を防ぎ，人および環境への汚染を防止するために有効である。

調製時に使用する器具は，**機械式**と**フィルター式**に大別される。バイアル内外の差圧調節機構を有することにより，薬剤の飛散などを防止する（**図20**）。調製者の技術差に左右されることなく，リスクを低減させることができる。CSTDは

図18　保護メガネの装着

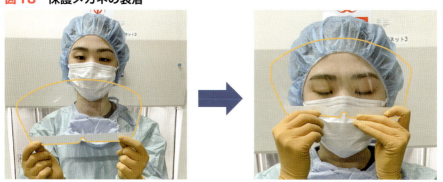

保護メガネは1枚目のマスク上に重ね，鼻の部分が密着するように装着する。

図19　マスクの着用

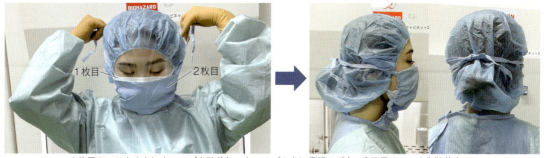

1枚目のマスクの上にキャップを装着し，キャップの上に保護メガネ，2枚目のマスクを装着する。

図20　調製時に使用するCSTD

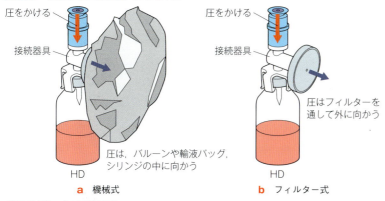

a　機械式　　　　　　　　　　b　フィルター式

差圧をバルーンで調整する。

（文献9を基に作成）

＊HD：hazardous drugs

HDの調製において安全キャビネットの代用にはならないが，安全キャビネット内で使用することにより汚染を低減できる。

調製時・投与時の手順をケモセーフロック®を例に**図21，22**に示す。

図21　CSTDを活用した調製の手順

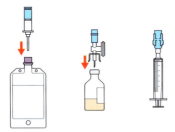
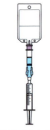

a　バッグスパイク，バイアルアダプター，コネクター（オス）を，それぞれ輸液剤容器，薬剤バイアル，シリンジに装着する。

b　バッグスパイクとシリンジを接続し，必要量の輸液を採液する。

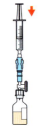
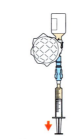
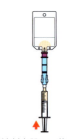

c　溶解液を薬剤バイアルに混注する。薬剤バイアルを振盪する。

d　薬剤バイアルからシリンジに薬液を採液する。

e　輸液剤容器に，薬剤入りシリンジを接続し，混注する。

（文献10を基に作成）

図22　CSTDを活用した投与時の手順

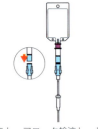
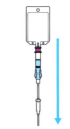

a　ケモセーフロック輸液セットのコネクターと輸液剤容器のバッグスパイクを接続する。

b　輸液セットをプライミングし，前投薬を投与する。

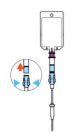
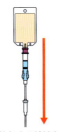
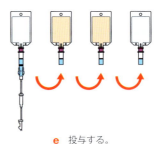

c　コネクターのロック解除部を押して接続をはずす。

d　次に投与する輸液剤容器のバッグスパイクを接続する。

e　投与する。

（文献10を基に作成）

5 携帯型ディスポーザブル注入ポンプ

- 注射剤の投与の際に使用するポンプには，大きく分けてディスポーザブル（使い捨て）ポンプと機械式のポンプがある
- ディスポーザブルポンプは機械式ポンプと比べて流量制度が低く，各種設定変更ができないなどの短所がある．一方で，機械式ポンプのようにポンプ本体の初期費用がかからず，品番で選定でき，操作が簡単であることから，抗がん薬の長時間投与や疼痛緩和の現場でディスポーザブルポンプが使用される

携帯型ディスポーザブル注入ポンプは，自宅でも薬液の注入が可能な医療器具である．電源や点滴ポールを使用せず，主に在宅や外来治療の現場で疼痛緩和や抗がん薬の投与に用いられる．本項ではインフューザーポンプを例に解説する（図23，24）。

図23 インフューザーポンプの構造（バクスターインフューザー）

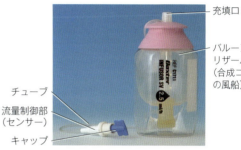

（バクスター・ジャパン株式会社から許諾を得て転載）

図24 インフューザーポンプの使用方法

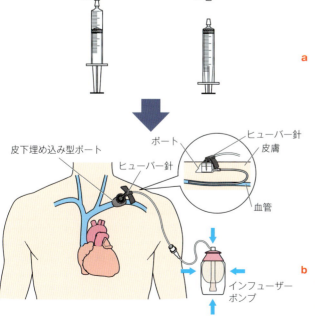

a 合成ゴムから作られたバルーンリザーバーへ薬液を混注する。

b 皮膚埋め込み型ポートを皮膚の下に埋め込んでヒューバー針で接続する。バルーンリザーバーの陰圧を利用し，インフューザーポンプ内の充填薬液を持続投与する。

（文献11を基に作成）

7章 医薬品の調製

287

6 抗がん薬の調製手順

- 抗がん薬の調製では，抗がん薬の正しい取り扱いと調製者の安全確保が特に重要である

1 作業準備 動画1

① 個人防護具，作業用シート，注射シリンジ，針などの必要な器具を準備する。
② 手指を逆性石けんなどで十分に洗浄・消毒する。
③ 個人防護具を装着する。調製者への曝露防止と汚染の拡散防止のためのガウンテクニックは，動画1 を確認してほしい。
④ 調製作業開始前に安全キャビネット内を消毒用アルコールで清拭する。
⑤ シリンジや注射針を包装から取り出す際には，筒先や注射針の接続部分が汚染されないように開封する。

2 溶解液採取 動画2

① 溶解液または希釈液を準備する。溶解液の指定がない場合は，希釈液の一部を溶解液として利用する。
② 溶解液バイアル，もしくは希釈液のゴム栓部分をアルコールで消毒する。
③ 必要分の溶解液をシリンジに抜き取る。

3 抗がん薬バイアルの取り扱い 動画3

① 溶解用の抗がん薬を用意する。溶解液採取後のシリンジを垂直に針刺する。
② 陰圧操作を行い，抗がん薬バイアルへ溶解液を注入する。
③ 溶解液添加後，バイアルとシリンジを固定したまま，ゆっくりと振盪し薬剤を溶解する。溶解性の悪い薬剤の場合は，注射針を抜いてから振盪することも可能である。
④ 振盪後は薬剤が完全に溶解しているかを確認する。また，コアリングや異物が混入していないか確認する。
⑤ 溶解後バイアルから薬液を採取する。採取薬液量よりやや少ない量のエアーをあらかじめシリンジ内に入れておき，少量の薬液をシリンジ内に引く。シリンジ内のエアーを，バイアル内に圧力差に任せて戻す。この操作を繰り返し，必要量の薬液をシリンジ内へ採取する。
⑥ 薬液採取終了の際は，バイアル内をやや陰圧に保ち注射針を抜く。バイアル内を陽圧にしたまま注射針を抜くと，エアロゾル発生のおそれがあるため注意する。

4 薬液量の確認・希釈 動画4

① シリンジ内に余分なエアーや気泡がないかを確認する。気泡があった場合，シリンジの側面を指で弾いて先端に気泡を集め排出する。
② 希釈液を用意し，ゴム栓部分を消毒する。
③ 薬液採取後のシリンジの注射針を希釈液バッグの指定箇所に針刺する。溶解液と希釈液が同一の場合は，針刺箇所が同じ箇所にならないよう注意する。
④ 希釈液へ薬液注入後，希釈液バッグ内のエアーを吸引して針を抜く。
⑤ 調製後希釈液のゴム栓をアルコールで消毒し，封をする。

5 作業終了 動画5

① 安全キャビネット内の器具を適切に廃棄する。
② 安全キャビネット内を水拭き後，アルコール清掃する。
③ 個人防護具を適切に取りはずし，廃棄する。
④ 手指を逆性石けんなどで十分に洗浄・消毒する。

臨床に役立つアドバイス

抗がん薬の薬剤特性

抗がん薬のなかには，製剤的特徴や添加物などが調製に影響を与える薬剤がある。抗体製剤では凝集・泡立ちが生じやすくなっていることや，粘度が高い薬剤，調製後の薬剤安定性が短い薬剤，アルブミンを添加剤として使用している薬剤などがある。各々の薬剤特性に応じた調製が求められる。薬剤添付文書の「適用上の注意」の項を理解しておくことが重要である。

7 抗がん薬曝露とその対策

- 抗がん薬による曝露の機会は，抗がん薬の保管・調剤・開封・調製・運搬・投与管理・廃棄・清掃，投与された患者の体液や排泄物の取り扱いなど多岐にわたる
- ヒエラルキーコントロールに基づいたリスクマネジメントが重要である

抗がん薬曝露

抗がん薬はその高い細胞毒性から，健康人に作用すれば造血器障害や消化器障害などの**急性毒性**を引き起こす。また，相当な期間を経てからの悪性新生物の罹患，次世代への生殖遺伝毒性などのリスクを有することが知られている。

そのため，取り扱う医療従事者に健康への被害をもたらす，あるいはもたらす疑いのある医薬品のことを **hazardous drugs（HD）** という。

■ hazardous drugs（HD）

表9の6つの項目のうち，1つ以上に該当する薬剤をHDという。

表9 HDの特徴

- 発がん性
- 催奇形成または発生毒性
- 生殖毒性
- 低用量での臓器毒性
- 遺伝毒性
- 上記基準によって有害であると認定された既存の薬剤に類似した化学構造および毒性プロファイルを示すもの

補足

HDマーク

『がん薬物療法における職業性曝露対策ガイドライン2019年版』[12] では，HDを表すシンボルマークとして，HとDの文字をモチーフとしたHDマークを提唱している（図25）。

図25 HDマーク

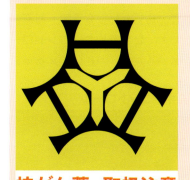

（文献12から引用）

補足

HD，毒薬・劇薬，毒物・劇物，ハイリスク薬の定義

毒薬・劇薬は「医薬品，医療機器等の品質，有効性及び安全性の確保等に関する法律」[13]で定義されるものであり，毒性あるいは激性が強いものとして厚生労働大臣が指定する医薬品のことである（**表10**）。

毒物・劇物は「毒物及び劇物取締法」により定義され，医薬品としての毒薬・劇薬とは異なる[15]。

ハイリスク薬はその使い方を誤ると患者に被害をもたらすため，特に安全管理が必要な医薬品の総称として，主に薬剤師の業務において用いられる用語である。

表10 毒薬・劇薬指定基準

①急性毒性（概略の致死量：mg/kg）が次のいずれかに該当するもの。

	経口投与	皮下投与	静脈（腹腔）内投与
毒薬	30 mg/kg以下	20 mg/kg以下	10 mg/kg以下
劇薬	300 mg/kg以下	200 mg/kg以下	100 mg/kg以下

②次のいずれかに該当するもの。なお，毒薬または劇薬のいずれに指定するかは，その程度により判断する。
- 原則として，動物に薬用量の10倍以下の長期連続投与で，機能または組織に障害を認めるもの。
- 通例，同一投与法による致死量と有効量の比または毒性勾配から，安全域が狭いと認められるもの。
- 臨床上中毒量と薬用量が極めて接近しているもの。
- 臨床上薬用量において副作用の発現率が高いものまたはその程度が重篤なもの。
- 臨床上蓄積作用が強いもの。
- 臨床上薬用量において薬理作用が激しいもの。

（文献14を基に作成）

ヒエラルキーコントロール

労働者に影響を与えるすべての労働環境下において，労働災害，病気，死亡を予防・回避するための概念として，**ヒエラルキーコントロール**を設定している（**図26**）。これはリスクマネジメントの概念でもあり，インシデントを回避し，安全衛生のリスクを最小限に抑えるか，または排除する方法である。

効果の高いとされる階層から低いとされる階層があり，現在HDの曝露対策には効果が高い

図26 ヒエラルキーコントロール

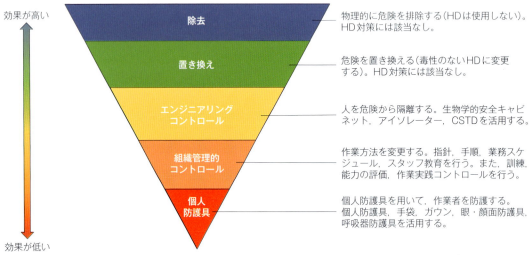

（文献16を基に作成）

とされる除去や置き換えは存在しない。

清掃

　安全キャビネット使用前と使用後で日常的な清掃を行っていても，微量の抗がん薬の検出が認められることがあり，抗がん薬の曝露を完全にゼロにすることは不可能である。日々の清掃に加え，**分解薬**を用いた清掃を行うことによって，よりリスクの低減化が可能とされている。各社さまざまな製品を取り揃えているが，代表的なものとして次亜塩素酸ナトリウム，チオ硫酸ナトリウム，水酸化ナトリウムの3剤を含浸させたワイプ（トリプルクリン®）やオゾン水を使用した製品などがある。

製薬メーカーによる曝露対策への取り組み

　抗がん薬専用のバイアル外部洗浄機と精製水で，バイアルを洗浄する。洗浄液は洗浄機へ再び灌流させず，施設内で無害化する。

　シュリンク包装（PETフィルムで被覆する）を施すことで，バイアル破損時などのガラス片や薬剤の飛散を防止する。万が一，抗がん薬がバイアル表面に残っていた場合も，バイアル全体をシュリンク包装することにより使用者が直接抗がん薬に触れることを防止できる（**図27**）。

　また，抗がん薬バイアルを封入するための箱は，二重底の個装箱に封入される。これにより，輸送時にかかるバイアルの破損のリスクを軽減している（**図28**）。

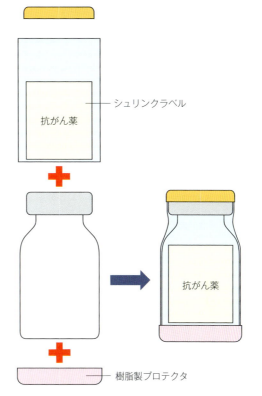

図27　シュリンク包装

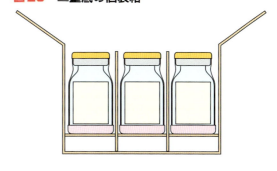

図28　二重底の個装箱

> ### まとめ
> - 殺細胞性抗がん薬，分子標的治療薬，免疫チェックポイント阻害薬について，各々の特徴を説明せよ（☞p.272〜274）。試験
> - レジメンに記載されている項目について説明せよ（☞p.275〜279）。実習 試験
> - 抗がん薬の調製に適切な調製環境，調製器具や手技について説明せよ（☞p.279〜289）。実習
> - 抗がん薬の取り扱いにおける曝露対策について説明せよ（☞p.289〜291）。実習 試験

＊PET：poly ethylene terephthalate

【引用文献】
1) 吉村知哲：がん専門・認定薬剤師のためのがん必須ポイント，第5版，じほう，2023．
2) Lipinski CA, et al. : Experimental and computational approaches to estimate solubility and permeability in drug discovery and development settings. Adv Drug Deliv Rev. 46(1-3) : 3-26, 2001.
3) Hanahan D., et al. : Hallmarks of cancer : the next generation, Cell, 144(5) : 646-674, 2011.
4) 日本臨床腫瘍薬学会 編：臨床腫瘍薬学，第2版，じほう，2022．
5) Norton L : A Gompertzian model of human breast cancer growth. Cancer Res, 48(24) : 7067-7071, 1988.
6) オキサリプラチン点滴静注液50mg/100mg/200mg「サワイ」添付文書・インタビューフォーム（2023年8月改定）．
7) 厚生労働省：重篤副作用疾患別対応マニュアル，2019改定．(https://www.mhlw.go.jp/topics/2006/11/dl/tp1122-1h01_r01.pdf)(2024年7月時点).
8) 日本癌治療学会 編：制吐薬適正使用ガイドライン 2023年10月改訂 第3版，金原出版，2023．
9) 日本病院薬剤師会 監：抗がん薬調製マニュアル 第4版，じほう，2019．
10) テルモ株式会社：ケモセーフロック™システム 使用方法．(https://www.terumo.co.jp/medical/promotion/chemosafelock/01.html(2024年6月時点).
11) バクスター・ジャパン株式会社：バクスターインフューザー 充填方法．(https://www.baxterpro.jp/sites/g/files/ebysai771/files/2023-12/infusor_howto_filling2024.pdf)(2024年6月時点).
12) 日本がん看護学会，ほか 編：がん薬物療法における職業性曝露対策ガイドライン2019年版，第2版，金原出版，2019．
13) 厚生労働省：医薬品，医療機器等の品質，有効性及び安全性の確保等に関する法律．(https://elaws.e-gov.go.jp/document？lawid=335AC0000000145)(2024年1月時点).
14) 厚生労働省：毒薬・劇薬指定基準について，一般用医薬品及び劇薬について，2013.(https://www.mhlw.go.jp/file/05-Shingikai-11121000-Iyakushokuhinkyoku-Soumuka/0000014658.pdf)(2024年1月時点).
15) 厚生労働省：毒物及び劇物取締法．(https://elaws.e-gov.go.jp/document？lawid=325AC0000000303)(2024年1月時点).
16) CDC : Hierarchy of Controls, National Institute for Occupational Safety and Health (NIOSH), About Hierarchy of Controls, 2021.(https://www.cdc.gov/niosh/hierarchy-of-controls/about/index.html#:~:text=The%20hierarchy%20of%20controls%20identifies,exposures%20without%20significant%20human%20interaction.)(2024年6月時点).

【参考文献】
1. 遠藤一司，ほか：抗悪性腫瘍剤の院内取扱い指針 抗がん薬調製マニュアル，第3版，じほう，2014．
2. 日本薬剤師会 編：第十四改訂，調剤指針増補版，薬事日報社，2022．
3. 日本病院薬剤師会学術第3小委員会 編：注射剤・抗がん薬無菌調製ガイドライン，薬事日報社，2008．

索 引

あ

安全キャビネット（BSC）
　………………………………257, 281
安全性検討事項………………10, 21
安全性速報………………………23
安全な血液製剤の安定供給の
　確保等に関する法律…………29
安定化剤………………………173
アンプル…………………199, 218
　──薬の調製方法…………263

い

イエローレター…………………23
イコデキストリン……………211
医師・薬剤師などにより事前に
　作成・合意されたプロトコー
　ルに基づく薬物治療管理……56
一次資料…………………………14
一般名処方………………………48
一包化調剤………………………63
　──に適さない薬剤…………65
遺伝子組換え製剤……………227
異病同治………………………133
医薬品安全性監視活動……10, 21
医薬品安全対策サイクル………10
医薬品安全対策情報（DSU）
　…………………………………23
医薬品・医療機器等安全性情報
　…………………………………23
　──報告制度……………………8
医薬品，医療機器等の品質，
　有効性及び安全性の確保等に
　関する法律…………………4, 28
医薬品インタビューフォーム（IF）
　…………………………………18
医薬品情報……………………14, 197

──データベース………………34
医薬品添付文書…………………15
医薬品等回収関連情報…………23
医薬品の基本情報………………14
医薬品副作用被害救済制度……12
医薬品リスク管理計画（RMP）
　………………………………9, 20
医薬品を特定するための3要素
　…………………………………63
医薬分業……………………3, 27
医療法……………………………4
医療用医薬品添付文書の記載
　の原則…………………………16
医療用医薬品の電子化された
　添付文書の記載の原則………16
医療用麻薬……………………229
院外処方箋………………………36
飲食物に混ぜ込む際に問題と
　なる組み合わせ・その対策
　………………………………117
院内感染対策……………………71
院内処方箋………………………37
インフォームドコンセント
　………………………………7, 225

う・え・お

ウェアリングオフ現象………163
エアシャワー室………………260
エアロゾル……………………181
栄養補給輸液…………………208
エキス顆粒剤…………………138
液体製剤バイアル薬…………265
液滴分散法……………………150
エステル転移…………………151
エリキシル剤…………………119
オーダリングシステム…………34
お薬手帳…………………………81

汚染リスク分類………………255
オブラート……………………116
温感パップ……………………159
オンライン服薬指導………28, 107

か

加圧式定量噴霧吸入器（pMDI）
　………………………………182
カートリッジ…………………201
開通確認シール………………217
外用液剤………………………148
カカオ脂………………………190
化学療法………………………275
かかりつけ薬剤師・薬局機能
　…………………………………28
核医学検査……………………241
覚醒剤…………………………236
　──取締法………………………32
割線……………………………107
過度平衡………………………247
カプセル剤………………………96
　──のサイズ…………………100
ガム剤…………………………103
顆粒剤…………………………110
　──の調剤手順………………112
簡易懸濁法……………………107
丸剤……………………………139
患者のための薬局ビジョン……80
患者副作用報告制度……………9
緩衝剤…………………………173
感染症定期報告制度……………9
含嗽剤…………………………103
眼軟膏…………………………169
漢方薬の剤形…………………130
漢方薬の調剤…………………134
漢方薬の副作用………………139
漢方薬の服薬指導……………138

293

き・く

- 疑義照会……………………53, 78, 104
  - ──内容の記録………………………55
- 企業報告制度…………………………8
- 基剤………………………144, 147, 190
- 希釈散……………………………114, 231
- キット製剤…………………………201
- 吸水クリーム………………………146
- 吸入エアゾール剤…………………182
- 吸入液剤……………………………185
- 吸入器………………………………182
- 吸入剤………………………………181
  - ──の服薬指導……………………186
- 吸入ステロイド薬(ICS)……………187
- 吸入粉末剤…………………………183
- 緊急安全性情報………………………23
- 筋肉内注射…………………………200
- クリーム剤…………………………144
- クリーンベンチ……………………256
  - ──の拭きあげ方…………………262
- グリセロゼラチン…………………191
- クロスコンタミネーション………152

け

- 経口液剤……………………………119
- 計数調剤の流れ……………………104
- 携帯型ディスポーザブル注入
  ポンプ……………………………287
- 経皮吸収型製剤……………………160
  - ──の服薬指導……………………164
- 経皮吸収経路………………………161
- 計量調剤で分割包装した薬剤
  ………………………………………111
- 劇薬……………………………………28
- 血液製剤……………………………222
- 結晶多形……………………………191
- 血漿分画製剤………………………222
- 月齢差…………………………………70
- ゲル剤………………………………146
- 献血…………………………………225
- 減衰表………………………………249
- 検体検査………………………………58
- 懸濁剤………………………………119
- 懸濁性点眼薬………………………169

こ

- コアリング………………200, 218, 264
- 硬カプセル剤…………………………99
- 高カロリー輸液……………………208
- 抗がん薬……………………………272
  - ──の調製手順……………………288
  - ──曝露……………………………289
- 口腔内崩壊錠…………………………98
- 口腔用スプレー剤…………………103
- 甲状腺シンチグラフィ……………244
- 向精神薬……………………………234
- 高度薬学管理機能……………………28
- 後発医薬品……………………………43
- 肛門坐剤……………………………189
- コーティング………………………117
- 個人防護具(PPE)……………………283
- 五大栄養素…………………………261
- 骨シンチグラフィ…………………241
- コミュニケーション…………………79
- コロイド………………………203, 244
- 混合調製手順………………………261
- コンパニオン診断…………………275
- 混和…………………………………114

さ

- 災害処方箋……………………………38
- 再審査制度……………………………9
- 催吐リスク…………………………279
- 再評価制度……………………………9
- 再分散性不良………………………121
- 細粒剤………………………………111
- 作業用シート………………………280
- 錯体…………………………………247
- 坐剤…………………………………189
  - ──の服薬指導……………………191
- 嗄声…………………………………187
- 殺細胞性抗がん薬…………………272
- サリドマイド………………………237
- 散剤……………………………110, 139
  - ──の調剤手順……………………112
  - ──自動分包機……………………115
- 三次資料………………………………14

し

- ジェネレータ………………………246
- 篩過……………………………………66
- しき水………………………………126
- 自己注射……………………………204
- 四診…………………………………131
- 湿潤液化……………………………114
- 自動錠剤分包機………………………64
- 遮光瓶………………………………125
- 遮光袋………………………………125
- シャンプー製剤……………………149
- 習慣性医薬品………………………238
- 腫瘍シンチグラフィ………………243
- 証……………………………………131
- 錠剤……………………………………96
  - ──の分割調剤……………………107
  - ──はさみ…………………………107
  - ──粉砕器……………………………66
- 脂溶性顆粒剤………………………111
- 常煎法………………………………135
- 小児薬用量…………………………113
- 小児への服薬指導…………………117

索引

静脈内注射……………………200
生薬……………………………134
　　――関連製剤……………130
初回通過効果…………………196
耳浴……………………………179
処方鑑査
　　………46, 104, 112, 122, 171, 261
処方権……………………………34
徐放錠……………………………66
徐放性顆粒剤…………………111
徐放性製剤………………………98
処方箋……………………………34
　　――記載事項……………46
　　――の形式………………36
　　――の使用期間…………47
処方薬剤の取り揃え……………62
シロップ剤……………………120
新医薬品の開発プロセス………6
心筋血流シンチグラフィ……241
シングルフォトン放出核種…241
シングルユニット型……………99
人工腎臓用透析液……………211
審査報告書………………………23
親水クリーム…………………146
親水性親油性バランス(HLB)
　　……………………………146
診断用放射性医薬品…………241
シンチグラフィ………………241
浸透圧…………………………206

す・せ・そ

随証治療………………………131
水溶性点眼薬…………………169
スクラブ法………………………72
ステロイドのランク…………155
スピルキット…………………281
製剤量…………………………112

生物由来製品…………29, 224
成分量…………………………112
生理機能検査……………………58
舌下錠…………………………103
切断できない貼付剤…………163
セラチア菌……………………254
煎じ方…………………………135
煎じ薬…………………………136
センチネルリンパ節シンチ
　　グラフィ…………………243
即放性製剤………………………96
側管注法………………………202
ソフトミスト吸入器(SMI)……185

た・ち

短時間作用性抗コリン薬
　　(SAMA)…………………187
短時間作用性β₂刺激薬
　　(SABA)…………………187
タンデム法……………………202
治験………………………………6
腟用坐剤………………………189
チャイルドレジスタンス容器
　　……………………………129
チュアブル錠……………………98
注射剤自動払出装置…………199
注射剤調剤……………………196
注射剤の混合…………………201
注射剤ラベル…………………199
注射針…………………………280
中心静脈栄養注射……………200
潮解………………………………65
調剤………………………………61
　　――過誤…………………67
　　――環境…………………71
　　――鑑査……67, 105, 115, 127, 171
　　――鑑査の手順…………67

　　――管理料………………91
　　――技術料………………90
　　――基本料………………90
　　――事故…………………67
　　――済み処方箋…………84
　　――の流れ………………33
　　――報酬…………………89
　　――録……………………84
　　――録の代用……………86
長時間作用性抗コリン薬
　　(LAMA)…………………187
長時間作用性β₂刺激薬
　　(LABA)…………………187
調製環境………………………256
調製鑑査………………………270
調製室…………………………279
貼付剤…………………………158
　　――の服薬指導…………164
腸溶錠……………………………66
腸溶性製剤………………………97
治療用放射性医薬品…………245

て

手洗い……………………72, 262
ディスポーザブルシリンジ…280
テープ剤………………………158
デバイス………………………182
　　――の選択手順…………186
手袋交換のタイミング………284
手分割自動分包機………………64
電解質の役割…………………214
添加物…………………………173
点眼薬調剤……………………169
点眼薬の院内製剤……………171
点眼薬の服薬指導……………174
電子カルテシステム……………34
電子処方箋………………………42

295

点耳薬調剤……178
点耳薬の服薬指導……179
点鼻薬調剤……176
点鼻薬の服薬指導……177

と

凍結乾燥製剤バイアル薬……266
透析液……211
等張化剤……173
同病異治……133
動脈内注射……200
投与期間に制限のある医薬品……40
投与速度……215
投与日数の確認が必要な医薬品……69
特定生物由来製品……29, 224
　——の施用管理簿……226
特定保険医療材料料……92
毒薬……28
　——・劇薬指定基準……290
ドライシロップ剤……120
ドライパウダー吸入器(DPI)……183
トレーシングレポート……81
トローチ剤……103

な・に・ね・の

内服処方箋……37
内用液剤……119
　——調剤の流れ……122
　——の配合変化……121
軟カプセル剤……99
軟膏剤……144
　——の混合調剤手順……151
軟膏調剤・製剤ミキサー……153
二次資料……14

二重ドア構造……260
乳剤……119
乳鉢……66
乳棒……66
認定薬局制度……28
ネブライザー……185
粘稠剤……173
脳血流シンチグラフィ……242

は

ハードファット……191
バイアル……199
　——薬の調製方法……263
配位子……247
バイオアベイラビリティ……177
バイオ医薬品……2
肺機能測定剤……242
配合不適……114
配合変化……202, 215, 262
倍散……231
パイルパッカー……64, 115
白色ワセリン……144
バッカル錠……103
パップ剤……158
発泡顆粒剤……111
発泡錠……98
バラ包装……100

ひ

ヒエラルキーコントロール……290
皮下注射……200
光アレルギー性接触皮膚炎……166
ピギーバック法……202
非タンパク熱量／窒素比
　(NPC/N比)……215, 261
ヒドロゲル基剤……147

病院薬局環境基準……71
標識率……248
秤量……113
　——用器具……125
ピロー包装……101
瓶詰包装……112

ふ

フィルムコーティング錠……66
封かん証紙……232
フォーミュラリ……58
副作用・感染症報告制度……8
副作用報告制度……238
腹膜透析液……211
服薬管理指導料……91
服薬期間中フォローアップ……82
服薬コンプライアンス……74
服薬指導……77
　——の流れ……79
賦形剤……114
賦形方法……123
付着剤……103
プラスター剤……158
プラスチックバッグ……200
プラスチックボトル……200
プラスチベース……145
ブルーレター……23
プレフィルドシリンジ……201
プロドラッグ……96
分解薬……291
分割指示……41
分割調剤……41
分割包装……114
粉砕調剤……65
　——が適さない医薬品……66
分散錠……98
分子標的治療薬……273

へ・ほ

- 閉鎖式接続器具(CSTD)………284
- ヘルシンキ宣言………………7
- 変更調剤が不可能な処方箋…44
- 変更調剤の条件………………43
- 放射化学的純度……………248
- 放射性医薬品………………240
  - ──の製造方法…………246
  - ──の調剤環境…………249
  - ──の調製………………248
- 放射能………………………249
- 放出調節製剤…………………96
- 防腐剤………………………173
- 保険処方箋……………………34
- 保険調剤の流れ………………90
- 保険薬剤師……………………84
- 保険薬局………………………84
- ポジトロン放出核種………241
- ポマリドミド………………237

ま

- マクロゴール…………146, 191
- 末梢輸液……………………207
- マトリックス型……………160
- 麻薬及び向精神薬取締法……30
- 麻薬処方箋……………………39
- 麻薬帳簿……………………231
- 麻薬取扱者…………………229
- 麻薬年間届…………………233
- 麻薬の管理…………………230
- マルチバッグ製剤…………217
- マルチプルユニット型………99

む・め

- 無菌調製……………………254

- ──室………………………258
- ──室への入室…………260
- ──室への搬入…………261
- ──方法…………………263
- メイラード反応……………203
- メニスカス…………………126
- 免疫関連有害事象(irAE)……274
- 免疫チェックポイント阻害薬
  ………………………………274

や

- 薬学管理料……………………91
- 薬学的管理指導……………197
- 薬剤疫学………………………24
- 薬剤交付………………………74
- 薬剤師の行動規範…………4, 92
- 薬剤師法………………………4
- 薬剤調製料……………………91
- 薬剤服用歴……………………87
- 薬剤料…………………………92
- 薬事関係法規…………………27
- 薬塵…………………………114
- 薬袋……………………………61
- 薬包紙………………………116
- 薬薬連携………………………82
- 薬局の構造設備の基準………71

ゆ・よ

- 輸液調製時の注意点………218
- 輸液投与量・濃度の基準…215
- 輸液療法……………………206
- 輸血用血液製剤……………222
- 油性ゲル剤…………………147
- 溶液性注射剤………………201
- 溶解錠…………………………98
- 要指導・一般用医薬品添付文書
  ………………………………15

ら・り

- ラビング法……………………72
- ラベル…………………………61
- リコンビナント製剤………227
- リザーバー型………………160
- リスク最小化活動………10, 21
- リニメント剤………………148
- リフィル処方箋…………40, 84
- リモナーデ剤………………119
- 粒子径…………………182, 185
- 緑内障………………………171
- 臨床検査値…………32, 50, 58
- 臨床試験………………………6
- リンパ節郭清………………243

る・れ・ろ

- ルアーチップタイプ………280
- ルアーロックタイプ………280
- 冷感パップ…………………159
- レオロジー…………………144
- レジメン……………………275
- レセプターイメージング…244
- レナリドミド水和物………237
- 連結管………………………267
- ローション剤………………148

A・B

- Adrogue-Madias式…………213
- Augsberger式………………113
- biological safety cabinet
  (BSC)………………257, 281

C

- closed system drug transfer
  device(CSTD)……………284
- Cockcroft-Gaultの式…………59

CYP阻害薬 ······································ 54

D

drug delivery system(DDS)
·· 98
drug safety update(DSU)
·· 23
dry powder inhaler(DPI)
·· 183

F

fatty alcohol propylene glycol
　(FAPG) ··································· 147
Fickの第1法則 ························· 161
finger tip unit(FTU) ··············· 155

H

Harris-Benedictの式 ············· 261
hazardous drugs(HD) ············ 289
high efficiency particulate
　airフィルター ······························ 279
hydrophilic lipophilic balance
　(HLB) ·· 146

I

immune-related adverse
　events(irAE) ···························· 274
inhaled corticosteroid(ICS)
·· 187

International Organization
　for Standardization(ISO)
　クラス ································ 256, 279
interview form(IF) ····················· 18
I.V. push法 ································· 202

L

Lipinskiのrule of five ············ 273
long-acting muscarinic
　antagonist(LAMA) ············ 187
long-acting β-agonists
　(LABA) ···································· 187

N・O

non protein calorie/nitorogen
　(NPC/N)比 ····················· 215, 261
oral disintegrant(OD)錠 ········ 98
O/W型クリーム剤 ······················· 144

P

personal protective
　equipment(PPE) ················ 283
pH分配仮説 ································· 162
pH変動スケール ·························· 203
pharmacokinetics/
　pharmacodynamics
　(PK/PD)理論 ·························· 51
press through package
　(PTP)包装 ······························· 100

pressurized metered-dose
　inhaler(pMDI) ····················· 182
protocol based pharmaco-
　therapy management
　(PBPM) ····································· 56
──のフローチャート ················· 57

R・S

risk management plan(RMP)
··· 9
──の概要 ······································ 10
short-acting muscarinic
　antagonist(SAMA) ··········· 187
short-acting β-agonists
　(SABA) ···································· 187
SOAP形式 ······································· 88
soft mist inhaler(SMI) ········· 185
strip package(SP)包装
·· 100

V・W

Von Harnackの換算 ··············· 113
World Health Organization
　(WHO)国際医薬品モニタ
　リング制度 ·· 9
W/O型クリーム剤 ······················ 144

数字

2度撒き ·· 114

Crosslink 薬学テキスト
調剤学

2024年 9 月10日　第1版第1刷発行

- 編　集　鈴木貴明　すずき　たかあき
- 発行者　吉田富生
- 発行所　株式会社メジカルビュー社
　〒162-0845 東京都新宿区市谷本村町2-30
　電話　03(5228)2050(代表)
　ホームページ　https://www.medicalview.co.jp

　営業部　FAX　03(5228)2059
　　　　　E-mail　eigyo@medicalview.co.jp

　編集部　FAX　03(5228)2062
　　　　　E-mail　ed@medicalview.co.jp

- 印刷所　シナノ印刷株式会社

ISBN 978-4-7583-2222-5　C3347

©MEDICAL VIEW, 2024.　Printed in Japan

- 本書に掲載された著作物の複写・複製・転載・翻訳・データベースへの取り込みおよび送信（送信可能化権を含む）・上映・譲渡に関する許諾権は，(株)メジカルビュー社が保有しています．
- JCOPY〈出版者著作権管理機構 委託出版物〉
本書の無断複製は著作権法上での例外を除き禁じられています．複製される場合は，そのつど事前に，出版者著作権管理機構（電話 03-5244-5088, FAX 03-5244-5089, e-mail：info@jcopy.or.jp）の許諾を得てください．
- 本書をコピー，スキャン，デジタルデータ化するなどの複製を無許諾で行う行為は，著作権法上での限られた例外（「私的使用のための複製」など）を除き禁じられています．大学，病院，企業などにおいて，研究活動，診察を含み業務上使用する目的で上記の行為を行うことは私的使用には該当せず違法です．また私的使用のためであっても，代行業者等の第三者に依頼して上記の行為を行うことは違法となります．

薬学生向けの新シリーズが登場!!

薬剤師として求められる基本的な資質・能力を培うために
必要な各科目の学習内容と臨床に必要な知識・情報を
リンクさせて学べる！
講義と臨床の **橋渡し** となる
広く長く活用できる新しいテキスト

［クロスリンク］
Crosslink 薬学テキスト

専門基礎科目　専門科目

さまざまな科目を
リンクさせて学べる！

国家試験　臨床実習　臨床現場

深く正しい
理解につながる！

シリーズの構成

■ 調剤学

編集　**鈴木 貴明**　山梨大学医学部附属病院 薬剤部 特任教授／薬剤部長

Web動画
配信中！

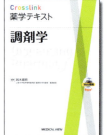

定価 5,500 円（本体5,000円＋税10%）
B5判・312頁・イラスト260点, 写真275点　ISBN978-4-7583-2222-5

〈以下続刊予定〉■**薬物動態学**　■**医薬品情報学**　■**薬理学**　■**製剤学**

■ 体裁：B5判・オールカラー・280〜450頁程度・予価4,500円〜5,500円程度

MEDICAL VIEW